L'ÉCOLE DE MÉDECINE DE DAKAR

Collection « Études africaines »

dirigée par Denis Pryen et son équipe

Forte de plus de mille titres publiés à ce jour, la collection « Études africaines » fait peau neuve. Elle présentera toujours les essais généraux qui ont fait son succès, mais se déclinera désormais également par séries thématiques : droit, économie, politique, sociologie, etc.

Dernières parutions

Emmanuel LOCHA MATESO, *Écrire le Congo : De Conrad à Césaire*, 2023.
Moustapha SÈYE, *Pêcher pour survivre en Afrique. Les aires marines protégées au chevet de la pêche artisanale au Sénégal ?* 2023.
Fatoumata Bernadette SONKO, *Femmes sous silence au Sénégal. Une fabrique du patriarcat*, 2023.
Douty Abib TRAORÉ, *Droit OHADA et responsabilité sociétale des entreprises. Un processus d'actualisation indispensable*, 2023.
Borice MOKELE, *Nganga et savoir ancestral de guérison au Congo-Brazzaville, Devin, thérapeute et médiateur*, 2023.
Issoufou Soulé MOUCHILI NJIMOM (dir.), *Science, humanité et développement*, 2023.
Issakha NDIAYE, *Les recours dans le contentieux des marchés publics au Sénégal, Guide à l'attention des opérateurs économiques*, 2023.
Louis Gautier MAMBOUNDOU, Florent MBUMBA BWASA, *Les expressions figurées en langue yipunu. Repères philosophiques du peuple Bapunu* (Républiques du Gabon et du Congo), 2023.
Balla CISSÉ, *La fin de la IIIe République au Mali, Histoire constitutionnelle, 18 août 2020-28 mai 2021*, 2022.
Tafsir BABA NDAO DIOUF, *l'esthétique de Léopold Sédar Senghor. Entre raison intuitive et raison discursive*, 2022.
Famoudou KONATE, avec la collaboration de Thomas OTT, *Mémoires d'un musicien africain. Ma vie – mon djembé – ma culture*, 2022.
Christelle MOLIMA BAMEKA, *Enfants soldats et réinsertion socio-communautaire. Questions de responsabilité pénale en droit international et national congolais*, 2022.
Simpara MAHAMADOU N'FA, *DE L'OUA AU G SAHEL. Une brève histoire de la gouvernance sécuritaire en Afrique*, 2022.

Mody Kanté

L'ÉCOLE DE MÉDECINE DE DAKAR

Creuset de la formation d'une élite médicale africaine (1918 – années 1950)

Préface de Sophie DULUCQ

Postface de Louis-Armand HÉRAUT

L'Harmattan

Du même auteur

« La formation des auxiliaires médicaux ouest-africains de la première génération (1918-1944 », *L'enseignement et la formation en situation coloniale et postcoloniale*, Tsingy, n° 25, 2022, p. 105-122.

« Les débuts de l'enseignement médical en Afrique occidentale française (XIXe–XXe siècle », *L'histoire de l'éducation*, Société française des outre-mer (SFHOM, juin 2023, à paraître.

« Les débuts chaotiques de l'enseignement supérieur au Sénégal (années 1940-1950) », *L'histoire de la médecine*, Tsingy, juin 2023, à paraître.

Cet ouvrage est issu de la thèse de l'auteur,
soutenue à l'université Toulouse-Jean Jaurès
et récompensée par le Prix Jean-Charles Sournia
de la Société française de l'histoire de la médecine.

5-7, rue de l'École-Polytechnique, 75005 Paris

www.editions-harmattan.fr

ISBN : 978-2-14-030261-9
EAN : 9782140302619

Dédicace

À ma mère

Dadah Samba Grève

Ma mère est ma boussole. Elle a planté la graine sur laquelle je fonde ma vie. Tout ce que je suis, je le dois à ma mère.

Remerciements

Ce livre est le fruit de nombreuses rencontres autour de l'élaboration d'une thèse de doctorat en histoire contemporaine intitulé « Former une élite médicale africaine à l'époque coloniale. L'École de médecine de Dakar (1918 – années 1950) ». Je tiens à remercier tous ceux qui m'ont aidé de diverses manières à mener à terme ce travail.

Je voudrais témoigner ma profonde gratitude à ma directrice de thèse, le Professeur Sophie Dulucq. Sa présence discrète et efficace, ses encouragements, ses remarques et ses corrections toujours pertinentes et sa grande disponibilité m'ont été du plus grand secours, notamment dans les moments de découragement. Elle m'a aussi fait l'honneur de préfacer le présent ouvrage. Ma plume est impuissante pour traduire toute l'estime que je lui porte.

Ma gratitude est acquise aux membres de mon jury de thèse : Pascale Barthélémy, Anne Hugon, Guillaume Lachenal et Mor Ndao. Ils ont contribué, par leurs lectures critiques bienveillantes de mon travail, à nourrir mes réflexions.

Mes vifs et sincères remerciements vont au Dr Louis-Armand Héraut, médecin en chef honoraire des troupes de marine, qui a accepté de me recevoir à son domicile à Versailles pour répondre à toutes mes questions. Il m'a apporté des documents et des illustrations. Du haut de ses 85 ans, il a par la suite lu et relu attentivement l'intégralité de ma thèse et amélioré le texte par ses précieuses remarques, ses conseils, ses commentaires avisés. J'avais besoin de ce regard extérieur pour peaufiner ce manuscrit et cet « Ami de l'Afrique » s'est volontiers plié à l'exercice. Il a par la suite accepté de postfacer ce livre. Des remerciements doivent aussi être adressés à son épouse, Fawzia Chéliout-Héraut, MCU-PH, docteure ès sciences, qui s'est également investie dans la relecture de ce mémoire. Je lui en suis éternellement reconnaissant.

Ce livre doit également beaucoup aux aux bibliothécaires et aux archivistes du Sénégal et de France. Je tiens tout particulièrement à remercier Madame Diarra Fatoumata Cissé, directrice des Archives Nationales du Sénégal, et l'ensemble des membres de son équipe : Albert Diatta, Sokhna Astou Seck Diouf, Massamba Seck Sylla. Je ne saurais oublier Mossane Diouf. Mention spéciale à cette dame qui a dépoussiéré plusieurs centaines de documents pour moi, de 2010 à nos jours. J'associe à ces remerciements les ex-directeurs des Archives Nationales du Sénégal, Mamadou Ndiaye 1 et Mamadou Ndiaye 2, qui ont guidé mes premiers pas aux Archives. C'est le fruit de leur travail de conservation. Je ne saurai oublier les bibliothécaires de l'université Toulouse–Jean Jaurès qui m'ont fait parvenir, à partir d'autres bibliothèques de France ou de l'étranger, des ouvrages qui ne se trouvaient pas à la Bibliothèque universitaire. Ce travail doit aussi beaucoup au soutien et à la contribution généreuse du laboratoire FRAMESPA (France, Amériques, Espagne, Sociétés, Pouvoirs, Acteurs, UMR 5136), qui a financé mes séjours à Marseille et à Aix-en-Provence en janvier 2018. J'exprime ma profonde reconnaissance aux nombreuses personnes du laboratoire, sans les nommer tous, au risque d'en oublier.

Les années sont passées, quelques lecteurs se sont ajoutés : un grand merci à Pauline Versini-Campinchi, qui a corrigé attentivement certains chapitres de ce travail. Ses pertinentes suggestions et ses sages conseils ont accompagné ce travail. Je remercie aussi mon ami Abdoulaye Faye, docteur en Sciences de l'éducation et de la formation de l'université Toulouse–Jean Jaurès, pour la correction attentive de certains chapitres de ce travail. Je n'oublierai pas dans les remerciements le professeur Mamadou Fall de l'université Cheikh Anta Diop de Dakar, qui a dirigé mes mémoires de maîtrise et de master 2 et ses collègues du département d'histoire. Je dis merci à Jean-Paul Bado pour les sages conseils. Il en va de même pour Ladji Dianifaba, docteur en archéologie de l'université Paris-Nanterre et Valère Sogbossi, docteur en histoire contemporaine de l'université Toulouse-Jean Jaurès.

Sans un partage d'idées et d'expériences avec des amis, des collègues du Sénégal, je n'aurais pas pu avancer jusqu'à ce point dans ma réflexion. J'adresse à chacun d'entre eux mes sincères remerciements. Je remercie ici tout spécialement Abou Guèye, professeur d'histoire-géographie au lycée de Bambey Sérère, pour ses cartes, ses nombreuses propositions souvent pertinentes, qui ont permis d'illustrer ce travail. Il en va de même pour Babacar Diouf, professeur d'histoire-géographie au lycée de Nguékhoh, pour ses lectures aussi averties et critiques et Moustapha Mbow, professeur d'histoire-géographie au collège de recasement Keur Massar, pour avoir toujours été l'homme de la situation pour les conseils et les contacts qu'il m'a transmis.

Au fil des années, de nombreuses personnes m'ont également apporté de l'aide, comme cette famille française de Blagnac qui m'a offert sécurité et affection, et m'a ouvert les portes qui mènent à la réussite. J'ai été frappé par l'immense générosité de Géraldine Palazuelos, une « bienfaitrice de l'humanité ». Je remercie son époux Jean, ses parents Robert et Françoise et ses beaux-parents Antoine et Monique. Je présente ici tous mes encouragements à ses enfants Julian et Luvio pour la suite de leurs études. Sans vous, mon séjour toulousain n'aurait pas été aussi réussi.

Je souhaite exprimer publiquement toute ma reconnaissance à Dramane Saounera et à son épouse Assa Saounera qui m'ont accueilli à bras ouverts à Paris et m'ont comblé de joie. Je n'oublierai pas leurs enfants : Khaby, Maïmouna, Bouya, Fatou, Hamet et Zeynab. Cette famille m'a tout donné en France. Je ne peux oublier mon ami de longue date, Birama Saounera, le grand journaliste. Sa visite à Toulouse a consolidé notre amitié.

Je remercie de tout cœur mes garants en France Salou Samba Grève dit Bassalou et son frère Sadio Samba Grève.

Mes cordiaux remerciements vont aussi à Mallé Timéra dit Sikhou Bouna. Je lui dis merci et le prie de croire à ma profonde reconnaissance. Monsieur Timéra a beaucoup contribué à ma venue en Europe.

Nombreux sont les amis avec qui, j'ai partagé des moments très marquants au Sénégal et en France. Que chacun trouve ici l'expression de ma profonde gratitude. Mention spéciale à Anthioumane Cissokho et sans oublier les enfants de la Casamance ; je veux citer Idrissa Syllamé, Saloum Diané, Chérif Tamba et Omar Ba.

Cette entreprise de longue haleine n'aurait pas été possible sans le soutien affectueux et la patience de mes parents. Un merci tout particulier à mon oncle Harouna Samba Grève et à son épouse Souaré Thierouna Grève, d'avoir partagé avec moi les moments heureux et difficiles lors mon séjour au Sénégal. Je n'oublierai pas dans les remerciements ma mère Ndiani Samba Grève. Ces quelques lignes ne permettent pas de nommer tout le monde, au risque d'en oublier. Que chacun trouve ici l'expression de ma profonde gratitude.

Enfin, ce travail a représenté une souffrance pour mon fils de sept ans, Mohamed Mody Kanté. Mon bout de bois de Dieu n'a jamais cessé de me poser ces questions : « Papa ! Quand est-ce que tu finiras ta thèse ? Est-ce que tu repartiras à Toulouse ? Ne vas-tu pas m'amener cette fois-ci ? » J'ai pris beaucoup de temps pour achever cette recherche, depuis novembre 2017. Je te demande de pardonner mes moments d'absence.

Sigles et abréviations

AEF : Afrique équatoriale française

AMA : Assistance médicale africaine

AMG : Assistance médicale gratuite

AMI : Assistance médicale indigène

ANS : Archives nationales du Sénégal

AOF : Afrique occidentale française

ASNOM : Association amicale santé navale et d'outre-mer

BCG : Bacille de Calmette et Guérin

BEPC : Brevet d'études de premier cycle

CEPE : Certificat d'études primaires et élémentaires

CHU : Centre hospitalier universitaire

CIE : Centre international de l'enfance

CNRA : Centre national de recherche agronomique

EAMP : École africaine de médecine et de pharmacie

EIIE : École des infirmiers et infirmières d'État

EMAOF : École de médecine de l'Afrique occidentale française

ESFE : École des sages-femmes d'État

FAO : Organisation des Nations unies pour l'alimentation et l'agriculture

FIDES : Fonds d'investissement pour le développement économique et social

Sigles et abréviations

FOM :	France d'outre-mer
HCII :	Hôpital central indigène d'instruction
IGSSM :	Inspection générale des services sanitaires et médicaux
IHED :	Institut des hautes études de Dakar
IHS :	Institut d'hygiène sociale
JOAOF :	Journal officiel de l'Afrique occidentale française
JOS :	Journal officiel du Sénégal
OCCGE :	Organisation de coopération et de coordination de la lutte contre les grandes endémies
OCEAC :	Organisation pour la lutte contre les grandes endémies en Afrique centrale
OMS :	Organisation mondiale de santé
ORANA :	Organisation de recherches sur l'alimentation et la nutrition africaines
ONU :	Organisation des Nations unies
PCB :	Physique, chimie et biologie
PMI :	Protection maternelle et infantile
SDN :	Société des Nations
SFIO :	Section française de l'internationale ouvrière
SGAMS :	Service général autonome de la maladie du sommeil
SGHMP :	Service général d'hygiène mobile et prophylaxie
SGIME :	Service général de l'inspection médicale des écoles
STHMP	Service territorial d'hygiène mobile et de prophylaxie

L'École de médecine de Dakar

TOM : Territoires d'outre-mer

UCAD : Université Cheikh Anta Diop de Dakar

UNICEF : Fonds d'urgence international des Nations unies pour l'enfance

Préface

La thèse dont est tiré le présent ouvrage a été soutenue en juillet 2021 à l'université de Toulouse Jean-Jaurès, au terme de quatre années de labeur acharné. Il y avait d'ailleurs une certaine ironie à ce qu'un travail de recherche consacré à une école de médecine arrive à soutenance en pleine pandémie, dans un contexte où les mots « confinement » et « quarantaine » avaient été remis au goût du jour depuis plusieurs mois.

Au bout du compte, l'ouvrage de Mody Kanté comble une lacune évidente, puisqu'une institution aussi importante que l'École de Médecine de Dakar n'avait donné matière à aucune étude de longue haleine. Il s'inscrit dans la continuité de recherches menées depuis plusieurs années sur l'histoire de la médecine et de la santé en situation coloniale, et notamment dans d'autres espaces que ceux de l'Afrique occidentale française (cf. travaux d'Anne Hugon sur la Gold Coast, de Claire Fredj sur l'Algérie, de Guillaume Lachenal sur le Cameroun, de Laurence Monnais sur l'Indochine, etc.). Ce livre permet aussi de réfléchir à nouveaux frais à plusieurs questions épineuses, telles que la notion d'« élite coloniale » ou les finalités d'une médecine en contexte de colonisation. Enfin, il permet de prendre en compte la distance (voulue ? subie ?) qui, à l'époque, sépare enseignement médical en Afrique sous domination française et cursus de formation en métropole.

Le point de départ de cette recherche était un travail de master soutenu une dizaine d'années auparavant à l'université Cheikh Anta Diop de Dakar, qui avait permis à Mody Kanté de se familiariser avec les sources déposées aux Archives nationales du Sénégal et de réaliser quelques entretiens avec des anciens élèves de l'École de Médecine. Cette matrice a été transformée en une recherche doctorale plus ambitieuse. Deux modèles méthodologiques semblaient alors s'imposer au chercheur : les travaux de Jean-Hervé Jézéquel sur les élèves de l'École normale William-Ponty et ceux de Pascale Barthélémy sur les femmes diplômées de l'AOF — dont beaucoup sortaient d'ailleurs des sections « sages-femmes » et « infirmières » de l'École de médecine de Dakar. S'il s'est avéré difficile, voire impossible compte tenu des lacunes documentaires, de pousser complètement l'enquête dans le sens d'une histoire sociale des élèves, Mody Kanté a privilégié une approche centrée sur l'institution, tout en s'efforçant de « donner chair » à son étude. On voit ainsi apparaître, au fil de pages, les silhouettes des professeurs et des élèves de l'École de Médecine, de même que l'on en apprend beaucoup sur les programmes et les modalités de formation de ces jeunes étudiants et étudiantes africains, appelés à soigner les populations de la fédération aofienne dans des conditions souvent difficiles. L'étude contribue donc également à rendre hommage à ces hommes et ces femmes dont l'action concrète, au plus près du terrain, a contribué à façonner les sociétés africaines du XXe siècle — et sans doute à y inventer des prises en charge spécifiques de la santé publique.

Sophie Dulucq

Professeur d'histoire contemporaine à l'université de Toulouse – Jean Jaurès

Introduction générale

Quand on se promène aujourd'hui dans le quartier de Dakar-Plateau, sur l'avenue Nelson Mandela, entre l'hôpital principal[1] et l'hôtel Sokhamon, en passant par la place Soweto[2], le musée Théodore Monod et la médiature de la République, on aperçoit un bâtiment occupé actuellement par l'Institut africain de développement économique et de planification, situé entre l'Assemblée nationale et le lycée Lamine Guèye[3]. Ce qui se lisait à l'origine sur le fronton ne se distingue plus de nos jours. Seul l'historien peut savoir que ce bâtiment, construit en 1930, a abrité l'ancienne École de médecine de Dakar.

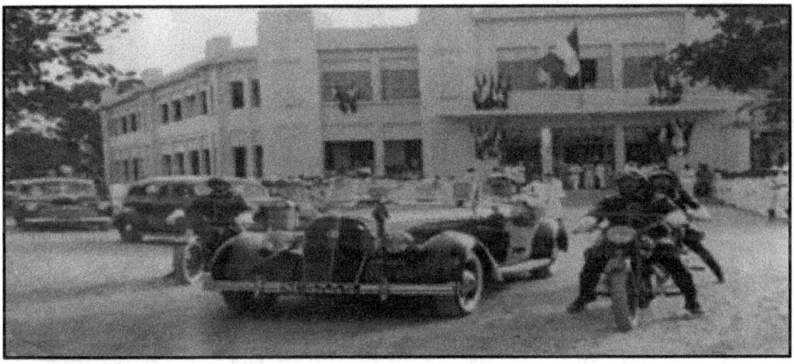

Figure 1 – L'École de médecine Jules Carde de Dakar (1936-1944)[4]

Cette institution a formé, au temps des colonies, une élite médicale autochtone en Afrique subsaharienne sous domination française. Avant son transfert en 1931 dans ce splendide bâtiment, situé au rond-point de l'Étoile[5],

---

[1] Cet hôpital a été créé en 1897 et porte le même nom aujourd'hui. Sa mission était d'accueillir des fonctionnaires civils et militaires européens et « indigènes » dits assimilés appartenant à la bourgeoisie de l'île de Gorée et de Dakar. Il est placé sous l'administration militaire et hospitalisation civile.

[2] Pendant la colonisation, cette place s'appelait le rond-point de l'Étoile.

[3] Cet établissement s'appelait au début Cours secondaire de Dakar, qui recevait une clientèle surtout européenne. Il a pris le nom Van Vollenhoven, officier et administrateur colonial français, d'origine néerlandaise. Il a été rebaptisé lycée Lamine Guèye, premier juriste noir de l'Afrique française et maire de Dakar en 1946. Né au Soudan français d'une famille sénégalaise originaire de Saint-Louis, Guèye est mort en 1968 alors qu'il était le président de l'Assemblée nationale sénégalaise.

[4] ANS, 4P 1420, Internat des élèves médecins, études de M. Hoyez, pièces écrites et plans, 1949-1957.

[5] Dr Blanchard, « L'École de médecine de l'Afrique occidentale française. De sa fondation à l'année 1934 », *Annales de médecine et de pharmacie coloniales*, Paris, Imprimerie nationale, n° 33, 1935, p. 98.

l'École de médecine occupait à sa création, en 1918, quatre bâtiments provisoires situés dans l'enceinte de l'Hôpital central indigène d'instruction (HCII).

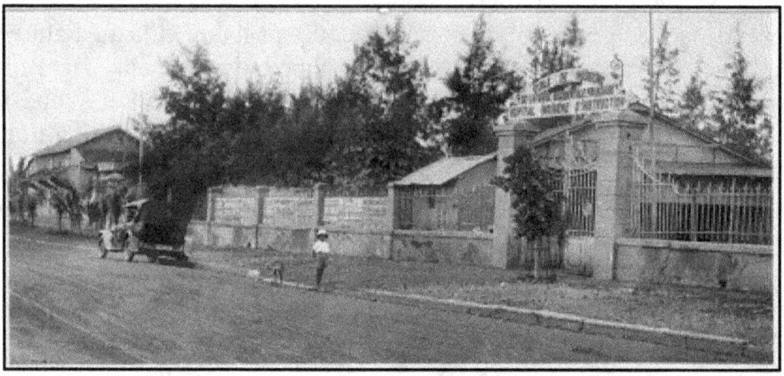

Figure 2 – L'École de médecine de l'AOF, vers les années 1920[6]

C'est l'histoire de l'élite médicale africaine[7] passée sur les bancs de cette institution qui constitue le cœur de cette recherche. Pour mener cette étude, il est nécessaire de remonter loin dans le temps. Dès le XVIIe siècle, la France s'installe sur la côte occidentale de l'Afrique[8].

En 1816, en vertu du traité de Paris du 30 mai 1814, le Sénégal est restitué à la France par les Anglais. C'est seulement après 1870 que le plan formulé par Louis Faidherbe[9] est activement poursuivi en Afrique de l'Ouest[10]. L'Empire colonial français est au départ constitué par une bande côtière

[6] H. Fontanier, « Les bases du programme de l'enseignement technique en AOF », *Les Annales coloniales*, Revue mensuelle illustrée, n° 3, p. 1.

[7] Il s'agit des médecins, pharmaciens, sages-femmes et infirmières-visiteuses auxiliaires/africains diplômés de l'École de médecine de Dakar. C'est à partir de la Conférence de Brazzaville, du 30 janvier au 8 février 1944, que le terme « auxiliaire » est remplacé par celui « africain ».

[8] Le Sénégal connaît anciennement une implantation française puisque la ville de Saint-Louis a été découverte en 1659. En 1677, les Français prennent l'île de Gorée aux Hollandais. Pour tout renseignement, voir J. B.-B. Kemoun, *Colonisation européenne et son système colonial du milieu du XIXe siècle aux années 1960*, Paris, Ellipses Éditions Marketing SA, 2004, 144 p.

[9] Deux fois gouverneur du Sénégal, de 1854 à 1861 et de 1863 à 1865, Faidherbe a élaboré un programme de « colonisation » qui consiste essentiellement à asseoir d'abord d'une façon définitive la domination française au Sénégal, puis à remonter le fleuve en l'y installant solidement, à gagner le Niger et enfin à déborder dans la boucle du grand fleuve. Pour tout renseignement sur ce gouverneur, Cf. R. & M. Cornevin, *La France et les Français outre-mer. De la première croisade à la fin du second empire*, Paris, Éditions Tallandier, 1990, p. 434-440.

[10] G. François, *Ce que tout Français doit savoir sur l'Afrique occidentale française*, Paris, Émile Larose, 1918, p. 1.

étendue sur la côte atlantique de l'embouchure du fleuve Sénégal à la Casamance[11], et sur la côte sud par les comptoirs des Rivières du Sud, de Grand-Bassam, d'Assinie, par les établissements de Porto-Novo et de Cotonou. Les postes militaires s'établissent, remontent le fleuve Sénégal et assurent la sécurité du commerce jusqu'à Médine[12], à 12 kilomètres de l'escale fluviale de Kayes. À l'époque, il n'existe que quelques établissements hospitaliers créés dans le but de traiter des malades et des blessés essentiellement européens et les soldats africains. Il s'agit des hôpitaux de l'île de Gorée[13], de Saint-Louis[14], de Kayes, de l'ambulance et du lazaret maritime de Dakar[15]. Les populations proches de ces possessions sont en lutte contre les Français. Pendant que persiste cette agitation, diverses épidémies de fièvre jaune surviennent en 1878[16], 1879, 1881 et déciment la population de Gorée, Saint-Louis et des postes du fleuve Sénégal[17] (Podor, Bakel, Kayes)[18]. Peurs et terreurs face aux épidémies meurtrières sont partagées par des Africains et des Européens.

---

[11] L'administration coloniale française s'impose au détriment des Portugais, présents dans quelques villages et comptoirs de commerce depuis la fondation de Ziguinchor en 1645. La France a lancé des expéditions depuis 1828, mais son autorité se limite aux postes de Sédhiou et de Carabane, chef-lieu de cercle situé sur l'île du même nom à l'embouchure du fleuve Casamance. Le partage des territoires français, anglais et portugais aboutit en 1890 à la création de la Casamance en tant qu'entité administrative, située entre la Gambie anglaise et la Guinée portugaise. Cependant, la « pacification » du territoire n'est véritablement assurée qu'au lendemain de la Première Guerre mondiale. Voir C. Labrune-Badiane, « Peut-on parler d'un « désir d'école » en Casamance (1860-1930) ? », dans P. Barthélémy, E. Picard & R. Rogers (dir.), *L'enseignement dans l'empire colonial français (XIXe-XXe siècle)*, n° 128, octobre-décembre 2010, p. 29-52.

[12] Médine est célèbre pour son fort construit en 1855 avec l'autorisation du roi du Khasso Diuka Sambala Diallo. En 1855, Faidherbe, gouverneur du Sénégal, est en lutte avec les troupes d'Elhadj Oumar Tall. Le poste de Médine est au bout de la partie navigable du fleuve Sénégal. Cf. C. Guy, « Qu'est-ce que l'Afrique occidentale française ? », dans *Le Monde colonial illustré*, n° 59, juin 1928, p. 146.

[13] L'historique île au large de Dakar, célèbre pour sa « Maison des esclaves » de l'époque de la traite négrière.

[14] À l'heure des grands périples portugais, l'Ile de N'Dar, située à l'embouchure du fleuve Sénégal, est découverte en 1447. En 1659, on la baptise Saint-Louis, en hommage au roi de France et l'arrière-pays deviendra peu à peu la colonie du Sénégal. Voir M. Sankalé, *Médecins et actions sanitaires en Afrique noire*, Paris, Présence Africaine, 1969, p. 31.

[15] Établissement où s'effectuent le contrôle sanitaire et l'isolement des voyageurs susceptibles de maladies contagieuses.

[16] Cette épidémie meurtrière à l'île Gorée a fait 220 victimes sur les 472 européens qui y vivent. Cf. D. Richard-Lenoble, M. Danis & P. Saliou, « La médecine tropicale d'hier à aujourd'hui », *Bulletin de l'Académie Nationale de Médecine*, 2013, 197, n° 7, p. 1355.

[17] L. Rigollet, *Évolution de l'Assistance médicale en Afrique occidentale française*, Paris, Agence économique de l'AOF, 1922, p. 4-5.

[18] D. Richard-Lenoble, M. Danis & P. Saliou, *op. cit.*, p. 1357.

En même temps débutent la colonisation et la « pacification ». Au Sénégal, la voie ferrée est ouverte de Dakar à Saint-Louis entre 1883 et 1885. La pénétration vers la vallée du Niger s'affirme. Les postes de Bafoulabé, de Bamako et de Ségou sont installés. Le chemin de fer, interrompu à Saint-Louis, atteint à Kayes puis Bafoulabé[19], au confluent du Bafing[20] et du Bakoye[21], deux affluents du fleuve Sénégal. En Guinée, le protectorat français s'établit sur le massif montagneux du Fouta-Djalon, où le prestigieux fleuve Niger prend sa source. La haute vallée du Niger devient accessible et Conakry est conquis. Les établissements de la Côte d'Ivoire s'étalent le long des lagunes. Au Bénin, la résistance aux Français est vive, des campagnes militaires furent nécessaires de 1890 à 1894 et les difficultés avec les rois d'Abomey entraînent les Français aux colonnes de pénétration et à la conquête du pays qui devient la colonie du Dahomey[22]. Au Soudan[23], Tombouctou, Sikasso, Bobo et la boucle du Niger sont conquis. Désormais, tout l'*hinterland* de l'Ouest-africain est sous domination française. La conquête de l'AOF s'achève en 1900 au lac Tchad, « le nombril de l'Afrique », avec la rencontre des colonnes militaires parties d'Alger, de Dakar et de Libreville[24] et la mort du sultan Rabah[25].

Ces mouvements de pénétration militaire ne vont pas sans incidents épidémiologiques graves. La fièvre jaune qui, de 1891 à 1892, a menacé de compromettre la campagne militaire s'installe dans le Haut-Fleuve et se manifeste presque annuellement dans les centres de Kayes et de Kita. En 1900, Dakar et Saint-Louis subissent une nouvelle et sévère épidémie[26] qui s'étend en Afrique occidentale. Avant cette époque, les poussées épidémiques survenues dans l'intérieur du continent sont ignorées et la crainte des maladies constitue un frein à la conquête[27]. Le but immédiat du colonisateur reste de se protéger lui-même des maladies tropicales endémiques.

Après la conquête, le but visé par les autorités médicales consiste, entre autres choses, à l'amélioration de la santé de la population afin d'assurer une

---

[19] En langue khassonké, Bafoulabé signifie les deux rivières.
[20] Littéralement, en Malinké, le fleuve noir.
[21] Littéralement, en Malinké, le fleuve blanc.
[22] Il s'agit de Béhanzin, de Glé-Glé, Bademba, Tiéba, etc.
[23] C'est l'actuel Mali.
[24] A. Fabre (dir.), *Histoire de la médecine aux armées. De la Révolution française au conflit de 1914. La longue marche des services de santé vers leur autonomie et vers des structures mieux adaptées à la politique militaire et coloniale de la France au XIXe siècle*, tome 2, Paris-Limoges, Charles-Lavauzelle, 1984, p. 375-376.
[25] G. Dujarric, *La vie du sultan Rabah. Les Français au Tchad*, Paris, Librairie africaine & coloniale, 1902, p. 137.
[26] A. Vivien, *N'Djamena naguère Fort-Lamy. Histoire d'une capitale africaine, matrice de la République du Tchad*, Paris, Éditions Sépia, 2020, p. 23-37.
[27] D. Richard-Lenoble, M. Danis & P. Saliou, *op. cit.*, p. 1355.

meilleure colonisation. Ainsi, la loi du 7 juillet 1900 rattache les troupes de marine (qui deviennent troupes coloniales) et le décret du 4 août 1903 organise le Service de santé des troupes coloniales[28] qui s'installe au Pharo, à Marseille, ville maritime, carrefour des échanges économiques entre l'Europe, l'Afrique et l'Asie. On assiste à la structuration de systèmes de santé nouveaux. En AOF, des hôpitaux sont construits à Kayes, à Conakry, à Grand-Bassam et à Cotonou et des postes médicaux se multiplient[29] à l'intérieur des terres sur les voies de communication. L'Inspection générale des services sanitaires et médicaux (IGSSM) est créée sous le nom d'Inspection des services sanitaires civils par l'arrêté du 16 janvier 1903[30]. Cet organisme central est chargé d'assurer la coordination nécessaire aux questions d'assistance et d'hygiène[31]. En dehors de ces institutions, il existe en AOF des Commissions sanitaires et des Conseils de salubrité publique[32], ainsi qu'un laboratoire de microbiologie de Saint-Louis, fondé par le Dr Émile Marchoux en mars 1896[33].

À partir de cette époque, l'amélioration des normes de soins de santé devient l'une des préoccupations de l'administration qui se soucie de la

[28] Les troupes coloniales constituent un corps autonome rattaché au ministère de la Guerre. Les médecins militaires des troupes coloniales ont une position ambigüe ; ils restent administrés par les troupes coloniales mais sont détachés en position hors cadres auprès du ministère des Colonies ou des Affaires étrangères. Pour rappel, au XVIIe siècle, la médecine de la marine des boucaniers des comptoirs, des expéditions civiles et militaires devient la médecine navale coloniale tropicale, exotique ou d'outre-mer, au service des conquérants puis des indigènes. À l'époque précoloniale, médecins chirurgiens, pharmaciens et missions religieuses transmettent les premières observations scientifiques sur les épidémies d'outre-mer souvent mortelles. Pour plus d'informations sur cette médecine précoloniale, voir D. Richard-Lenoble, M. Danis & P. Saliou, *op. cit.*, p. 1353-1364.

[29] Anonyme, *L'Assistance indigène*, Paris, Edition Crété, 1907, p. 39.

[30] Exposition coloniale internationale de 1931, *La circonscription de Dakar et dépendances*, Paris, Société d'éditions géographiques, maritimes et coloniales, p. 187.

[31] L. Launoy, « L'assistance médicale et l'hygiène en Afrique occidentale française », *Les Annales coloniales*, Revue mensuelle illustrée, janvier 1930, p. 3.

[32] M. M. Dieng, « Maladies des enfants et initiatives du pouvoir colonial au Sénégal XIXe-XXe siècles », *Cahiers Histoire et Civilisations*, n° 1, Dakar, UCAD, FLSH, 2003, p. 76.

[33] En 1896, le docteur Marchoux reçoit la mission d'appliquer les méthodes pasteuriennes à l'étude des maladies et parasitaires d'Afrique subsaharienne. Il installe, dans les locaux de l'hôpital militaire de Saint-Louis du Sénégal, le premier laboratoire africain de microbiologie qui devient, pendant les trois années de son séjour, un centre de recherche renommé. Transféré à Dakar, le 25 avril 1913, ce laboratoire joue un rôle primordial dans la lutte contre la fièvre jaune sous le nom d'Institut Pasteur de Dakar inauguré le 1er janvier 1924 par le docteur Constant Mathis qui, durant un séjour de plus de treize ans au Sénégal, eut l'occasion de s'occuper de presque tous les sujets de pathologie africaine. Pour plus d'information sur cet organisme de recherche, Cf. Dr Marchoux (Médecin principal des colonies), « Fonctionnement du laboratoire de microbiologie de Saint-Louis (Sénégal) et note sur la dysenterie des pays chauds », *Annales d'hygiène et de médecine coloniales*, n° 03, 1900, p. 119-131.

prévention de terribles maladies endémiques[34], épidémiques[35] et sociales[36], dont le plus souvent, on ignore encore les causes[37]. Constituant la clientèle essentielle des établissements hospitaliers, les Européens souffrent surtout des maladies sociales[38] et le reste de la population, ne bénéficiant pas véritablement des services sanitaires, est victime d'épidémies[39] et d'endémies diverses[40]. De plus, les problèmes posés par la mortinatalité[41], la mortalité et la morbidité maternelle et infantile nécessitent une lutte efficace que seuls, les médecins coloniaux, peu nombreux, ne peuvent mener[42]. Et pour pallier ce déficit d'effectifs, il faut former en un temps relativement court des auxiliaires médicaux choisis dans le milieu autochtone, qui, en raison de leur appartenance locale, pourraient inspirer confiance aux populations et seraient en mesure d'enseigner[43] des mesures d'hygiène et de prophylaxie destinées à prévenir ou à combattre les maladies les plus graves[44].

C'est sur proposition du médecin principal des troupes coloniales, Camille Range, que le Service de l'Assistance médicale indigène (AMI) est élaboré en AOF le 8 février 1905, par l'arrêté du gouverneur général Ernest Roume[45], dont le pendant en France avait été l'Assistance médicale gratuite (AMG),

---

[34] Endémique est un terme médical qui qualifie une maladie ou un trouble présent en permanence dans une région particulière ou dans un certain groupe d'individus.

[35] Épidémique est le terme médical qui s'applique à une maladie qui est normalement rare dans une communauté et qui se propage brutalement et rapidement.

[36] Certaines maladies sont nommées maladies sociales en raison des ravages qu'elles exercent parmi les populations et de la charge qu'elles représentent pour la société : l'alcoolisme, la tuberculose, le cancer, les maladies vénériennes, par exemple.

[37] L. Chambon, « L'œuvre des pastoriens en Afrique et à Madagascar », *Afrique contemporaine. Documents d'Afrique noire et de Madagascar*, n° 114, mars-avril 1981, p. 1.

[38] Tuberculose, syphilis, blennorragie, chancre mou, lymphogranulomatose, lèpre, cancer, éthylisme, etc.

[39] M. M. Dieng, *Famines, disettes et épidémies dans la basse et moyenne vallée du fleuve Sénégal, de 1854 à 1945*, Thèse de doctorat de Troisième cycle d'Histoire, Dakar, UCAD, 1992, 231 p.

[40] D. Domergue, « Les vingt premières années de l'action sanitaire en Côte d'Ivoire », *Revue française d'histoire d'outremer*, tome 65, n° 238, 1er trimestre 1978, p. 39.

[41] La mortinatalité est l'expulsion d'un fœtus mort après 22 semaines de gestation. Lorsque le fœtus est mort ou expulsé avant 22 semaines de gestation, il ne s'agit pas d'une mortinaissance, mais d'un avortement ou d'une fausse couche au sens épidémiologique et non pas médical.

[42] A. L. Conklin, *A mission to civilize. The republican idea of empire in France and west Africa, 1895-1930*, Stanford, Stanford University Press, 1997, p. 221.

[43] A. Ndaw, « L'École des sages-femmes de Dakar », *Afrique médicale : la Revue des médecins et pharmaciens d'Afrique noire, de Madagascar, de la Réunion, des Antilles et Guyane*, n° 120, Paris, mai 1974, 13e année, p. 493.

[44] ANS, 2G30-58, « L'École de médecine indigène de l'AOF » par Louis Couvy, p. 3-4.

[45] Cf. *JOAOF*, Arrêté du 8 février 1905 du gouverneur général de l'Afrique occidentale française sur la création du service d'Assistance médicale indigène (AMI). Pour tout renseignement sur cet organisme, voir chapitre I.

instaurée par la loi du 15 juillet 1893[46]. Un premier pas est fait dans cette voie par l'arrêté du 7 janvier 1906, qui crée un Corps d'aides-médecins indigènes dans chaque colonie de la fédération[47]. Ces auxiliaires médicaux sont recrutés par concours parmi les meilleurs infirmiers et les élèves des collèges « parlant couramment le français »[48].

La Première Guerre mondiale est l'occasion d'une prise de conscience du problème démographique. Lors de cette guerre, l'Afrique française a fourni à la métropole 170 000 tirailleurs qui ont combattu sur tous les fronts contre la Triple alliance, avec plus de 30 000 pertes humaines et de nombreux blessés[49], très souvent handicapés à vie. À la fin de la guerre, les troupes ramènent des pathologies importées d'Europe (tuberculose, maladies vénériennes), auxquelles s'ajoutent des maladies préexistantes, telles que la fièvre jaune, la bilharziose et la peste, qui continuent à faire payer un lourd tribut aux populations[50].

Dans une série d'instructions au ministre des Colonies, le gouverneur général de l'AOF, Angoulvant, précise que la France doit favoriser la reconstitution des « races » indigènes qui l'ont largement aidée dans la défense du sol national. Cela ne peut se faire d'une manière efficace qu'avec la création d'un organisme dont le but est précisément la lutte systématique contre tous les facteurs de dépérissement et de disparition de ces « races »[51]. Ainsi, au lendemain de la guerre, les autorités coloniales de l'AOF jugent nécessaire de mettre sur pied une École de médecine. Elle est créée par le décret du 9 juin 1918[52]. Son ouverture a lieu le 1er novembre 1918 à Dakar, sous la direction[53] d'Aristide Le Dantec (1877-1964), médecin-major de la

---

[46] J.-P. Bado, « Les débuts de la médecine moderne en Afrique de l'Ouest francophone », dans J.-P. Bado (dir.), *Les conquêtes de la médecine moderne en Afrique,* Paris, Karthala, 2006, p. 30.

[47] B. Salleras, *Les auxiliaires indigènes de la santé au Sénégal au début du XXe siècle : la formation d'une élite coloniale*, Mémoire de DEA d'Histoire, Paris, École des hautes études en sciences sociales (EHESS), 1982, p. 8.

[48] ANS, 1H7 (1), « L'École de médecine indigène de l'AOF » par Louis Couvy, p. 1-2.

[49] A. Le Dantec, « L'École de médecine indigène de Dakar », *Extrait du Bulletin de la Société de Pathologie Exotique*, Paris, Masson & Cie, séance du 13 octobre 1920, n° 8, 1920, tome XIII, p. 623-625.

[50] O. White, *Children of the French Empire. Miscegenation and Colonial Society in French West Africa 1895-1960*, Oxford, Clarendon Press, 1999, 2004, p. 70.

[51] ANS, O163 (31), Note n° 1009, du 28 juin 1918, concernant l'avant-projet de construction d'une École de médecine à Dakar, d'Angoulvant, gouverneur général de l'AOF adressée au ministre des Colonies.

[52] Z. Deutschman, *Public health problems in 14 French-speaking countries in Africa and Madagascar: a survey of resources and needs*, vol. I, Washington D. C., Division of medical sciences, National academy of sciences, National Research Council, 1996, p. 131.

[53] ANS, 1H7 (1), Projet de décret du Président de la République française, sur le rapport du ministre des Colonies.

première classe des troupes coloniales, ancien professeur de l'École de médecine de Hanoï, qui est en même temps directeur de l'HCII[54].

École fédérale, lieu de rencontre des élèves venus des quatre coins d'Afrique subsaharienne, sa mission est de former les « indigènes » des deux sexes[55] qui concourent dans toutes les colonies du groupe au service de l'AMI, sous la direction et le contrôle de médecins européens, en qualité d'assistants. Les candidats sont recrutés dans toute la fédération[56]. Pendant un temps, de 1936 à 1944, l'École porte le nom de Jules Carde[57], en hommage à l'ancien gouverneur général[58], puissant personnage au sein de la hiérarchie coloniale. Initialement limitée à l'AOF, le statut de l'École de médecine est modifié par le décret du 11 août 1944 qui suit la Conférence de Brazzaville, elle devient alors un établissement de l'Ouest-africain commune à l'AOF, à l'AEF, au Cameroun et au Togo[59]. Simultanément, l'AMI devient l'Assistance médicale africaine (AMA) et se consacre à la médecine curative et individuelle, ainsi qu'à l'assainissement des villes ou villages où les postes sont implantés[60].

L'École de médecine de Dakar, creuset de la formation de l'élite africaine, est conçue en s'inspirant du type de formation d'enseignement existant dans les Indes françaises (1863), à Madagascar (1896) et en Indochine française (1902). Sa création tardive par rapport à ces institutions peut s'expliquer par les préjugés développés par de nombreux administrateurs et médecins européens qui considèrent l'homme noir comme incapable de suivre une

---

[54] ANS, O163 (31), L'École de médecine de l'AOF (de sa fondation à l'année 1934), p. 1. L'Hôpital central indigène d'instruction est devenu l'Hôpital central africain en 1946 et l'Hôpital Aristide Le Dantec en 1954. De cette date à nos jours, il porte le même nom.

[55] Pendant sa première année d'existence, l'École comprenait deux sections : élèves médecins et élèves sages-femmes. Le 1er novembre 1919, deux autres sections sont ouvertes : élèves pharmaciens et élèves vétérinaires. La section vétérinaire est transférée, en 1925, à Bamako au Soudan français. L'arrêté du 16 février 1930 crée la section infirmière-visiteuse.

[56] Couvy (Médecin général), « Formation morale et technique des médecins indigènes », *Hygiène sociale. Revue médicale internationale (Métropoles, Colonies, Pays chauds)*, Paris, Journées médicales internationales, n° 63, octobre 1931, p. 1199.

[57] ANS, O14 (31), L'arrêté n° 326/SSM, du 4 février 1936, du gouverneur de l'AOF, p. 1.

[58] Succédant à Martial Merlin, Jules Carde est nommé gouverneur général de l'AOF le 23 mars 1923, un poste qu'il occupera jusqu'au 15 octobre 1930.

[59] Le 1er novembre 1944, le Centre d'instruction d'Ayos au Cameroun est supprimé. Et l'année suivante, l'École normale Édouard Renard de Brazzaville au Congo organise une section préparatoire aux études médicales à l'École de Dakar, comparable à celle de l'École normale William-Ponty. Cf. ANS, 1H98 (163), École africaine de médecine et de pharmacie de sa fondation en 1918 à l'année 1947. Décret du 11 août 1944, p. 1-2.

[60] En réalité il y a trois sortes d'activités médicales : la médecine hospitalière des grandes villes, la médecine des postes de « brousse » et la médecine itinérante et de masse des grandes endémies qui trouve son origine dans la lutte contre la maladie du sommeil avec Eugène Jamot et Gaston Muraz. Voir ANS, 1H98 (163) Arrêté du 14 août 1944 portant organisation et réglant le fonctionnement de l'École africaine de médecine et de pharmacie de Dakar, p. 4-17.

formation scientifique poussée, pour cause d'insuffisance intellectuelle[61]. Et la carrière proposée cantonnait les étudiants à un diplôme d'aide-médecin et ne leur permettait pas d'accéder au doctorat, diplôme équivalent à ceux des métropolitains[62].

Objet de la recherche et problématique d'ensemble

Le point de départ de notre étude réside dans l'intérêt que nous portons à l'histoire de la santé. Des travaux menés par des historiens sénégalais sur la question existent ; ils sont principalement orientés vers certaines professions de santé[63], vers des structures médicales[64], vers l'étude des épidémies et endémies[65], vers l'alimentation et la santé des enfants[66], mais il reste encore à faire pour étudier de façon approfondie la médecine en contexte colonial. En 2011, nous avons mené des recherches dans le cadre de notre mémoire de maîtrise sur « Les politiques sanitaires dans la mise en valeur de la colonie du Sénégal (1939-1960) ». Lors de nos investigations aux Archives nationales du Sénégal (ANS), nous nous sommes rendu compte que l'École de médecine de Dakar, pierre angulaire de l'AMI, était traitée en parent pauvre par nos devanciers. C'est ce qui nous a motivé, en 2012, à choisir cette institution

---

[61] J.-P. Bado, *Médecine coloniale et grandes endémies en Afrique*, Paris, Karthala, 1996, p. 215.

[62] Voir M. Kanté, « Les débuts de l'enseignement médical en Afrique occidentale française (XIXe–XXe siècle), *Société française des outre-mer (SFHOM)*, 2023, à paraître.

[63] A. Houemavo (épouse Grimaud), *Les médecins africains en AOF : étude socio-historique sur la formation d'une élite coloniale*, Mémoire de maîtrise d'Histoire, Dakar, Université de Dakar, 1979, 145 p. + annexes ; E. M. Mbaye, *Étude d'une profession de santé : les infirmiers au Sénégal de 1889 à 1968,* Mémoire de maîtrise d'Histoire, Dakar, UCAD, 2002, 114 p. ; N. Guèye, *Étude d'une profession médicale : les sages-femmes du Sénégal de 1918 à 1968,* Mémoire de maîtrise d'Histoire, Dakar, UCAD, 2003, 123 p.

[64] L. Badiane, *Étude d'une structure sanitaire : de l'hôpital central indigène à l'hôpital Aristide Le Dantec de 1914 à 1968,* Mémoire de maîtrise d'Histoire, Dakar, UCAD, 2004, 104 p.

[65] M. M. Dieng, *Les épidémies au Sénégal au XIXe siècle. Méthodologie et perspectives de recherches*, Mémoire de DEA d'Histoire, Dakar, Université de Dakar, 1984, 47 p. ; M. Sène, *Épidémies et politiques sanitaires au Sénégal de 1920 à 1960 : exemple de la fièvre jaune et de la maladie du sommeil (trypanosomiase)*, Mémoire de maîtrise d'Histoire, Dakar, UCAD, 1991, 194 p. ; M. Guèye, *Étude des épidémies à Dakar (1900-1945). Les mesures sanitaires, la prévention et les conséquences démographiques*, Mémoire de maîtrise d'Histoire, Dakar, UCAD, 1995, 151 p. ; M. A. Diawara, *Contribution à l'histoire des maladies dites sociales au Sénégal : la tuberculose à Dakar (1914-1945)*, Mémoire de maîtrise d'Histoire, Dakar, UCAD, 1997, 135 p. ; M. Ndao, « La santé de l'enfant au Sénégal à l'époque coloniale. Le cas des maladies éruptives : la variole et la rougeole de 1930 à 1960 », *Cahiers Histoire et Civilisations*, n° 1, Dakar, UCAD, FLSH, 2003, p. 85-95 ; M. M. Dieng, *op. cit.*, 2003, p. 75-83 ; A. A. Pam, *Fièvre jaune et choléra au Sénégal : histoire des idées, pratiques médicales et politiques officielles de 1816 à 1960*, Thèse de doctorat de Troisième cycle d'Histoire, Dakar, UCAD, 2005, 352 p.

[66] M. Ndao, *L'alimentation et la santé des enfants dans le Sénégal colonial, 1905-1960*, Paris, L'Harmattan, 2014, 482 p.

comme sujet de notre mémoire de master 2 (De l'École de médecine de l'AOF à l'École africaine de médecine et de pharmacie de Dakar (1918-1953)).

Pour cette présente recherche, notre curiosité s'est portée sur la formation d'une élite médicale africaine à l'École de Dakar. Ce choix s'explique en partie par les itinéraires remarquables qu'ont connus de nombreux élèves de cet établissement. Liés par l'amitié, mais aussi par l'enseignement et la formation qu'ils avaient reçus, les auxiliaires médicaux sortis de l'École de Dakar constituèrent avant l'indépendance les jeunes cadres et la nouvelle élite militante de l'Afrique francophone. Après les indépendances, certains devinrent les premiers dirigeants des nouveaux États. On trouve parmi eux une longue liste d'individus remarquables : Félix Houphouët-Boigny[67], ministre dans le gouvernement français avant de devenir le premier président de la Côte d'Ivoire, Émile Derlin Zinsou[68], ministre des Affaires étrangères du premier gouvernement formé par le président Hubert Maga, puis président du Dahomey de 1968 à 1969, Justin Tometin Ahomadegbé[69], premier ministre du Dahomey de 1964 à 1965, puis chef d'État[70] du 8 mai au 26 octobre 1972, avant d'être renversé par le coup d'État du général Mathieu Kérékou, Joseph Issoufou Conombo[71], premier ministre burkinabè, Dominique Coco Hospice[72], ministre du Commerce et de l'Industrie, du Plan et du Développement de 1958 à 1961 et ministre des Finances et des Affaires économiques de 1961 à 1963 dans le régime de Sylvanus Olympio, Auguste Denise[73], ministre d'État ivoirien, Jean-Baptiste Mockey[74], un compagnon de route de Félix Houphouët-Boigny, maire de Grand-Bassam et plusieurs fois ministre de la Côte d'Ivoire, Gabriel Lozes[75], ministre de la Santé de 1963 à 1964, puis ministre des Affaires étrangères de 1964 à 1965 et ministre de Travaux publics, des Mines et des Transports de 1970 à 1972 du Bénin, Dominique Aplogan[76], ministre délégué à la présidence, chargé de la Défense nationale (mars-mai 1967) et ministre des Transport, des Postes et

[67] Major de la promotion 1925 de l'École de médecine. Pour toute information supplémentaire sur cette illustre mémoire de l'Afrique, voir chapitre III – Aperçus des itinéraires médicaux de quelques diplômés de la première génération, p. 119.

[68] Promotion 1940. Malade au moment des épreuves, Émile Zinsou est classé par la suite avec une moyenne de 16,66/20 et les notes qui lui ont été appliquées sont celles de l'examen du 1er semestre.

[69] Promotion 1941.

[70] Président du Conseil présidentiel.

[71] Promotion 1942.

[72] Promotion 1922.

[73] Major de la promotion 1927.

[74] Promotion 1935 (unique diplômé de la section pharmacie).

[75] Promotion 1940.

[76] Promotion 1935. Il a été mutilé de la dernière guerre mondiale.

Télécommunications à partir de mai 1967, Marie dite Aoua Kéita[77], militante active de l'Union soudanaise du Rassemblement démocratique africain (RDA) et première femme députée de l'Assemblée constituante du Mali, Loffo Camara[78], première femme guinéenne nommée ministre dans le régime d'Ahmed Sékou Touré, Amadou Cissé Dia[79], plusieurs fois ministre (1960-1968) et président de l'Assemblée nationale du Sénégal (1968-1983), Majhemout Diop[80], homme politique sénégalais, animateur du mouvement intellectuel contestataire et leader du célèbre Parti africain de l'indépendance (PAI)[81], qui a passé plus de douze ans d'exil au Mali, Gaspard Camara[82] surnommé « le médecin des nécessiteux » et membre fondateur du premier syndicat des médecins privés du Sénégal, Abass Ndao[83], médecin-chef et parrain d'un hôpital à Dakar[84], Ibrahima Diop dit « Iba Mar »[85], doyen honoraire de la faculté de médecine et de pharmacie de l'université Cheikh Anta Diop de 1976 à 1986, membre fondateur du Comité olympique sénégalais (CNOSS)[86] et du Lion's club Dakar flamboyant[87], Fiacre Coly[88],

[77] Promotion 1931, elle rencontre son mari Daouda Diawara, médecin africain qui participait aux tribunes des intellectuels dans Paris-Dakar. Elle est élue en 1959 députée de la Fédération du Mali, mort-nés : c'est-à-dire le Sénégal et l'ex-Soudan français. Pour toute information supplémentaire sur cette icône de l'Afrique, voir le chapitre VI.

[78] Promotion 1941. Comme ministre des affaires sociales de 1961 à 1968, elle joua un rôle majeur dans le gouvernement guinéen, avant de tomber en disgrâce et d'être exécutée le 25 janvier 1971, dans le cadre d'une répression faisant suite à l'agression de novembre 1970.

[79] Promotion 1933. En 1948, il fut l'un des membres fondateurs du Bloc Démocratique Sénégalais (BDS) avec Léopold Sédar Senghor, premier président de la République du Sénégal, Mamadou Dia, Ibrahima Seydou Ndao, à la suite d'une scission avec la SFIO (Section française de l'internationale ouvrière). Pendant les années 1960, sous la présidence de Senghor, plusieurs portefeuilles ministériels lui sont confiés : l'intérieur, les forces armées, la santé, et le commerce.

[80] Promotion 1947 (unique diplômé de la section pharmacie). À sa sortie de l'École de médecine, il est affecté à l'hôpital central africain de Dakar en remplacement de M. Fayemi. Figure historique de la contestation du pouvoir colonial au Sénégal, opposant ensuite au Président Léopold Sédar Senghor, Majhemout est persécuté et condamné à l'exil comme nombreux de ses compagnons du PAI de 1961 à 1976.

[81] Parti politique créé en 1957.

[82] Promotion 1924. Un Centre de santé porte son nom à Dakar.

[83] Promotion 1938.

[84] C'est le Centre Repos Mandel, construit en 1935, devenu Hôpital Abass Ndao en 1974, après la disparition de Dr Ndao.

[85] Sorti 5e de la promotion 1947 de l'EAMP, Iba Mar Diop est un spécialiste de la biologie appliquée à l'éducation physique, secrétaire perpétuel à l'Académie des sciences et techniques du Sénégal, correspondant étranger de l'Académie nationale de médecine. Plusieurs fois Docteur Honoris Causa, il a publié plusieurs travaux sur les maladies tropicales.

[86] C'est en cet honneur que le stade porte son nom. Ce stade, situé au cœur de la ville de Dakar dans le quartier de la Médina, a été inauguré dans sa forme actuelle en 1978 pour accueillir les premiers Championnats d'Afrique d'Athlétisme en 1979.

[87] Un grand stade de football porte son nom à Dakar : Stade Iba Mar Diop.

[88] Promotion 1944.

plusieurs fois maire de la ville Khombole (1958-1966), Marie Touré Ngom, femme du Sahel[89], Ibrahima Wone[90], célèbre professeur de l'université de Dakar, major à toutes les compétitions scolaires et universitaires, y compris pour l'agrégation de médecine obtenu en France en 1978, en passant par l'École primaire supérieure François Blanchot de Verly[91] de Saint-Louis, l'École normale William-Ponty de Sébikotane et l'École de médecine de Dakar[92].

Comment former une élite médicale africaine à l'École de Dakar ?

Telle est la question à laquelle cette recherche se propose de répondre. Il s'agit là pour nous de retracer l'histoire d'un groupe professionnel issu de l'École de Dakar, en montrant les limites et les paradoxes d'une formation médicale en Afrique subsaharienne sous domination française. Au Sénégal, l'enseignement a en effet été réduit à des pratiques médicales et chirurgicales élémentaires immédiatement opérationnelles, et a été dispensé à une minorité choisie. Le but de l'École de médecine n'est donc pas de conduire le plus grand nombre, mais de former des auxiliaires médicaux susceptibles de participer efficacement au projet colonial.

Le concept d'élite médicale

Le terme d'élite imprègne depuis de nombreuses années la littérature africaine consacrée aux changements sociaux. Il est difficile de trouver une définition unique de ce concept sur laquelle s'accordent tous les auteurs qui l'ont utilisée. L'historienne Hélène Charton définit l'élite comme la minorité qui occupe des positions de première importance dans la société[93]. Pour ce présent travail, nous nous intéressons à l'élite intellectuelle, c'est-à-dire aux médecins, pharmaciens, sages-femmes et infirmières-visiteuses, qui ont reçu une formation médicale à l'École de Dakar, de son ouverture en 1918 à sa fermeture dans les années 1950, une période couvrant presque quatre décennies. Ils constituent une élite par excellence en raison d'abord de sa fonction d'intermédiaire entre les colonisateurs et les colonisés, ensuite de porte-parole de ces derniers et enfin d'héritière du pouvoir laissé par les

[89] Promotion 1952. Voir le portrait de Marie Touré Ngom dite « Marie du Sahel », sage-femme diplômée de l'École de médecine, dans notre thèse de doctorat d'histoire, p. 619-626.

[90] Il est sorti major de la promotion 1950.

[91] François Blanchot de Verly (1735-1807) est un officier général et un administrateur colonial français qui fut gouverneur du Sénégal à deux reprises, 1789-1807.

[92] I. Ly, « Hommage au professeur Ibrahima Wone », https://www.senenews.com/actualites/hommage-au-professeur-ibrahima-wone-par-ibrahima-ly_167664.html, (page consultée le 6 janvier 2021).

[93] H. Charton, « Les évolutions historiques de la structuration de l'élite kenyane », dans Y. Lebeau & M. Ogunsanya, *The Dilemma of Post-Colonial Universities*, Ibadan, IFRA-Nigeria, 2000, p. 27-48.

premiers à la tête des nouveaux États. Cette élite se caractérise par une formation intellectuelle de type occidental dont le niveau est bien modeste jusqu'à la Seconde Guerre mondiale, le niveau s'étant amélioré par la suite. Dans un premier temps, elle valorise sa nouvelle éducation et pour des raisons diverses prend ses distances par rapport aux cultures africaines, avant de retourner vers elles pour en faire des armes de combat[94], selon Tessy D. Bakary. Sur le plan professionnel, elle a fourni les auxiliaires médicaux indigènes. De sa situation d'auxiliaire du colonisateur, cette élite passera de la revendication de l'égalité à celle de l'indépendance et fournira par la suite les dirigeants des partis nationalistes, et enfin constituera la couche dirigeante des États nouvellement indépendants[95].

Notre travail s'inscrit dans le prolongement des études menées sur l'éducation et la santé en Afrique subsaharienne, en abordant simultanément ces deux domaines le plus souvent traités séparément par l'historiographie et qui représentent les deux volets de la « mission civilisatrice » que les archives rassemblent sous le titre générique « d'œuvre sociale »[96] pour reprendre l'historienne Pascale Barthélémy. Il convient maintenant de présenter de manière plus factuelle le cadre spatial et temporel dans lequel s'inscrit notre recherche.

La situation coloniale : du contexte global aux contextes locaux

Après la conquête, la France regroupe ses domaines coloniaux d'Afrique tropicale en deux fédérations : l'Afrique occidentale française (AOF) et l'Afrique équatoriale française (AEF). C'est par le décret du 16 juin 1895 que l'AOF est créée. Cette entité vise à coordonner la présence française en Afrique de l'Ouest. À son origine, elle comprend quatre colonies dont le Sénégal, le Soudan français[97], la Guinée et la Côte d'Ivoire. Le Dahomey[98], le Niger et la Mauritanie sont successivement rattachés à la fédération. En 1921, une partie du Soudan français devient la Haute-Volta[99], dissoute en 1932, et reconstituée en 1947[100]. Avec la Première Guerre mondiale et la défaite de

[94] T. D. Bakary, *Les élites africaines au pouvoir : problématique, méthodologie, état des travaux*, Talence, Centre d'étude d'Afrique noire, 1990, p. 31.
[95] *Ibid.*
[96] P. Barthélémy, *Femmes, Africaines et diplômées : une élite auxiliaire à l'époque coloniale. Sages-femmes et institutrices en Afrique occidentale française (1918-1957)*, Thèse de doctorat d'Histoire, Paris, Université Paris VII-Denis Diderot, 2004a, p. 10.
[97] Actuel Mali.
[98] Actuel Bénin.
[99] Actuel Burkina Faso.
[100] C. Coquery-Vidrovitch, *L'Afrique occidentale au temps des Français. Colonisateurs et colonisés (c. 1860-1960)*, Paris, Éditions Sociales, 1992, p. 173-175.

l'Allemagne, le Togo, comme le Cameroun, devient un mandat[101] de type B, attribué à la France[102] et restitué à l'AOF. Les lieutenants-gouverneurs de ces colonies sont sous l'autorité du gouverneur général résidant d'abord à Saint-Louis, berceau de l'influence française au Sénégal et siège du chef-lieu de la fédération de 1895 à 1902, date du transfert de la capitale à Dakar jusqu'à la dissolution en 1958. Ce gouverneur constitue un rouage intermédiaire entre le ministère des Colonies, devenu ministère de la France d'outre-mer (FOM) en 1946, et les différentes colonies du groupe[103].

Clairsemée sur une superficie d'environ 4 800 kilomètres carrés, soit huit fois celle de la France métropolitaine[104], la population est répartie en deux grandes catégories : une petite minorité de citoyens français et la grande majorité des sujets indigènes soumis au régime de l'indigénat[105]. Depuis Dakar, le gouverneur général impulse une politique d'ensemble que les échelons inférieurs de l'administration sont censés répercuter sur le terrain. Cela assure une certaine homogénéité de l'action coloniale en AOF. Ainsi, le service de l'enseignement est organisé de la même manière dans tous les territoires[106]. L'apparente homogénéité de cette organisation administrative cache en fait une grande diversité des contextes locaux[107] et de nombreux élèves, originaires des régions bien différentes, se rencontrent à Dakar,

---

[101] Le système des mandats, instauré par le Traité de Versailles en 1919, confiait aux vainqueurs de la Grande Guerre les anciennes colonies allemandes et ottomanes, avec une « mission sacrée » : assurer « le bien-être et le développement » de peuples considérés, selon les mots du Traité, comme « non encore capables de se diriger eux-mêmes dans les conditions particulièrement difficiles du monde », voir G. Lachenal, *Le médecin qui voulut être roi. Sur les traces d'une utopie coloniale*, Paris, Éditions du Seuil, 2017, p. 28.

[102] La convention du 4 septembre 1914 étant entérinée, l'Angleterre garde une bande occidentale et la France obtient le reste, soit malgré tout la majorité du pays conquis, qui devient le Togo français ou Togoland oriental, et qui équivaut au Togo actuel. En 1946, le pays passe sous tutelle internationale de l'ONU, toujours gérée par la France. Cf. J.-P. Rioux (dir.), *Dictionnaire de la France coloniale*, Paris, Flammarion, 2007, 936 p.

[103] H. Almeida-Topor (d'), *L'Afrique*, Paris, Le Cavalier Bleu, 2009, p. 92.

[104] Exposition coloniale internationale de 1931, *L'Afrique occidentale française*, Paris, Société d'éditions géographiques, maritimes et coloniales, 1931, p. 9.

[105] J.-H. Jézéquel, *Les « mangeurs de craies » : sociohistoire d'une catégorie lettrée à l'époque coloniale : les instituteurs diplômés de l'école normale William-Ponty (c.1900-c.1960)*, Thèse de doctorat d'Histoire, Paris, École des Hautes études en sciences sociales (EHESS), 2002, p. 27.

[106] S. Dulucq, J.-F. Klein & B. Stora (dir.), *Les mots de la Colonisation*, Toulouse, Presses universitaires du Mirail,
2008, p. 12-15.

[107] En AOF comme en AEF, les colonies sont différentes les unes des autres, avec une grande diversité ethnique, linguistique et religieuse. Pour toute information supplémentaire, voir H. Wesseling, *Les empires coloniaux européens, 1815-1919*, Harlow, Gallimard, 2009, 554 p.

« capitale sanitaire »[108] de l'AOF où se trouvent les services administratifs mais aussi la population européenne la plus importante. Recrutés à travers un territoire douze fois grand comme la France, les étudiants sont formés à l'École de médecine et utilisés dans la première moitié du XXe siècle, et jusqu'à l'indépendance, comme « auxiliaires de la colonisation » aux côtés des médecins militaires français venus de l'École principale de Service de santé de la marine (Santé Navale) et de l'École d'application du Service de santé des troupes coloniales de Marseille (le Pharo), première école de santé publique au monde[109] et berceau de la formation des personnels médicaux appelés à servir outre-mer.

Après avoir tracé les limites géographiques de notre étude, il convient de l'inscrire dans un cadre temporel précis. Nous avons choisi pour point de départ la date de 1918 qui correspond à la création de l'École de médecine de l'AOF à Dakar. Mais nous serons obligé de remonter en amont, avec la mise en place de l'AMI, les médecins européens, exerçant en AOF, donnant quelques notions d'hygiène, de prophylaxie, de médecine usuelle et de « petite chirurgie » aux aides-médecins indigènes. En octobre 1916, en pleine guerre et alors que l'on recrute des tirailleurs pour les combats en Europe, une section préparatoire aux études pratiques de médecine est créée à l'École Faidherbe de l'île de Gorée, où les élèves étudient, pendant trois ans, les sciences naturelles, des éléments de physique et chimie, la petite chirurgie, l'anatomie, les pathologies interne et externe, la thérapeutique et l'hygiène[110]. Dès lors, il apparaît nécessaire de trouver parmi cette élite autochtone des infirmiers et des auxiliaires médecins, pour mettre en place une assistance médicale en AOF. Le Service de santé des troupes coloniales est sorti exsangue de la Grande Guerre. Pendant toute la durée des hostilités, il n'y avait pas de recrutement (fermeture de l'École de Santé Navale) et de nombreux médecins étaient utilisés dans les zones occupées par les troupes coloniales en Europe, au Moyen-Orient et en Afrique. De plus, il se produit des départs à la retraite, de nombreux décès et des démissions et l'AOF ne possède pas l'attrait de

[108] Dans le plan de l'organisation sanitaire de l'AOF, Dakar est le point central. Il est le centre de réception de toutes les informations sanitaires, le centre d'étude de toutes les mesures hygiéniques, le centre d'impulsion de toute l'activité médicale de la fédération. Dakar fut doté d'organismes multiples et spécialisés : des hôpitaux (l'un européen et l'autre indigène), un service d'hygiène chargé de la défense des épidémies, un Institut Pasteur pour des recherches scientifiques et des examens biologiques particuliers pour les services sanitaires. Cf. C. Achard & G. Brouardel, *Bulletin de l'académie de médecine*, 100e année, 3e série, tome 116, n° 39, séance du 15 décembre 1936, p. 581.

[109] M. Sankalé, *op. cit.*, p. 33.

[110] Cf. *JOAOF*, Arrêté du 1er octobre 1916 complétant l'arrêté d'organisation de l'École Faidherbe, p. 597.

certaines colonies comme le Madagascar ou l'Indochine[111]. À cela s'ajoutent les maladies rapportées par les tirailleurs venus en France, et sur les terrains des opérations extérieures, ce qui entraîne au moment des retours une résurgence des maladies épidémiques, et en particulier une recrudescence de la tuberculose en Afrique subsaharienne[112]. La seule force de travail repose, à l'époque, sur les hommes. Les médecins militaires ne sont pas assez nombreux, les médecins européens civils ne sont pas du tout enthousiastes à l'idée de s'installer dans des pays réputés « dangereux » et surtout peu lucratifs. La solution s'impose alors de former une élite médicale africaine, à l'instar de celle qui est formée à Pondichéry, Tananarive et Hanoï.

Le point terminal de notre étude se situe dans les années 1950 qui correspondent à la disparition de l'École de médecine en tant que telle – avant sa transformation en établissement d'enseignement supérieur. En 1950, la création d'une École préparatoire de médecine et de pharmacie, conduisant aux diplômes d'État et rattachée à l'Institut universitaire de Dakar, entraîne en effet la fermeture de la « vieille » École. Parallèlement s'éteint le recrutement des élèves médecins et pharmaciens africains, dont la dernière promotion sort en juillet 1951. Il n'y reste que des élèves médecins de troisième et quatrième années. La dernière promotion est celle de 1953. Par contre, l'institution continue à assurer la formation des élèves sages-femmes sous le nom d'École des sages-femmes africaines indépendante, destinée à la formation d'auxiliaires pour les fédérations d'AOF, d'AEF et pour les territoires du Cameroun et du Togo[113].

La Seconde Guerre mondiale constitue un tournant décisif dans l'élaboration des politiques sanitaires de la France en Afrique « tropicale ». C'est l'entrée du monde médical dans l'ère de la *big science*, selon l'expression de Jean-Paul Gaudillière[114]. Il s'agit d'une médecine qui voit s'accélérer les découvertes thérapeutiques : pénicilline puis autres antibiotiques, neuroleptiques…, moyens d'exploration de plus en plus sophistiqués…

Étudier la santé et la médecine coloniale

Les historiens des sciences ont longtemps négligé le volet médical de la

[111] D. Domergue-Cloarec, *Politique coloniale française et réalités coloniale : la santé en Côte d'Ivoire, 1905-1958*, Paris, Académie des sciences d'outre-mer et Toulouse, Université de Toulouse, 1986, p. 111.
[112] D. Domergue-Cloarec, *op. cit.*, 1978, p. 48.
[113] Cf. *JOAOF*, Décret du 11 août 1944a instituant une école de médecine et de pharmacie, p. 756.
[114] J.-P. Gaudillière, *Inventer la biomédecine. La France, l'Amérique et la production des savoirs du vivant, 1945-1965*, Paris, La Découverte, 2002, 396 p.

colonisation, même s'ils se sont intéressés aux personnels de santé. Selon Laurence Monnais-Rousselot « [l]'histoire des sciences oublie souvent l'histoire de la médecine[115]. »

Cependant, les premières monographies consacrées à l'histoire de la santé en Afrique subsaharienne paraissent à la fin du XIXe siècle avec les travaux des médecins coloniaux[116] et indigènes[117]. Plusieurs études viennent compléter ces travaux pionniers au cours des décennies suivantes avec d'autres travaux, dont plusieurs sont produits par des médecins français[118] ayant séjourné en Afrique au temps des colonies ; et avec la publication de synthèses[119].

Cette historiographie coloniale connaît un renouveau et un élargissement sensible au cours de ces dernières années. Une nouvelle génération d'historiens et d'historiennes[120] publie des travaux pointus sur l'histoire de la

---

[115] L. Monnais-Rousselot, « L'apport d'une colonie dans l'émergence de la médecine tropicale : le cas de l'Indochine française (1860-1939) » dans Roland Waast (dir.), *Les sciences hors d'Occident au XXe siècle*, vol. 4, Médecine et santé, Paris, 1996, p. 57.

[116] R. Blanchard, *La médecine coloniale*, Paris, Archives de parasitologie, 1905, 120 p. ; A. Le Dantec, *op. cit.*, 1920, p. 623-625 ; Nogue Madame (directrice de l'internat de sages-femmes), « Les sages-femmes auxiliaires de l'Afrique occidentale française », *Extrait du Bulletin du Comité d'études historiques et scientifiques de l'Afrique occidentale française*, 1923, Gorée, Imprimerie du gouvernement général, n° 2 avril-juin et n° 3 juillet-septembre, 80 p. ; V. Beauregard, *L'empire colonial de la France : formation, résultats et destinées*, Paris, Société d'Éditions géographiques, maritimes et coloniales, 1924, 538 p. ; Couvy (médecin général), *op. cit.*, p. 1199- 1200 ; Dr Crozat, « Formation et rôle des sages-femmes », *Hygiène sociale. Revue médicale internationale (Métropoles, Colonies, Pays chauds)*, Paris, Journées médicales internationales, n° 63, octobre 1931, p. 1201-1202 ; Dr Boyé, « La formation des auxiliaires médicaux dans les colonies françaises (médecins et pharmaciens auxiliaires, accoucheuses et infirmiers spécialisés) », *Bulletin de l'Office international d'hygiène publique*, vol. 27, n° 2, 1935, p. 315-320 ; etc.

[117] C. Aguessy (médecin auxiliaire), « Rôle des médecins et sages-femmes auxiliaires de l'AOF dans l'Assistance médicale indigène », *Bulletin de l'Enseignement de l'AOF*, n° 22, 1933, p. 193-198.

[118] J. Guillermand (dir.), *Histoire de la médecine aux armées. De l'antiquité à la révolution*, tome 1, Paris, Charles-Lavauzelle, 1982, 513 p. ; A. Fabre (dir.), tome 2, *op. cit.*, 491 p. ; P. Lefebvre, *Histoire de la médecine aux armées. De 1914 à nos jours*, tome 3, Paris-Limoges, Charles-Lavauzelle, 1987, 421 p.

[119] D. Domergue, *op. cit.*, 1978, p. 40-63 ; C. Becker & R. Collignon ; P. Aubry & B. Gaüzère, « Histoire de la santé dans l'Océan Indien : soins, prévention, enseignement et recherche du XVIIe siècle au milieu du XXe siècle », *Médecine et santé tropicale*, vol. 26, n° 2, avril-mai-juin 2016, p. 122-129 ; A. Audoynaud, *Éloge de la médecine coloniale : regard sur la santé en Afrique*, Paris, L'Harmattan, 2010, 244 p. ; R. Follereau, « L'œuvre sanitaire de la France en Afrique noire », dans *Comptes rendus mensuels des séances de l'Académie des sciences d'outre-mer*, janvier 1959, Paris, Académies des sciences d'outre-mer, tome XIX, p. 117-134 ; etc.

[120] Parmi ces historiens, nous pouvons citer entre autres Claire Fredj, Guillaume Lachenal, Laurence Monnais, Jean-Paul Bado, Pascale Barthélémy, Anne Hugon, Nicolas Monteillet, Bertrand Taithe, Maneesha Lal, Hines Mabika Ognandzi, Mor Ndao, Vincent Joly, Ahmet

médecine coloniale, qui ont apporté un éclairage nécessaire à ce volet de la colonisation. Inspirés par l'histoire sociale et la sociologie de l'éducation et de la santé, plusieurs travaux mettent l'accent sur les dynamiques internes des sociétés asiatiques et africaines, et ont ouvert la voie à de nouvelles approches.

Laurence Monnais-Rousselot et Claire Fredj se sont par exemple intéressées à l'histoire de la santé coloniale en Indochine française et en Algérie. Dans son ouvrage *Médecine et colonisation. L'aventure indochinoise 1860-1939*[121], L. Monnais-Rousselot étudie la politique sanitaire de la France en Indochine[122] qui s'est peu à peu constituée en un système organisé, s'inscrivant bien au-delà d'une logique de domination. L'auteure souligne que la médicalisation y est nourrie par une révolution médicale, dotée d'armes préventives neuves et d'un service d'AMI efficace. Elle s'est appuyée sur un réseau hospitalier dense, a développé une médecine itinérante rurale et s'est intéressée aux maux des populations autochtones. D'après l'auteure, la société médicale, coloniale et colonisée a largement participé à cette prise de conscience d'une adaptation du plan sanitaire aux besoins du patient. Aidée d'une pléthore de subalternes autochtones, elle a même passé outre certaines des difficultés inhérentes à sa mission de fonctionnaire.

Depuis quelques années, Claire Fredj mène des travaux[123] portant sur l'histoire sociale de la médecine et des professions médicales en Algérie, une colonie de peuplement. Dans son article « Encadrer la naissance[124] », elle souligne qu'« une réflexion sur les spécificités de l'assistance obstétricale pour les femmes musulmanes émerge au XIXe siècle ». Elle porte sur la manière d'amener ces femmes à se faire examiner et soigner dans les services sanitaires français mais aussi sur la nécessité de former, selon les normes occidentales, des praticiennes autochtones appelées à remplacer les accoucheuses traditionnelles, rendues responsables de la dénatalité de la colonie[125]. Selon l'historienne, malgré les efforts poursuivis[126] pour

---

Ndiaye, Adama Aly Pam, Danielle Domergue, Anne Cornet, H. Charton, Assani Adjagbé, Karine Delaunay, Mamadou Moustapha Dieng, Samuël Coghe, etc.

[121] L. Monnais-Rousselot, *Médecine et colonisation. L'aventure indochinoise 1860-1939,* Paris, CNRS Éditions, 1999, 489 p.

[122] L'Indochine française est considérée comme le joyau de l'empire colonial français en Asie.

[123] C. Fredj, « Les médecins de l'armée et les soins aux colons en Algérie (1848-1851) », *Annales de démographie historique* 2007/1 (n° 113), p. 127-154 ; C. Fredj, « Encadrer la naissance dans l'Algérie coloniale. Personnels de santé et assistance à la mère et à l'enfant indigènes (XIXe-début du XXe siècle) », *Annales de démographie historique*, n° 2, 2011, p. 169-203.

[124] *Ibid.*

[125] En Algérie comme en AOF, les accoucheuses traditionnelles ou matrones sont pointées du doigt par l'administration coloniale comme étant les principales responsables des fortes mortalités maternelle et infantile.

[126] L'auteure souligne entre autres les cours dans les villes, les installations de sages-femmes françaises dans les villages, les consultations spéciales pour femmes et enfants, l'invention de

l'amélioration des conditions sanitaires, l'administration coloniale a fait face à des difficultés, comme le manque de volonté et le manque de personnel, qui font que l'extension des soins aux mères et aux enfants est restée laborieuse.

Ces travaux nous ont permis de poser un cadre de référence pour nos propres recherches. D'autres auteurs ont plus spécifiquement publié des écrits sur l'histoire de la santé en Afrique subsaharienne sous domination française. Il s'agit de Guillaume Lachenal, de Mor Ndao, de Kokou Benjamin Alonou, d'Anne Cornet, d'Hélène Charton, d'Assani Adjagbé, d'Hines Mabika Ognandzi, de Jean-Paul Bado et de Danielle Domergue-Cloarec[127]. Cette dernière, dans son ouvrage intitulé *Politique coloniale française et réalités coloniales*[128], retrace l'action médicale de la France outre-mer et notamment en Côte d'Ivoire dont le développement économique est considéré comme un modèle en Afrique subsaharienne. Ce travail apporte des réponses surprenantes, montre la distorsion qui existe entre le discours et la réalité et remet en cause le tableau habituel de l'œuvre sanitaire de la France dans ses colonies. L'auteure explore la santé, ce domaine méconnu, d'autant que c'est l'un des aspects de l'action coloniale rarement mis en cause. Arguments humanitaires ou civilisateurs aident à justifier l'œuvre coloniale que l'on n'hésite pas, dans un tel contexte, à qualifier de réussite exemplaire.

Jean-Paul Bado, dans son ouvrage *Médecine coloniale et grandes endémies en Afrique*[129] publié en 1996, retrace l'implantation de la médecine coloniale en Afrique tropicale à la suite des guerres de conquête. Bado soutient que la situation sanitaire du continent était déplorable. Elle s'aggrave avec des bouleversements induits par la colonisation : déplacements de populations, travail forcé, traite commerciale, etc. Selon l'auteur, l'administration coloniale s'attaque en priorité à la variole et au paludisme, maladies meurtrières en Afrique. J.-P. Bado s'attache particulièrement à trois grandes endémies, à savoir la lèpre, la trypanosomiase humaine et l'onchocercose, qui ont fait d'énormes ravages en AOF et ont été reconnues comme des maladies prioritaires par l'administration coloniale. En 2012, J.-B. Bado publie un article consacré à la santé dans l'empire colonial[130]. Dans ce travail, il met en lumière les difficultés des autorités coloniales françaises à définir une politique cohérente jusqu'aux années 1930. L'auteur note le manque de

plusieurs métiers féminins, comme le corps d'infirmières-visiteuses coloniales pour s'occuper des femmes musulmanes, l'organisation de plusieurs œuvres laïques, missions féminines et sociétés de Croix-Rouge.

[127] Voir la bibliographie pour les publications de ces auteurs.

[128] D. Domergue-Cloarec, *op. cit.,* 1986, 1319 p.

[129] J.-P. Bado, *op. cit.*, 1996, 432 p.

[130] J.-P. Bado, « Santé et sociétés coloniales : la santé dans l'empire colonial (aperçu général) », dans D. Barjot & J. Frémeaux (dir.), *Les sociétés coloniales à l'âge des empires des années 1850 aux années 1950*, Paris, Éditions Sedes/Cned, 2012, p. 242-252.

personnel sanitaire et souligne qu'il faut attendre la fin de la Première Guerre mondiale pour que s'amorce une volonté politique. Ainsi, des succès sont obtenus en Indochine, en Algérie, à Madagascar, en AOF et surtout au Cameroun avec le Dr Eugène Jamot (1879-1937)[131], sans oublier la formation d'auxiliaires médicaux et de médecins autochtones.

En 2014, Guillaume Lachenal publie un ouvrage consacré à un scandale médical colonial[132]. Dans ce travail, l'historien montre comment les médecins s'obstinent à utiliser la Lomidine, un médicament pourtant dangereux, au nom du rêve d'une Afrique libérée de la maladie. L'auteur retrace la trajectoire de ce médicament expérimenté pendant la Seconde Guerre mondiale, présenté comme un remède miracle de la maladie du sommeil, et délaissé à la fin des années 1950, lorsqu'une série d'accidents précipitent l'arrêt des campagnes de lomidinisation. L'histoire de ce médicament ouvre une fenêtre sur le quotidien des politiques coloniales de « modernisation » mises en place en Afrique après la Seconde Guerre mondiale. L'auteur analyse le regard sur le gouvernement des empires, qu'il saisit dans son arrogance et sa médiocrité, posant les jalons d'une anthropologie de ce qu'il nomme « la bêtise coloniale ». En 2017, le même auteur publie *Le médecin qui voulut être roi*[133], l'incroyable histoire du Dr Jean-Joseph David, médecin des troupes coloniales, ancien élève de l'École de santé navale de Bordeaux et de l'École d'application du Pharo, à Marseille, nommé chef de région du Haut-Nyong dans l'Est du Cameroun. Véritable homme d'orchestre, à la fois entrepreneur de travaux publics et policier, David administre, juge et incarcère les populations placées sous ses ordres. Dans ce travail, Lachenal résume un peu toute l'histoire du colonialisme européen, le laboratoire colonial, la question

---

131 À propos du thème et de l'œuvre du Dr Jamot, les historiens et les médecins ont écrit de façon convaincante sur ce médecin colonial, le lecteur voudra bien se référer à J.-P. Bado, « La maladie du sommeil en Afrique de l'Ouest jusqu'en 1914. L'exemple de l'Afrique occidentale française », *Revue d'histoire outre-mer*, tome 82, n° 307, 2e trimestre 1995, p. 149-168, J.-P. Bado, « La santé et la politique en AOF et à l'heure des indépendances (1939-1960) », dans Becker Charles, M'Baye Saliou & Thioub Ibrahima (dir.), *AOF : réalités et héritages. Sociétés ouest-africaines et ordre colonial, 1895-1960*, tome 2, Dakar, Direction des Archives du Sénégal, 1997, p. 1242-1249, J.-P. Bado, « Histoire, maladies et médecines en Afrique occidentale XIXe-XXe siècle », *Revue française d'histoire d'outre-mer*, tome 86, n° 322-323, 1er semestre 1999. Dossier : « De l'inventaire du monde à la mise en valeur du globe. Botanique et colonisation (fin XVIIe siècle-début XXe siècle) », p. 237-268, G. Lachenal, *op. cit.*, 2017, p. 353-376, Danielle Domergue-Cloarec, *op. cit.*, 1986, p. 1511-1517, L. Lapeyssonnie, *Moi Jamot. Le vainqueur de la maladie du sommeil*, Bruxelles, Édition Louis Musin, 1987, 198 p, Y. Prigent, *Docteur Eugène Jamot et la mise en place des services mobiles de médecine préventive*, Thèse d'État de docteur, Médecine, Rennes, Université de Rennes, 1986, 1 volume, 62 p.

132 G. Lachenal, *Le médicament qui devait sauver l'Afrique. Un scandale pharmaceutique aux colonies,* Paris, La Découverte, coll. « Les empêcheurs de penser en rond », 2014, 283 p.

133 G. Lachenal, *op. cit.*, 2017, 353 p.

des ambitions expérimentales de la santé publique coloniale, l'attribution aux médecins coloniaux de la région du Haut-Nyong devenue « région médicale ».

Hines Mabika Ognandzi, quant à lui, dans son *Médicaliser l'Afrique*[134], étudie la médecine occidentale au Gabon. Dès les années 1890, on assiste à un glissement de la médecine de la mer vers la terre ferme. On passe d'un navire-hôpital sur mer aux centres hospitaliers universitaires à terre, en passant par la case de santé et les ambulances-hôpitaux. L'ouvrage reconstitue ce processus de médicalisation entendue, à la fois, comme une démarche de pathogénéisation des phénomènes jadis relevant du social et un processus de pénétration de biomédecine[135] dans des sociétés africaines attachées aux arts de guérir locaux. L'ouvrage permet en outre de comprendre la crise sanitaire que traverse l'Afrique subsaharienne au lendemain des indépendances, en exposant les racines du mal. Il s'agit largement d'une histoire par le haut, comme en témoigne la place laissée aux règlements, à l'organisation administrative ou politique. L'auteur a fait un résumé très succinct de l'École interfédérale africaine de médecine et de pharmacie à Dakar (1944-1953). On peut regretter que la formation médicale des élèves de cette institution originaires de l'AEF en général et du Gabon en particulier de cette institution n'ait pas été l'objet d'un développement approfondi.

Dans son mémoire d'habilitation à diriger des recherches[136], Anne Hugon, quant à elle, s'est intéressée à l'histoire médicale en Gold Coast[137], une colonie sous domination britannique. Elle étudie la médicalisation de la grossesse et de l'accouchement, les institutions de la maternité coloniale, la protection maternelle et infantile (PMI), les personnels et acteurs/actrices de la médicalisation, l'origine, la formation, l'éthique, la soumission et l'autorité du métier de sage-femme, l'économie morale, l'éducation des mères, etc. Ce travail nous a permis de comparer les politiques sanitaires des deux puissances impériales que sont la France et sa puissante rivale, la Grande-Bretagne. En 2020, A. Hugon publie *Être mère en situation coloniale*[138], ouvrage issu d'une

---

[134] H. Mabika Ognandzi, *Médicaliser l'Afrique. Enjeux, processus et stratégies d'introduction de la médecine occidentale au Gabon (XIXe-XXe siècle)*, Paris, L'Harmattan, 2017, 304 p.

[135] La biomédecine est la rencontre de deux disciplines : la médecine qui est une application des sciences au maintien de la santé humaine, et la biologie, une science dont la démarche est d'expliquer le fonctionnement de la vie au niveau cellulaire. Voir J.-F. Picard, « Naissance de la biomédecine : le point de vue d'un historien », *Histoire de la médecine et des sciences*, n° 1, vol. 12, janvier 1996, p. 97-101.

[136] A. Hugon, *La maternité coloniale. Médicalisation de la grossesse et de l'accouchement et réforme de la maternité sociale en Gold Coast, années 1910-années 1950*, Mémoire déposé pour l'obtention de l'habilitation à diriger des recherches : Histoire : Paris : Université Paris I Panthéon-Sorbonne, vol. I, 2017, 333 p.

[137] Qui deviendra Ghana sous la houlette de Francis Kwame Krumah en 1957.

[138] A. Hugon, *Être mère en situation coloniale (Gold Coast, années 1910-1950)*, Paris, Éditions de la Sorbonne, 2020, 320 p.

habilitation à diriger des recherches. Dans ce travail, Anne Hugon analyse les conséquences de la colonisation sur les femmes colonisées, en mettant en valeur l'une des activités cruciales de ces dernières : mettre au monde des enfants et les élever. Dans un contexte général de préoccupation démographique, à laquelle la Côte de l'Or[139] n'échappe pas, les autorités coloniales britanniques et les élites africaines tentent de lutter contre la mortalité maternelle et infantile, dans le but d'accroître la population locale.

Divers travaux de recherche publiés en langue anglaise abordent les problèmes de l'introduction de la médecine occidentale et de ses remèdes dans les sociétés africaines colonisées.

Dans *East African Doctors*[140], l'historien britannique John Iliffe retrace une biographie collective des médecins d'Afrique de l'Est, couvrant de nombreux aspects de leur expérience depuis que les Africains ont pratiqué pour la première fois la médecine moderne dans la région au cours des années 1870. L'auteur retrace l'histoire de l'éducation, de la santé et de la politique. Ces médecins, selon J. Iliffe, étaient un groupe choisi parmi les élèves brillants, leur formation a amené l'éducation de cette partie d'Afrique au niveau universitaire, leur contribution à la recherche et à la vie intellectuelle était la plus importante de tous les groupes de la région. Élite médicale africaine, ces médecins ont occupé une place importante en politique, ils ont été parmi les premiers Africains de l'Est du continent à entrer sur un pied d'égalité dans les affaires internationales et leur expérience après l'indépendance a montré de nombreux dilemmes de l'Afrique dans sa quête de stabilité et de prospérité. Le livre, en ne traitant que des Africains noirs, néglige cependant de nombreuses spécialités, notamment la psychiatrie, la dentisterie, l'ophtalmologie et la léprologie. Cela va au-delà des médecins qualifiés pour inclure la première génération d'auxiliaires qui ont été les pionniers de la pratique africaine de la médecine moderne avant le *Makerere College*. J. Iliffe ne néglige aucune piste pour comprendre l'itinéraire des premiers médecins de l'Afrique orientale[141]. Ce travail nous a permis de faire une étude comparée entre les médecins diplômés de l'École de Dakar et ceux de *Makerere College* d'Ouganda, une institution coloniale britannique.

Dans son article[142], Michael Worboys étudie le problème de la malnutrition dans les territoires coloniaux. Selon lui, la découverte du kwashiorkor

[139] Côte de l'Or est le terme français, depuis au moins le XVIIe siècle, pour désigner cette région d'après Anne Hugon.
[140] J. Iliffe, *East African Doctors: A History of the Modern Profession*, Cambridge, Cambridge University Press, 1998, 336 p.
[141] Cf. Compte rendu de l'ouvrage (J. Iliffe, *op. cit.*, 336 p.) par Anne Hugon.
[142] M. Worboys, "The discovery of colonial malnutrition between the wars" dans D. Arnold, *Imperial medicine and indigenous societies*, Manchester – New York, Manchester university press, 1988, p. 208-225.

(consécutif à une carence protidique) est le résultat du transfert direct de « l'enquête alimentaire » du centre vers la périphérie des colonies. Il ajoute que la reconnaissance ultérieure de la malnutrition par les décideurs coloniaux était presque entièrement dépendante des effets de la récession mondiale sur l'agriculture mondiale et les économies coloniales. Cela fait que la malnutrition coloniale passe d'un problème aigu à un problème chronique, dans lequel le colonialisme avait peu de responsabilités et sur lequel il ne pouvait exercer aucun contrôle. L'auteur souligne que le rapport sur la nutrition dans l'empire colonial, publié en juillet 1939, attire très peu l'attention des professionnels, du public et des responsables politiques. C'est paradoxalement un centre d'intérêt tardif en médecine tropicale.

Ces travaux nous seront d'un apport précieux. Ils nous permettent d'évaluer les forces et les faiblesses des politiques sanitaires de la France en Afrique subsaharienne au temps des colonies. Mais ce qui nous intéresse, de façon plus spécifique, c'est l'histoire de l'École de médecine de Dakar, encore peu étudiée.

L'École de médecine de Dakar, parente pauvre de l'histoire de la santé

En Afrique subsaharienne sous domination française, l'École de médecine de Dakar a été le tremplin des politiques sanitaires. La formation des auxiliaires médicaux sortis de cette institution n'a attiré l'attention que de quelques chercheurs. Ainsi, nous avons un certain nombre de travaux qui abordent le sujet. Cependant, ces études portent surtout sur l'origine, le but et la structure de l'établissement.

Ainsi, en 1979, Aimée Grimaud Houemavo a soutenu un mémoire de maîtrise d'histoire sur *Les médecins africains en AOF*[143]. Après avoir étudié les débuts de l'AMI en AOF, l'auteure s'est penchée sur l'organisation du corps des auxiliaires indigènes de la santé avant d'essayer de mettre en évidence le rôle joué par les médecins auxiliaires dans l'œuvre coloniale française en Afrique occidentale. Ce travail important nous a beaucoup aidé pour la rédaction de la première partie de notre travail. Toutefois, c'est une étude genrée du passé qui se contente d'étudier les personnels masculins. En étudiant la formation des médecins diplômés de l'École de Dakar, Houemavo a négligé l'étude des personnels féminins, les sages-femmes et les infirmières-visiteuses, de même que les pharmaciens, sortis de la même institution. De plus, ce qui a le plus retenu l'attention de l'auteure, c'est la formation des auxiliaires médicaux de la première génération de l'École de médecine de Dakar (1918-1944), dont son père, Jean Houemavo, est sorti diplômé en

[143] A. Houemavo (épouse Grimaud), *Les médecins africains en AOF : Étude socio-historique sur la formation d'une élite coloniale*, Mémoire de maîtrise d'Histoire, Dakar, Université de Dakar, 1979, 145 p. + annexes.

1937[144].

En 1982, Bruno Salleras soutient un mémoire de Diplôme d'études approfondies (DEA) sur *Les auxiliaires indigènes de la santé au Sénégal au début du XXe siècle*[145]. Dans ce travail, il consacre un chapitre à l'École de médecine de Dakar, en analysant la genèse de l'établissement, ainsi que l'origine et la formation des étudiants. Toutefois, ce qui intéresse l'auteur, c'est surtout l'itinéraire des élèves médecins auxiliaires, dont la formation s'éteint en 1944, au lendemain de la Conférence de Brazzaville[146], quand l'AMA fait suite à l'AMI. Il ne s'agit que d'un simple changement de désignation pour coller à l'évolution des « mœurs » selon lesquels les termes « autochtone » ou « africain » remplacent le vocable « indigène » qui renvoie à primitif, à sauvage[147].

En 1995, à l'occasion de la commémoration du centenaire de la création de l'AOF, Ahmet Ndiaye, dans son article sur la formation du personnel africain de la santé en AOF[148], propose quant à lui un travail synthétique sur l'École de médecine. L'auteur met l'accent sur la formation des élèves de 1918 à 1944. Le choix de l'auteur est de développer la première phase de l'histoire de l'établissement. Toutefois, il n'aborde pas la période finale, c'est-à-dire les années 1944-1953. Notre étude se place donc dans une perspective plus longue. Enfin en 2003, Ngoné Guèye soutient un mémoire de maîtrise d'histoire à l'université Cheikh Anta Diop de Dakar intitulé *Étude d'une profession médicale : les sages-femmes du Sénégal de 1918 à 1968*[149]. L'auteure tente d'analyser le recrutement, la formation et les affectations des élèves sages-femmes de l'École de médecine. Son souci est d'analyser la formation des élèves filles dans les écoles de santé du Sénégal colonial et postcolonial. Ce travail, si important soit-il, ne concerne que la seule section des sages-femmes, sur les quatre que compte l'établissement. Tous ces travaux, chacun à leur manière, contribuent à l'élaboration de l'histoire de l'École de médecine de Dakar que nous nous proposons de poursuivre et d'approfondir.

---

[144] Il est sorti 2e sur 20 élèves médecins à l'issue de l'examen de fin de scolarité.

[145] B. Salleras, *op. cit.*, 48 p. + annexes.

[146] Cette conférence, réunie à Brazzaville par le général Charles de Gaulle, annonce quelques réformes comme la suppression du travail forcé, mais elle ne comporte aucun représentant « indigène » et rejette fermement toute forme d'autonomie. Pour plus d'informations sur cette conférence, voir G. Le Quintrec, *La France dans le monde depuis 1945*, Paris, Éditions du Seuil, 1998, 63 p. & ; Jacques Valette, *La France et l'Afrique subsaharienne de 1914 à 1960*, Paris, Sédès, 1994, p. 125-134.

[147] H. Mabika Ognandzi, *op. cit.*, 2017, p. 203.

[148] A. Ndiaye, « La formation du personnel africain de la santé en AOF », p. 1190-1202, in C. Becker, S. M'Baye & I. Thioub (dir.), *AOF : réalités et héritages. Sociétés Ouest africaines et ordre colonial, 1895-1960*, tome 2, Dakar, Direction des Archives du Sénégal, 1997, 1259 p.

[149] N. Guèye, *op. cit.*, 2003, 123 p.

Certaines études nous semblent indispensables pour compléter cette histoire. C'est le cas de l'ouvrage de Pascale Barthélémy consacré aux femmes africaines diplômées[150]. Dans ce travail, l'auteure étudie les « grandes écoles » de filles en AOF, le tournant de la Première Guerre mondiale, les balbutiements de l'AMI, la sociologie du recrutement, l'éducation et l'instruction des filles, le rôle des institutrices et sages-femmes africaines sorties respectivement de l'École normale William-Ponty de Sébikotane et de l'École de médecine de Dakar, institutions fédérales destinées à former un petit noyau d'Africains censés faire découvrir les mœurs françaises et leur propre esprit de corps aux diverses régions[151] de l'Afrique subsaharienne. Cette historienne fait un travail remarquable sur ce dernier établissement. Dans une perspective d'histoire des femmes, sa préoccupation est de mettre l'accent sur la formation des élèves, c'est-à-dire les élèves sages-femmes, infirmières-visiteuses et institutrices diplômées des deux institutions coloniales françaises au Sénégal. Notre étude sur l'École de médecine s'intéresse à la formation des élèves des deux sexes.

Dans son article consacré aux étudiants en médecine[152], paru en 2017, Elsa Paris propose une analyse de l'évolution de leur place et de leur rôle dans le projet de société coloniale et postcoloniale. Recrutés en tant qu'auxiliaires au début du XXe siècle, les médecins africains diplômés de l'École médicale de Dakar ont accès à une formation très sélective. Mais au lendemain de la Seconde Guerre mondiale, la politique coloniale change de visage. Selon l'auteure, ce nouveau contexte aboutit, en 1957, à la construction d'une université de pleine équivalence avec la métropole. Et lorsque l'héritage colonial est remis en cause dans les années 1960, les étudiants en médecine se détournent des luttes étudiantes. Selon Paris, ces revendications s'articulent autour de la thématique de l'africanisation de l'université de Dakar et conduisent à de nombreuses grèves, qui sont à situer dans la perspective globale du mouvement social mondial de la jeunesse. Elles s'inscrivent également dans un contexte national universitaire sous le régime du président Léopold Sédar Senghor, depuis que celui-ci s'est rallié à l'entrée du Sénégal dans la Communauté française, à la veille de l'indépendance. Cette étude néglige cependant l'étude des personnels féminins diplômés de l'École de médecine.

---

150 P. Barthélémy, *Africaines et diplômées à l'époque coloniale (1918-1957)*, Rennes, Presses Universitaires de Rennes, 2010, 344 p.

151 F. Cooper, *Français et Africains ? Être citoyen au temps de la décolonisation*, Paris, Payot, 2014, p. 34.

152 E. Paris, « Les étudiants en médecine en Afrique de l'Ouest au XXe siècle : perspectives historiques sur la formation d'une élite », *Revue d'histoire outre-mer. Enseignement supérieur et universitaire dans les espaces coloniaux*, Paris, Société française des outre-mer, n° 394-395, 2017, p. 149-177.

Enfin, du 3 au 5 décembre 2018 a été organisé à Dakar un colloque international sur le centenaire de la Faculté de médecine, de pharmacie et d'odontostomatologie (FMPOS)[153]. Le thème – « La FMPOS, face aux mutations de l'histoire et aux enjeux du monde de demain » – permettait non seulement de revisiter l'histoire de la formation médicale en Afrique, mais également de se projeter vers l'avenir dans un contexte en perpétuelle mutation. Plus d'une cinquantaine de communications ont été présentées ; elles se sont articulées autour de deux thèmes majeurs : l'École de médecine d'hier (1918 – c.a. 1970) et la FMPOS, aujourd'hui et demain. Chacune de ces thématiques a été subdivisée en sous-thèmes : contexte, évolution et mutations des grandes endémies tropicales ; politique sanitaire et formation médicale sous la colonisation ; questions sociales, syndicales et nationalistes, questions mémorielles ; patrimoine matériel et immatériel ; formation médicale à l'ère des réformes ; formation et recherche ; service rendu à la société et coopération sous régionale et internationale. On peut regretter, peut-être, un certain manque de regard critique sur l'héritage colonial.

Pour notre recherche, l'ensemble de ces travaux a été d'un apport précieux. Ils seront identifiés et cités au cours de notre étude, même s'ils n'éclairent que quelques plages étroites de l'histoire de l'École de médecine.

Les sources archivistiques

Ce travail s'appuie sur des sources trouvées dans différents centres documentaires, à la fois au Sénégal et en France. Cette recherche a d'abord été menée aux Archives nationales du Sénégal (ANS), qui renferment des fonds très riches sur l'éducation et la santé et où nous avons consulté un certain nombre de documents de première main sur les politiques éducatives et sanitaires de la France en Afrique subsaharienne.

Les documents de la série H « Fonds de l'AOF »[154], des séries H à T « Ancien répertoire fonds AOF »[155], de la sous-série 2G « Rapports périodiques »[156], de la série O « Enseignement en AOF, de 1895 à 1958 »[157], de la sous-série 4P « Urbanisme et Habitat »[158] procurent de précieuses

[153] L'École de médecine de Dakar est l'ancêtre de la FMPOS.

[154] J.-F. Maurel & A. Tendeng, *Répertoire de la série H santé : fonds de l'AOF, réalisé par les étudiants de l'EBAD (promotion 1977)*, Archives nationales du Sénégal, Dakar, 1996, 61 p.

[155] J. Charpy, *Répertoire des archives (Série H à T), Affaires sociales, judiciaires, économiques et financières, 1782-1920*, Rufisque, 213 p.

[156] A. G. Ndiaye, *Répertoire des archives, sous-série 2G, Rapports périodiques, première tranche 1895-1940*, Dakar, 2001, 448 p.

[157] P. M. Diop, *Répertoire numérique de la Série O, Enseignement de l'AOF, 1895-1958*, Dakar, 1996, 96 p.

[158] L. D. Dioh, M. L. Barry, J. M. Badji & *al.*, *Urbanisme et Habitat en Afrique occidentale française, de 1904 à 1958*, Archives nationales du Sénégal, Dakar, 1999, 351 p.

informations permettant de produire, sur bien des points, une contribution à la connaissance des politiques éducatives et sanitaires. Nos recherches se sont concentrées sur les séries et sous-séries suivantes :

– La série H, « Santé, Affaires sociales du fonds de l'AOF », de 1920 à 1959, fournit des informations relatives au fonctionnement et à l'organisation de la santé, à l'hygiène et à la salubrité, à l'alimentation et aux activités sociales. Nous avons consulté les sous-séries 1H (Santé) et 2H (Affaires sociales) qui renferment l'ensemble des informations concernant l'histoire de la santé en AOF en général et l'École de médecine en particulier. Dans ces deux sous-séries, nous avons trouvé des documents sur l'organisation et le fonctionnement de l'École. Il s'agit des instructions des différents gouverneurs qui se sont succédé à Dakar, des rapports des services médicaux, des monographies, des réformes de l'école, des professeurs, des conseils de perfectionnement et d'administration, des textes de base, des concours d'entrée, des remboursements des frais d'études, des programmes des cours, des prix scolaires, de la fermeture de l'établissement, etc. En dehors de la répétition des mêmes arrêtés et décrets relatifs à l'organisation et au fonctionnement de l'École de médecine, les dossiers sont mal classés et plusieurs sont introuvables dans les chemises. Et la plupart des documents sont identiques à ceux de la série O.

– Les séries H à T (« Affaires sociales, judiciaires, économiques et financières de 1782 à 1920 ») comprennent des archives provenant du gouvernement général depuis 1895, des gouvernements du Sénégal et du Soudan français, de la circonscription de Dakar, du commandant et de la mairie de l'île de Gorée. Nous avons consulté les archives versées par les services de santé (série H), l'enseignement (série J), les affaires politiques et administratives (séries J, K, M, S et T), les travaux publics (séries L, O, P), les finances (série T). Toutefois, seul le dossier H14 donne des renseignements sur l'École de médecine. Quelques documents[159] y rendent compte de l'origine, de l'organisation et du fonctionnement de l'établissement, de sa fondation à l'année 1919.

– La sous-série 2G concerne quant à elle les rapports périodiques, mensuels, semestriels, trimestriels et annuels des services sanitaires et de l'AMI, des gouverneurs, administrateurs et chefs de service de l'AOF de 1895 à 1960, adressés au gouverneur général, et des commandants de cercle et chefs de service de la colonie adressés au gouverneur du Sénégal. C'est la collection de rapports provenant de tous les fonds. Ces documents ont été consultés de

[159] La décision ministérielle du 10 mai 1918 du ministre des Colonies adressée au gouverneur général de l'AOF le 6 juillet 1918, les télégrammes officiels du ministre des Colonies adressés au gouverneur général de l'AOF les 12 avril et 10 juillet 1918 et l'avant-projet de construction d'une École de médecine à Dakar du gouverneur général de l'AOF adressé au ministre des Colonies du 28 juillet 1918.

façon exhaustive. Toutefois, dans la plupart de ces rapports, seuls quelques mots et quelques chiffres sont modifiés d'une année sur l'autre. Nous avons constaté aussi les répétitions des mêmes arrêtés et décrets relatifs au service de santé en général et à l'École de médecine en particulier.

– La série O, qui couvre la période 1895-1958, fournit des informations sur les questions scolaires jugées de première importance par les autorités coloniales. C'est la série la plus riche pour l'enseignement et pour l'École de médecine. Nous avons consulté plusieurs documents sur la réorganisation et la réorientation de l'enseignement en AOF, les programmes scolaires, les listes de promotions d'élèves, les comptes rendus du concours d'entrée pour certaines années, les informations sur les dates et lieux de naissance, sur le nom des parents et éventuellement leur profession, les admissions, les besoins des colonies en personnel sanitaire, les examens de sortie, les affectations des élèves sortants, les lettres des parents dans des comptes rendus d'affaires disciplinaires, etc. Malgré la richesse apparente de ces documents, la majorité est essentiellement constituée des rapports des services de santé. Les rapports annuels y sont presque identiques. Il s'agit des répétitions des mêmes mesures relatives à l'organisation et au fonctionnement de l'établissement. D'une année sur l'autre, seuls quelques mots et quelques chiffres sont modifiés. De plus, nous avons noté la dispersion de ces documents dans des listes de promotions, dans des lettres de parents, dans des comptes rendus d'affaires disciplinaires, etc.

– La sous-série 4 P concerne l'urbanisme et l'habitat en AOF, de 1904 à 1958. Ce fonds se trouve aux annexes des ANS. Il concerne essentiellement l'urbanisme proprement dit, les archives de la construction, de l'architecture, de l'habitat, des domaines, de l'édifice et de la voirie. Dans cette sous-série, nous avons consulté plusieurs dossiers sur la construction des bâtiments de l'École de médecine et de l'internat des élèves. Toutefois, lors de nos investigations, nous n'avons pas trouvé tous les documents sur place. D'après le témoignage de l'archiviste, le local a été inondé par les eaux de pluie, ce qui explique l'absence des dossiers 4P 1391, 4P 1392, 4P 1393 et 4P 1394 sur l'École de médecine[160]. Ces documents auraient pu nous orienter vers d'autres pistes de recherche : l'École de médecine ; et notamment sur la dimension matérielle et architecturale de l'institution.

Les archives recensées aux ANS ne constituent cependant qu'une partie des sources mobilisables pour écrire une histoire de la santé en Afrique coloniale. Après lecture des différents répertoires, nous avons constaté

---

[160] ANS, 4P 1391, École de médecine de Dakar, hôpital indigène, projet de construction d'un pavillon pour bureaux ; pièces écrites et plans ; 4P 1392, École de médecine de Dakar, construction : plans détaillés n° 1 à 20 ; 4P 1393, École de médecine de Dakar, construction : plans d'architectes du n° 21 année n° 53 ; 4P 1394, École de médecine de Dakar, construction : plans.

qu'aucun dossier n'est antérieur à 1920. Dans la préface du répertoire de la série H, l'archiviste Jean-François Maurel souligne qu'une note du dossier 1H98 explique que les archives de l'École de médecine ont été versées en caisses à l'Hôpital Aristide Le Dantec. L'archiviste ajoute qu' « un médecin digne de foi, mais qui s'est refusé à en dire plus, lui a rapporté en 1975 que ces archives ont été entreposées dans un souterrain du quartier de Dakar-Plateau ultérieurement muré ». Cela veut dire que ces archives ont échappé au dépôt central. Ainsi, aux ANS, nous n'avons pas trouvé de photos de promotions d'élèves entrantes et sortantes, de cérémonies, de dortoirs, de réfectoires, de chambres d'élèves, de diplômes de sages-femmes et d'infirmières-visiteuses, de dossiers d'élèves pour faire une étude prosopographique. Les documents relatifs à l'éducation physique sont plus disponibles. C'est évidemment une grande lacune documentaire que nous déplorons.

En France, notre lieu de recherche a d'abord été le centre des Archives Nationales d'Outre-Mer (ANOM) à Aix-en-Provence, où nous avons dépouillé la série 2G (politique et administration générale). Il s'agit des rapports périodiques de l'ancien gouvernement général de l'AOF. Dans cette série, nous nous sommes intéressé aux archives du service de la santé et à celles spécialement consacrées à l'École de médecine de Dakar. L'ouvrage de Pascale Barthélémy[161] nous a guidé dans la recherche des dossiers conservés aux ANOM. Ainsi, les dossiers 2G21-33, 2G30-58, 2G32-36, 2G34-17 et 2G40-27 ont été tour à tour dépouillés. Lors de nos investigations, nous avons constaté que ce sont les mêmes documents que ceux consultés aux ANS. Il est important de rappeler ici que l'archiviste Jean-François Maurel réussit à convaincre les autorités françaises, en 1959, de ne pas rapatrier les archives de l'AOF en France. Contrairement, en effet, aux archives de l'Indochine, de Madagascar, de l'AEF et de l'Algérie qui se trouvent aujourd'hui aux ANOM, les archives papier de l'AOF sont restées à Dakar et leurs versions microfilmées sont depuis 1961 conservées en France.

C'est donc à partir des matériaux relativement disparates que nous avons constitué notre base documentaire, qui n'a cessé de s'enrichir et d'évoluer au fil des découvertes.

Les sources archivistiques sont incontestablement très utiles et rendent compte fidèlement de la vision officielle. Sous ce rapport, elles constituent un précieux apport d'informations sur notre sujet. Toutefois, le point de vue des colonisés n'y est objectivement pas pris en considération. Certes, leurs opinions et perceptions affleurent au détour de certains dossiers. Il reste qu'en général, les préoccupations des populations locales y trouvent un faible écho. Cette limite, à elle seule, suffirait à justifier le recours à d'autres sources. C'est

161 P. Barthélémy, *op. cit.*, 2010, 344 p.

pourquoi nous avons sollicité les sources imprimées, même si l'on peut faire un reproche semblable à beaucoup d'entre elles.

Les sources imprimées

Elles sont composées des *Journaux officiels de l'AOF et des territoires* composant la fédération, des principales revues et publications coloniales de l'époque. À partir de 1903, le *Journal officiel de l'AOF* contient les principaux textes portant organisation successive de l'enseignement dans cet espace et permettant de suivre la législation en matière de politique éducative et sanitaire ainsi que les mesures d'accompagnement pour leur application. Le problème de ces textes officiels est qu'ils reflètent plus des objectifs proclamés qu'une situation effective[162]. La question des pratiques pédagogiques et des programmes dans la vie quotidienne des classes par exemple[163] y trouve peu de place. Pour nourrir l'enseignement du milieu local à l'école, l'inspecteur général de l'enseignement en AOF de 1912 à 1919, Georges Hardy avait créé en 1913 le *Bulletin de l'Enseignement en AOF*, devenu *l'Éducation africaine* en 1934, où était publiées des fiches pédagogiques, des leçons types ou encore des études ethnographiques, historiques et géographiques réalisées par les instituteurs eux-mêmes[164]. Si cette revue constitue un témoin indispensable du débat suscité par l'école coloniale, notamment sur l'orientation à lui donner, elle est, en revanche, considérée par ses contemporains comme une revue secondaire dans la production des savoirs en AOF[165]. On ne s'étonnera donc pas de constater que la revue, considérée comme mineure dans la hiérarchie des savoirs, est relativement marginalisée dans l'historiographie.

L'ouvrage de Charles Becker et René Collignon[166] nous a aidé à mieux maîtriser les textes législatifs et réglementaires relatifs à l'histoire de la santé coloniale. Ainsi, le *Bulletin médical de l'AOF* a été dépouillé afin de relever les principaux textes qui régissent l'organisation de la santé publique en Afrique sous domination française. Mais cet ensemble documentaire ne peut suffire à réaliser une histoire sur l'École de médecine de Dakar. C'est pourquoi

---

162 A. Fall, *L'école au Sénégal : la question de l'adaptation. Histoire d'une problématique récurrente de 1817 à nos jours*, Thèse de doctorat de Troisième cycle d'Histoire, Dakar, UCAD, 2002, p. 39.

163 Nous voulons dire ce qui se passe en classe entre l'enseignant et l'élève.

164 C. Labrune-Badiane & É Smith, « Les instituteurs de l'Afrique de l'Ouest, défricheurs de savoirs », https://theconversation.com/les-instituteurs-de-lafrique-de-louest-defricheurs-de-savoirs-98658, (page consultée le 4 août 2019).

165 C. Labrune-Badiane & É Smith, *Les hussards noirs de la colonie. Instituteurs africains et « petites patries » en AOF (1913-1960)*, Paris, Karthala, 2018, p. 41.

166 C. Becker & R. Collignon, *Répertoire des textes législatifs et réglementaires relatifs à l'histoire de la santé au Sénégal*, 1822-2009, 387 p.

nous ne saurons faire l'économie des écrits des médecins coloniaux qui ont largement écrit sur la médecine tropicale, l'AMI, la formation des auxiliaires médicaux, les maladies des « pays chauds » et leurs enseignements dans les écoles médicales d'outre-mer, etc. Ainsi, nous avons dépouillé les *Annales d'hygiène et de médecine coloniales,* les *Annales de médecine et de pharmacie coloniales,* les *Archives de médecine navale,* les *Bulletins de la société de pathologie exotique et de ses filiales de l'Ouest-africain et de Madagascar*, le *Bulletin du comité d'études historiques et scientifiques de l'AOF*, la *Médecine d'Afrique noire*, la *Revue médicale internationale*, etc. On y trouve des rapports officiels, des mémoires et des articles originaux, des bibliographies et des notes scientifiques se rapportant à l'AOF, ou aux territoires immédiatement voisins, fournis par les professionnels de santé. Ces publications donnent la physionomie générale des travaux scientifiques de l'époque. Elles peuvent rendre service à tous ceux qui s'intéressent à ce domaine colonial, car la connaissance des sujets traités est de nature à favoriser largement les recherches sur l'Afrique occidentale. Toutefois, elles ne fournissent pas intégralement la documentation souhaitée ; de plus, les auteurs donnent en majorité une vision idyllique de l'action médicale menée aux colonies par la France et ils ne retiennent essentiellement que l'aspect des réussites du projet colonial. Cela est, peut-être, lié à la nature des textes qui mettent en exergue les réussites et masquent les échecs. C'est pourquoi nous avons eu également recours aux ouvrages généraux et articles scientifiques trouvés dans les différentes bibliothèques du Sénégal et de la France, ou consultés en ligne. Nonobstant la qualité des travaux des auteurs, l'École de médecine de Dakar n'a pas été l'objet d'un examen approfondi. Pourtant, une étude sur cette institution coloniale ne fait qu'éclairer l'action médicale de la France en Afrique subsaharienne au temps des colonies.

Les sources orales

Les témoignages oraux constituent une source importante pour notre étude. Ils sont généralement utilisés pour combler les silences sur certains thèmes. En 2011, plus d'un demi-siècle après la fermeture de l'École de médecine, nous avons mené des recherches dans le cadre de notre maîtrise d'histoire[167]. À cette occasion, nous avions interrogé quelques contemporains des événements relatés. Il s'agit en majorité d'anciens élèves de l'École de médecine et de l'École normale William-Ponty, d'infirmiers et d'anciens malades, de bénéficiaires de soins (parturientes, lépreux, tuberculeux, syphilitiques, malades de la peste, etc.). Ils n'étaient alors plus qu'une

[167] M. Kanté, *Politiques sanitaires dans la mise en valeur de la colonie du Sénégal (1939-1960)*, Mémoire de maîtrise d'Histoire, Dakar, UCAD, 2011, 169 p.

douzaine, âgés de 68 à 82 ans. Des entretiens ont été enregistrés et retranscrits, et nos questions tournent autour du choix de l'École de médecine, du recrutement, de la formation, des affectations, des parcours, des maladies tropicales, des mesures sanitaires prises par les autorités coloniales contre ces fléaux, de l'appréciation de la médecine occidentale par les populations, etc. Mais les avantages et les inconvénients des sources orales sont apparus au fil de ces enquêtes menées sur le terrain. En 2012-2013, dans le cadre de nos recherches pour l'obtention de notre diplôme de master 2[168], nous n'avons pas pu les interroger à nouveau[169]. Certains étaient décédés et d'autres, d'âge très avancé, n'étaient plus disponibles[170]. Six ans plus tard, à l'occasion du colloque international sur le centenaire de la faculté de médecine, de pharmacie et d'odontostomatologie tenu à l'université Cheikh Anta Diop de Dakar, du 4 au 5 décembre 2018, auquel nous avions pris part, aucun ancien élève de cette mythique institution n'était présent dans l'amphithéâtre. À la veille du colloque, l'invité d'honneur, Gabriel Barry dit Sultan (promotion 1936), tout comme les professeurs Amadou Sanou (promotion 1928) et Adrien Diop (promotion 1945?), étaient malheureusement décédés. À titre posthume, ils avaient adressé aux participants leurs témoignages et leurs recommandations[171].

À Versailles, le 4 décembre 2019, nous avons interviewé le Dr Louis-Armand Héraut, médecin en chef honoraire des troupes de marine à la retraite. Témoin des faits, pour avoir été affecté en Afrique subsaharienne (Haute-Volta, Congo français, Sénégal, etc.) pendant la période postcoloniale en qualité de médecin coopérant, Héraut s'est montré disponible à répondre à toutes nos questions portant sur tous les grands thèmes de notre travail avec des questions ouvertes, tout en laissant notre interlocuteur développer son propre récit[172].

Ces recherches et entretiens nous ont toutefois permis d'évaluer les forces et les faiblesses des différentes expériences et de proposer une approche plus « incarnée » à notre recherche. Elle apporte aussi la parole des colonisés dans un ensemble documentaire très européo-centré.

---

[168] M. Kanté, *De l'École de médecine de l'Afrique occidentale française à l'École africaine de médecine et de pharmacie de Dakar*, Mémoire de master 2 d'Histoire, Dakar, UCAD, 2013, 123 p.

[169] C'est le cas de Marie Touré Ngom, dite Marie du Sahel, interrogée le 28 avril 2011 à l'âge de 82 ans et décédée la même année, le 26 juillet, trois mois après notre interview.

[170] C'est le cas du docteur Adrien Diop, du docteur Ahmadou Moustapha Sow, du professeur Sadio Sylla, quatrième de la promotion 1941.

[171] Cf. au Cahier du Centenaire de la Faculté de médecine, de pharmacie et d'odontostomatologie : hommage aux disparus, p. 2.

[172] Entretien avec Louis-Armand Héraut, (83 ans), rencontré à Versailles (France), médecin en chef honoraire des troupes de marine à la retraite, le 4 décembre 2019.

Au regard de la documentation mobilisée et les axes de recherches à aborder, notre travail s'articulera autour de deux parties distinctes.

La première partie portera sur l'École de médecine de l'AOF au temps de son apogée (1918-1944). Le chapitre I sera entièrement consacré aux modalités de recrutement d'une élite à l'échelle fédérale. Nous y étudierons le recrutement des élèves médecins, pharmaciens, sages-femmes et infirmières-visiteuses auxiliaires et la lutte contre l'afflux des élèves dahoméennes à l'entrée de l'École de médecine.

Nous traiterons successivement, au chapitre II, le recrutement et la formation des sections d'élèves médecins (concours aux services de l'AMI), pharmaciens (conseil d'hygiène et tournées sanitaires), sages-femmes (lutte contre la mortinatalité et la mortalité infantile) et infirmières-visiteuses (préservation de la population et de la natalité). Le chapitre III évoquera les examens de passage de fin d'année et d'études, et les affectations des jeunes diplômés.

Enfin, la seconde et dernière partie de notre travail abordera la fin de notre période, avec les transformations de l'École de médecine elle-même et celles de l'enseignement médical en Afrique occidentale française après la Seconde guerre mondiale. Le chapitre IV s'interrogera sur la généralisation du modèle métropolitain. Nous évoquerons la Conférence de Brazzaville, point de départ de la nouvelle École africaine de médecine et de pharmacie de Dakar (EAMP), et les mutations dans le recrutement et la formation des élites médicales africaines. Le chapitre V portera quant à lui sur l'évaluation et les affectations des élèves. Enfin, le chapitre final analysera les mutations des années 1950 et les ultimes adaptations de l'enseignement médical colonial, prélude à l'étude genrée de l'enseignement médical universitaire en Afrique de l'Ouest et les deux Écoles des sages-femmes de Dakar.

Première partie

L'École de médecine de l'Afrique occidentale française (1918-1944) L'adaptation des pratiques dans une phase de pénétration de l'action médicale

Introduction de la première partie

Le but de l'École de médecine de l'AOF est de former un personnel de santé auxiliaire capable de concourir au service de l'AMI pour parer à l'insuffisance numérique du personnel médical européen, mais aussi pour sauvegarder et faire prospérer le faible capital humain dispersé dans l'immense territoire des colonies d'AOF. Les résultats obtenus par l'utilisation des auxiliaires médicaux indigènes dans les Indes françaises, en Indochine et à Madagascar ont encouragé les autorités coloniales de l'AOF dans cette voie.

La réglementation du fonctionnement de l'École de médecine est fixée par des arrêtés du gouverneur général. Elle comprend d'abord une section de médecins et une section de sages-femmes, fonctionnant à partir du 1er novembre 1918 ; ensuite, une section de pharmacie et une section de médecine vétérinaire[1] ouvertes le 1er novembre 1919, et enfin, une section d'infirmières-visiteuses est mise en place en 1930[2]. Aucun texte n'interdit aux filles de devenir médecins ; corps exclusivement masculin jusqu'aux années 1960 et dans lequel les femmes seront minoritaires.

La formation des élèves est prise en charge par le budget de la fédération. Pour être admis à suivre les cours de l'École de médecine, les élèves garçons doivent avoir fait deux ans d'études à l'École normale William-Ponty de Gorée, puis de Sébikotane[3] et satisfait à un examen spécial de sortie ou avoir suivi une section spéciale d'études au Cours secondaire de Dakar[4] ou au lycée Faidherbe de Saint-Louis. Quant aux filles, elles viennent des écoles du

[1] Le fonctionnement interne de l'École de médecine est d'abord défini par l'arrêté du 1er novembre 1918, modifié lui-même par les arrêtés du 2 mai 1919 et du 1er mai 1924, qui ont apporté de nombreuses modifications aux programmes d'enseignement et ont décidé le transfert à Bamako, au Soudan Français, de la section de médecine vétérinaire, qui a formé deux promotions (1923-1924). La troisième (1925) a terminé sa formation à Bamako. Les élèves de même origine que ceux de l'École de médecine, font trois années d'études, guidés par un personnel enseignant composé de vétérinaires, médecins et techniciens en service à Bamako. Leur instruction pratique est faite au Laboratoire de Bamako, à la Ferme expérimentale de Sotuba, à l'Abattoir et par les données qu'ils font avec les vétérinaires. À leur sortie de l'école, ils sont répartis dans les différentes colonies du groupe, où ils pratiquent, sous la surveillance immédiate des vétérinaires européens, les vaccinations et opérations de police sanitaire les plus communes, évitant ainsi à ces derniers la partie la plus dure du travail qui leur incombe et permettant de diminuer le nombre des agents du cadre général. Ainsi, d'un bout à l'autre de l'échelle sociale. Cf. H. Fontanier, *op. cit.*, p. 8.

[2] Dr Blanchard, *op. cit.*, n° 33, 1935, p. 91.

[3] Foyer de haute éducation française, sorte de cité modèle.

[4] Cette institution est destinée surtout à la population européenne à Dakar. D'abord établissement privé, ensuite rendu officiel par arrêté du gouverneur général du 10 octobre 1925 et enfin devenu en 1940 le lycée Van Vollenhoven. Cf. J. Suret-Canale, *Afrique noire occidentale et centrale. De la colonisation aux indépendances (1945-1960). Crises du système colonial et capitalisme monopoliste d'État*, Paris, Éditions Sociales, 1977, p. 471.

gouvernement et des institutions privées des différentes colonies de l'AOF. Pendant leur cursus, les étudiants bénéficient d'un régime d'internat gratuit[5], coupés du monde extérieur pour une période de quatre ans pour les élèves médecins[6], de trois ans pour les élèves pharmaciens et les sages-femmes et de deux ans pour les infirmières-visiteuses. Ils mènent ensemble une vie recluse dont les modalités sont explicitement et minutieusement réglées.

L'enseignement délivré se veut simple, concret, orienté vers la pratique courante, vers la prophylaxie et l'hygiène sociales. Il est dispensé par le personnel enseignant européen[7] composé de professeurs nommés par le ministre des Colonies et choisis parmi les professeurs agrégés et spécialistes du corps de santé colonial issus du Pharo à Marseille. Le personnel est également constitué de chargés de cours recrutés parmi les médecins et pharmaciens des hôpitaux ou des services annexes de Dakar[8].

Pour les élèves, l'enseignement professionnel pratique est donné au laboratoire de chimie biologique de l'Institut Pasteur de Dakar et à l'HCII et ses annexes (polyclinique de l'Institut d'hygiène social et la maternité indigène de Dakar inaugurée le 3 juillet 1919 pour les besoins de l'enseignement) qui sont rattachés à l'École de médecine comme organes d'instruction[9]. L'enseignement consiste, outre le service aux différentes consultations, en des visites quotidiennes à domicile sous la conduite d'infirmières. L'enseignement théorique se fait l'après-midi à l'École de médecine.

Pendant leurs cursus, les élèves sont soumis à des examens réguliers qui permettent de suivre leurs progrès et, le cas échéant de prononcer leur exclusion pour insuffisance ou incapacité. En fin d'études, ils subissent un examen qui fixe leur rang de sortie et leur donne droit au diplôme de médecin, pharmacien, sage-femme ou infirmière-visiteuse auxiliaire. Les élèves sont nommés à leur sortie de l'établissement : « médecin auxiliaire », « pharmacien auxiliaire », « sage-femme auxiliaire » ou « infirmière-visiteuse auxiliaire » ; terminologies qui déterminent leur condition de subalternes dépendants[10]. À partir de ce moment, les jeunes diplômés sont placés constamment, pour l'exercice de leur profession, sous la direction et le contrôle d'un médecin européen. Sous réserve de ce contrôle, ils sont chargés

[5] ANS, 1H24 (26), Arrêté n° 113, du 12 janvier 1945, du gouverneur général, p. 1-2.
[6] Jugée trop longue par l'administration de l'époque qui propose une formation d'infirmiers suffisante pour diffuser la médecine préventive et l'hygiène en AOF. Cf. E. Deroo, A. Champeaux & J.-M. Milleliri (dir.), *L'école du Pharo : cent ans de médecine outre-mer, 1905-2005*, Panazol, Lavauzelle, 2005, p. 96.
[7] ANS, 1H7 (1), « L'École de médecine indigène de l'AOF » par Louis Couvy, p. 9.
[8] ANS, O163 (31), L'École de médecine de l'AOF (de sa fondation à l'année 1934), p. 8-9.
[9] Cf. *JOAOF*, Arrêté du gouverneur général portant organisation de l'École de médecine de l'AOF, p. 545-546.
[10] L. Monnais-Roussolot, *op. cit.*, 2002, p. 37.

de la direction des postes médicaux comprenant dispensaire et maternité. En même temps, ils doivent veiller personnellement et par l'intermédiaire des infirmiers placés sous leurs ordres, à l'état de la santé publique dans les secteurs territoriaux confiés à leur surveillance. Après dix ans de services, les auxiliaires médicaux africains peuvent quitter l'administration de l'AMI et obtenir l'autorisation du gouverneur général d'exercer librement, pour une période limitée et renouvelable, dans un endroit fixé.

Comment se font les recrutements des élèves ? Quel enseignement médical est dispensé à l'École de médecine ? Comment sont évalués les élèves ? Et comment sont-ils affectés à la fin de leur formation ?

Dans cette première partie de notre travail, nous allons étudier l'École de médecine de l'AOF, de son ouverture en 1918 à la Conférence africaine française de Brazzaville de 1944. D'abord, nous traiterons un recrutement d'une élite confirmée à l'échelle fédérale. Ensuite, nous parlerons de la formation médicale accélérée des différentes sections de l'établissement, en mettant l'accent sur l'enseignement tronqué. Et enfin, nous développerons le contrôle des compétences et les aperçus des itinéraires de quelques diplômés de la première génération.

Ici, il sera présenté l'adaptation des pratiques dans une phase de pénétration de l'action médicale (1918-1944) ; phase à laquelle l'École de médecine de l'AOF ouvre ses portes à Dakar. Cette étude a suscité une démarche méthodologique s'appuyant sur les archives collectées aux ANS, les sources imprimées, les ouvrages généraux, les témoignages oraux et la webographie.

Chapitre I

Le recrutement d'une élite confirmée à l'échelle fédérale
Un *numerus clausus* très sélectif

Dakar vient compléter, en 1918, le réseau d'Écoles médicales d'outre-mer. Les procédures de recrutement des élèves à l'École de médecine sont définies par une série de textes réglementaires entre 1918 et 1944[1] et s'inspirent des modes de sélection métropolitaine, c'est-à-dire concours avec admissibilité écrite et admission[2] après un oral. La notion de concours au sens de compétition pour l'obtention d'une place est ancienne. Le concours implique l'égalité des candidats dans l'anonymat à l'écrit et son résultat après l'oral sanctionne la seule prééminence de l'aptitude et du savoir. C'est à la fin de chaque année scolaire que les lieutenant-gouverneurs de chaque territoire organisent les épreuves du concours unique (qui se fait dans toute l'AOF le même jour), identiques à l'échelle de la fédération, dans un centre d'examen installé le plus souvent au chef-lieu de la colonie. Les épreuves du concours sont du niveau exigé dans chaque catégorie et peuvent y avoir accès tous les Africains ressortissants de l'AOF. Les candidats reçus à la suite du concours doivent alors rejoindre le Sénégal pour être instruits.

L'organisation de ce concours préserve la façade méritocratique : la réussite des épreuves est une condition nécessaire pour l'entrée à l'École de médecine ; mais elle est loin d'être suffisante. L'examen du dossier individuel des candidats par une commission de recrutement de trois membres européens, désignés par le gouverneur général siégeant à Dakar, est une étape décisive.

Le système scolaire doit permettre un tri à chaque étape afin d'aboutir au recrutement, non pas de meilleurs élèves, mais « d'excellents sujets »[3]. L'exigence de la sélection, assumée dès l'ouverture de l'établissement, concerne à la fois les garçons et les filles. Très peu nombreux sont ces Africains qui peuvent accéder sur concours[4] à l'époque. La préparation des élèves à un concours fédéral exigeant un certain niveau scolaire important est inégal selon les territoires. Le caractère, la vocation, l'éducation, l'âge, la santé des postulants sont autant de critères d'une bonne sélection, auxquels il faut ajouter un certificat de bonne conduite. À signaler qu'en France, l'admission dans les Écoles d'officiers et leurs mariages étaient soumis à une enquête de moralité confiée à la gendarmerie. Un premier examen d'ensemble

---

[1] Il s'agit des arrêtés des 9 novembre 1918, 1er mai 1924, 20 décembre 1927, 16 février 1930, 23 mars 1934 et 11 août 1944.

[2] P. Barthélémy, *op. cit.*, 2010, p. 53-54.

[3] *Id.*, p. 57.

[4] *Id.*, p. 9.

montre de plus que la sélection de l'élite est notamment dépendante de la diffusion des infrastructures coloniales et scolaires. À toutes les étapes de la sélection, des décisions arbitraires permettent d'écarter un élève au profit d'un autre, scolairement moins brillant, mais dont le profil social est apprécié ou la provenance géographique valorisée par les autorités coloniales[5] – nous y reviendrons plus loin.

Ainsi, ce chapitre s'attache à analyser et expliquer dans un premier temps le recrutement des élèves médecins, pharmaciens, sages-femmes et infirmières-visiteuses de 1918 à 1944 et examine dans un second temps l'afflux des élèves filles originaires de la colonie du Dahomey.

Les élèves médecins et pharmaciens auxiliaires, l'éradication des endémo-épidémies

Pour se présenter au concours d'entrée, les candidats doivent remplir un certain nombre de conditions. Ils doivent entre autres choses produire un certificat sur papier libre établi par deux docteurs en médecine constatant une bonne constitution physique et l'absence de maladies transmissibles notamment la tuberculose, la syphilis et la lèpre. Les conditions d'aptitude sont les mêmes que celles exigées pour le service militaire. Ils subissent une contre-visite au moment de l'entrée à l'école. Ce contrôle renforcé, qui concerne aussi les filles, vise explicitement à écarter les élèves qui auraient pu bénéficier de certificats médicaux de complaisance, sans que cela soit officiellement déclaré[6]. En outre, ils doivent souscrire l'engagement de terminer les études et de servir pendant dix années dans le cadre des services de l'AMI ou dans celui des officiers de santé auxiliaires et officiers de santé militaire indigènes, à compter de la date de nomination dans l'un de ces deux cadres[7]. Cet engagement est signé par le candidat et par son père ou son tuteur ou son répondant chef coutumier. Une clause de l'engagement mentionne qu'en cas d'exclusion de l'établissement, en dehors d'une raison de santé, l'intéressé ou ses répondants reverseront au gouverneur général, suivant les circonstances, tout ou une partie des frais d'études et d'internat calculé suivant le taux fixé par le conseil d'administration de l'école[8]. La demande de ces pièces administratives n'est pas, en soi, originale, et les élèves sages-femmes et infirmières-visiteuses sont soumises aux mêmes exigences[9].

---

5 P. Barthélémy, *op. cit.*, 2010, p. 53-58.
6 *Ibid.*
7 ANS, O163 (31), Arrêté du 20 décembre 1927 organisant l'École de médecine.
8 ANS, O163 (31), L'École de médecine de l'AOF (de sa fondation à l'année 1934), p. 3-4.
9 P. Barthélémy, *op. cit.*, 2010, p. 58-59.

Le recrutement est assez difficile au début car nombreux sont ceux qui hésitent devant des études longues (après trois années d'École primaire supérieure (EPS), il faut compter, si tout va bien, deux ou trois années à l'École normale William-Ponty et quatre à l'École de médecine). À cela s'ajoute le recrutement difficile des premières candidatures d'étudiants pharmaciens. Les élèves « montraient moins d'empressement pour cette carrière dont ils ignoraient tout et qu'ils jugeaient, *a priori*, moins intéressante[10] », selon le Dr Aristide Le Dantec, premier directeur de l'institution. Cependant le prestige de l'école et le statut relativement confortable des médecins indigènes qui en sortent font que les premières difficultés de recrutement sont rapidement résolues[11]. Les épreuves sont passées le même jour à Dakar, Saint-Louis, Porto-Novo, Conakry, Bamako, Ouagadougou, Bingerville ou Niamey, mais toutes corrigées par la commission centrale de Dakar. Cette manière de concourir est similaire à celle qui se fait à l'École de médecine de Tananarive, où les élèves composent dans la même journée à Tananarive (siège du jury de correction), Tamatave, Majunga et Fianarantsoa[12]. En AOF, le service de l'Enseignement n'a pas souhaité imposer de quotas de représentation à l'École de médecine, le nombre de postulants étant estimé limité. Les différents territoires y sont donc représentés en fonction du taux de réussite de leurs candidats au concours d'entrée. Les effectifs varient également en fonction des places disponibles chaque année. Ce qui établit un *numerus clausus*, une limitation décidée par les autorités coloniales du nombre d'élèves admis à concourir, en fonction du budget et des besoins jugés utiles pour l'AOF.

En raison du nombre de candidats admis chaque année au minimum, un peu moins d'une dizaine et au maximum, une vingtaine[13], l'examen d'entrée à l'École médicale revêt la forme d'un véritable concours aboutissant à une sélection rigoureuse. Les candidats doivent satisfaire à l'examen de sortie des sections préparatoires de médecine organisé à l'École normale William-Ponty (fleuron de l'enseignement colonial en AOF), au lycée Faidherbe de Saint-Louis ou au Cours secondaire de Dakar plus tard, et susceptibles de justifier à servir pendant dix ans au moins le gouvernement général à dater de leur sortie

[10] A. Le Dantec, *op. cit.*, 1920, p. 623-625.

[11] P. Désalmand, *Histoire de l'éducation en Côte d'Ivoire. Des origines à la Conférence de Brazzaville*, Abidjan, CEDA, 1983, p. 201.

[12] J. Merlin, « L'assistance médicale à Madagascar (1896-1950). Un exemple d'interaction entre services de santé, appareils administratifs et objectifs politiques », *Collection Clio en Afrique*, n° 8, automne-hiver 2002, Centre d'études des mondes africains (CEMAf) MMSH, Aix-en-Provence, p. 53.

[13] Nous n'avons pas trouvé toutes les promotions entrantes aux Archives Nationales du Sénégal. Nous avons aussi dépouillé tous les Journaux officiels de l'AOF déposés à l'Assemblée nationale du Sénégal. Nous nous sommes référé aux promotions sortantes.

de l'École de médecine[14] . Les jeunes fonctionnaires désireux de faire des études médicales peuvent aussi être admis à la suite d'un examen spécial portant sur un programme analogue à celui enseigné dans les sections préparatoires. Mais la plupart des élèves sortent de l'École normale William-Ponty[15], où ils ont reçu une instruction générale et un enseignement des sciences naturelles, de la physique et de la chimie, bases indispensables à la compréhension des enseignements de la médecine. Établissement fédéral qui décerne le plus grand prestige à ses élèves, l'École de Sébikotane est destinée à former, en dehors des candidats à l'École de médecine de Dakar et à l'École vétérinaire de Bamako, des instituteurs pour le cadre secondaire de l'enseignement et des agents de l'administration coloniale[16].

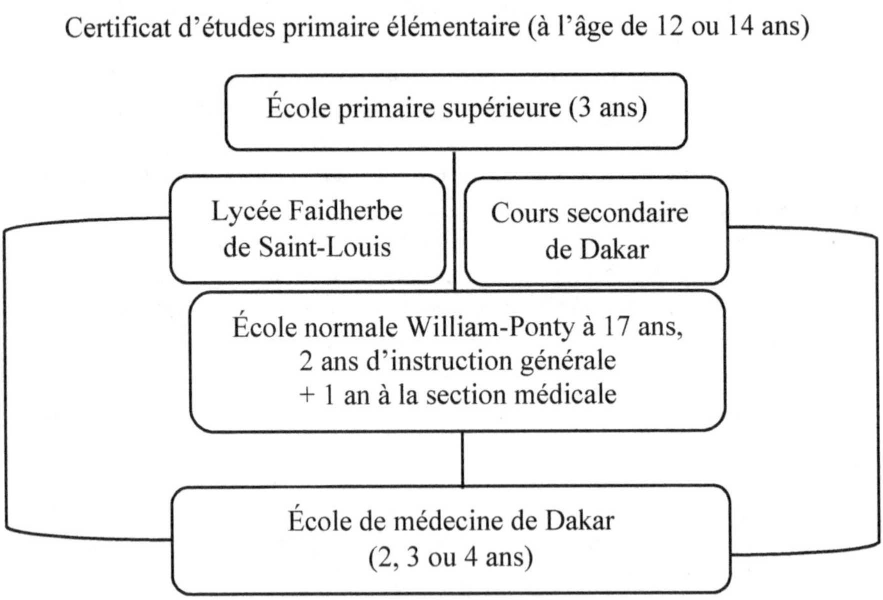

Graphique 1 – Le recrutement des élèves garçons à l'École de médecine[17]

[14] Les candidats sont autorisés à concourir de seize à vingt-cinq ans en 1918. À partir de 1924, ils doivent avoir au moins dix-huit ans, et ce, jusqu'à la disparition de l'établissement en 1953.

[15] ANS, 1H98 (163), Rapport annuel au conseil d'administration sur le fonctionnement de l'École William-Ponty pendant l'année scolaire 1946-1947, p. 1.

[16] B. Niane, « Transfiguration socioculturelle à l'École normale William-Ponty, prélude du panafricanisme », dans *Tropique*, 2016/4, n° 137, p. 33 & ANS, O454 (31), Arrêté portant réorganisation de l'École normale William-Ponty, p. 1.

[17] ANS, 1H98 (163), Arrêté du 14 août 1944 portant organisation et réglant le fonctionnement l'EAMP de Dakar, p. 17.

À Ponty, au cours de la première année, les élèves ne se sont pas encore spécialisés ; ils reçoivent uniquement un enseignement général. C'est à la fin de l'année scolaire que le conseil des professeurs[18], en tenant compte de leurs aptitudes, les répartit en deux sections : enseignement et médecine. La voie la plus prestigieuse est la carrière médicale. Un certain nombre d'arguments entrent en ligne de compte, au premier rang desquels la rémunération plus avantageuse des auxiliaires de santé. Germaine Le Goff[19], fondatrice et directrice de la première École normale d'institutrices pour jeunes filles de Rufisque, une Bretonne de France, observe que « souvent ce sont les familles de nos élèves qui leur imposent la profession [médicale] pour des raisons pécuniaires ». Pour Pascale Barthélémy, « c'est l'ancienneté de l'École médicale qui a pu produire une certaine familiarité des familles avec l'institution et faciliter les recrutements[20]. »

Au cours de cette deuxième année, les futurs auxiliaires médicaux reçoivent un complément d'instruction générale où l'on insiste particulièrement sur les matières telles que la physique, la chimie et l'histoire naturelle, afin de les préparer à suivre des cours de physiologie, de sémiologie et de pharmacie. À la fin de l'année, l'admission à l'École de médecine est prononcée par le gouverneur général sur la proposition du directeur de l'établissement, en faveur de tous les élèves ayant obtenu la moyenne dans leurs notes de « compositions de classe, de travail et de conduite »[21]. Et c'est à la fin de leur troisième année de formation que ces futurs auxiliaires médicaux sont tenus de se présenter à un examen de sortie en vue de l'obtention du diplôme de l'établissement[22].

---

[18] Le conseil des professeurs assiste le directeur de l'École de médecine. Il est composé du sous-directeur et du personnel enseignant de l'établissement. Il est obligatoirement consulté sur les points et questions concernant les modifications à apporter au programme d'études, le classement des élèves pour le passage d'une année d'études, l'autorisation de redoubler une année scolaire écoulée. Voir ANS, 1H98 (163), Arrêté de base du 20 décembre 1927 portant réorganisation de l'EMAOF, p. 2.

[19] Germaine Le Goff, éducatrice, de la Bretagne rurale de la fin du XIXe siècle à l'AOF de l'entre-deux-guerres : de Douarnenez à Dakar, de Djenné à Rufisque en passant par Saint-Louis, entre ports de pêche, établissements scolaires, comptoirs coloniaux, « brousse », villages de cases et étendues de baobabs, fonde et dirige au Sénégal la première École d'institutrices de toute l'Afrique, en 1938. Ses élèves arrivent des quatre coins du continent. Voir F.-X. Freland, *L'Africaine blanche. Germaine Le Goff, éducatrice mythique 1891-1986*, Paris, 2004, 154 p.

[20] P. Barthélémy, *op. cit.*, 2010, p. 69.

[21] ANS, 1H7 (1), « L'École de médecine indigène de l'AOF » par Louis Couvy, p. 6-7.

[22] ANS, O14 (31), La décision n° 338 ISSM du 4 février 1937 du gouverneur général Marcel de Coppet fixant les conditions de l'examen de sortie de la section préparatoire à l'École de médecine et à l'École vétérinaire.

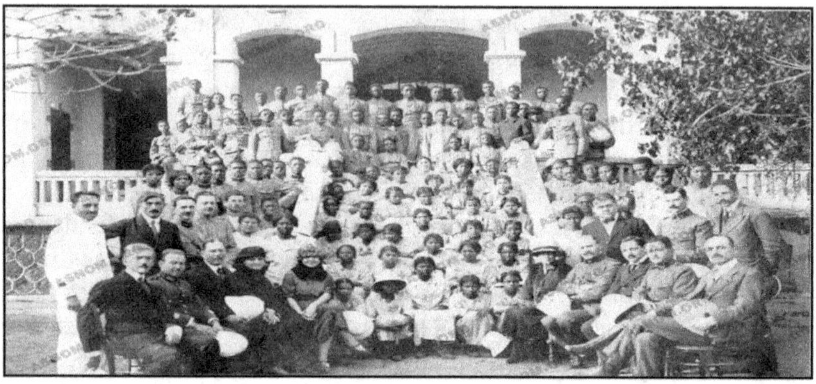

Figure 3 – Élèves de la promotion 1921 de l'École de médecine de Dakar[23]

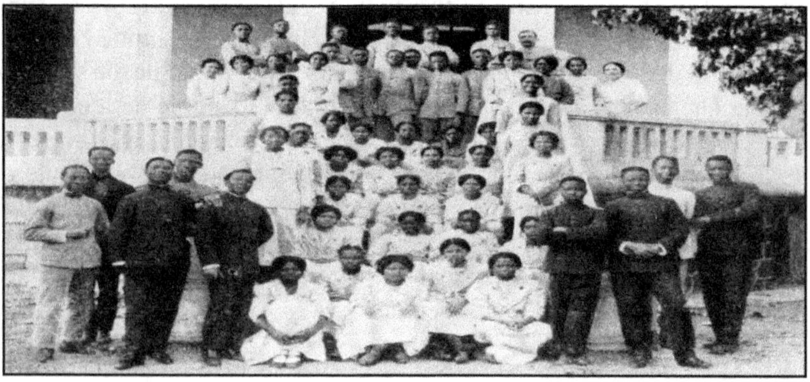

Figure 4 – Les deux premières promotions d'élèves de l'École de médecine[24]

Les épreuves de l'examen de sortie de Ponty sont passées sous la surveillance vigilante d'une commission de trois membres désignés par le gouverneur général, qui choisissent les sujets sur la proposition de l'inspecteur général de l'Enseignement. L'examen comprend des épreuves écrites et orales, et une note de mérite attribuée aux candidats par un conseil des professeurs[25]. Parmi les épreuves écrites, figurent l'orthographe, les

[23] ASNOM – Association Amicale Santé Navale et d'Outre-Mer, « L'œuvre humanitaire du Corps de santé français (1890-1968). Écoles de médecine/pharmacie », https://www.asnom.org/ASNOM - Association Amicale Santé Navale et d'Outre-Mer, (page consultée le 25 juin 2020).

[24] L. Rigollet, *op. cit.*, non paginé.

[25] ANS, O14 (31), La décision n° 338 ISSM du 4 février 1937 du gouverneur général Marcel de Coppet fixant les conditions de l'examen de sortie de la section préparatoire à l'École de médecine et à l'École vétérinaire.

mathématiques, le français, l'étude d'un texte d'après un questionnaire, les sciences et le compte rendu écrit. En ce qui concerne l'épreuve d'orthographe, elle est composée d'une dictée en français d'une dizaine de lignes et d'un questionnaire qui comprend la connaissance de la langue, l'intelligence du texte et les racines grecques et latines nécessaires pour comprendre le vocabulaire des mots médicaux. La note attribuée aux épreuves est située entre 0 et 10 ; celle de la dictée est additionnée à celle du questionnaire pour former la moyenne de la note d'orthographe. L'épreuve de mathématiques comporte la solution de deux problèmes (arithmétique, système métrique ou géométrie) tirés des programmes de première et deuxième année de l'École normale William-Ponty. L'étude d'un texte d'après un questionnaire se rapporte à des extraits d'ouvrages ou d'articles scientifiques, professionnels ou économiques. Les épreuves de sciences sont composées de la physique, de la chimie et de l'histoire naturelle[26]. Quant aux épreuves orales, elles comprennent l'étude d'un texte de français, des interrogations en mathématiques, en physique, en chimie et en histoire naturelle et un exposé oral qui est une étude d'applications des connaissances scientifiques acquises par les élèves relatives à des spécificités africaines s'appliquant à l'hygiène. Elles constituent la meilleure préparation au passage devant le jury médical et permettent de mieux apprécier l'intelligence et le raisonnement des élèves. Une épreuve dans une des matières notée en dessous de 05, même à l'oral, est éliminatoire, quelles que soient les notes obtenues aux épreuves écrites. Pour être admissible aux épreuves orales, 110 points sont nécessaires ; et il faut 210 points au total pour être admis définitivement au concours d'entrée[27].

En définitive, sur la base des résultats des épreuves et de l'examen des dossiers, une commission réunie à Dakar établit une liste des admissibles, transmise au directeur de l'école qui évalue en fonction des besoins en personnel des différents territoires et des capacités d'accueil de l'institution. Un certain nombre d'élèves est proposé à l'admission définitive et, en dernière instance, le gouverneur général se prononce sur ceux qui seront définitivement reçus. Il existe aussi des exclusions arbitraires, on y reviendra. Les conditions du concours (un nombre de places limité) et de l'examen (un nombre de points suffisant) sont ainsi conjuguées.

Le jury associe pendant les deux premières années des membres extérieurs[28] à ceux de l'établissement – dont le directeur de l'école et un administrateur. Il renforce à partir de 1940 son autonomie en réunissant uniquement la directrice et le personnel enseignant, supervisés par

---

[26] *Ibid.*

[27] ANS, O14 (31), La décision n° 338 ISSM du 4 février 1937 du gouverneur général Marcel de Coppet fixant les conditions de l'examen de sortie de la section préparatoire à l'École de médecine et à l'École vétérinaire.

[28] Nous n'avons aucun renseignement sur ces membres.

l'inspecteur général de l'enseignement. Les décisions finales sont prises autant à partir des appréciations fournies dans le dossier de candidature que des épreuves et des besoins estimés en auxiliaires des colonies[29].

Contrairement à l'établissement de Dakar, Jérôme Merlin écrit, dans *L'Assistance médicale indigène à Madagascar*, qu'il n'y avait que deux épreuves écrites et une épreuve orale pour l'admission à l'École de Tananarive. La première épreuve écrite, éliminatoire, comprend une dictée en français de vingt lignes et des problèmes d'arithmétique. Seuls ceux qui obtiennent la moyenne sont autorisés à passer la seconde épreuve, qui comprend une question d'histoire naturelle et une question de physique ou de chimie[30].

Rappelons que le décret du 14 janvier 1918, en prévoyant la formation de médecins auxiliaires, mentionne la nécessité d'éduquer des sages-femmes, au sein d'une section spécifique, qui est ainsi prévue avant celle des pharmaciens, créée par arrêté du 2 mai 1919[31].

Les élèves sages-femmes auxiliaires, la protection de la mère et de l'enfant

Dès le début du XXe siècle, les docteurs Merveilleux et Capot proposent la création de postes de sages-femmes, d'une maternité et de cours d'accouchement et de puériculture en AOF. Mais cette proposition est refusée par le Dr Camille Rangé, inspecteur des services sanitaires et civils de la fédération, qui juge les connaissances primaires des candidates des vieilles colonies de Martinique, de Guadeloupe, de Réunion, nettement supérieures à celles des jeunes filles ouoloves[32] du Sénégal. Il craignait, en effet, la création d'une nouvelle « race » de matrones traditionnelles « ignorantes » et « illettrées » considérées par les autorités sanitaires comme les principales responsables des accouchements dystociques, de la mortalité chez les parturientes et les nouveau-nés en Afrique subsaharienne.

Jusqu'à la Première Guerre mondiale, la colonisation est une entreprise à « visée » essentiellement masculine[33]. Dans les politiques conçues depuis la métropole, les femmes n'ont guère de place. Seules les missions religieuses se

---

[29] P. Barthélémy, *op. cit.*, 2010, p. 59.
[30] J. Merlin, *op. cit.*, p. 53.
[31] P. Barthélémy, *op. cit.*, 2009, p. 532.
[32] M. A. Diawara, *op. cit.*, p. 32-33.
[33] Les écoles fédérales restent exclusivement masculines jusqu'à la création de l'École de médecine. Le seul débouché professionnel pour les filles jusqu'en 1918 est la section « normale » de l'École laïque des filles de Saint-Louis, qui forme des monitrices d'enseignement pour les écoles du Sénégal. Elles ne sont qu'une douzaine à la veille de la Première Guerre mondiale. Voir P. Barthélémy, *op. cit.*, 2010, p. 34.

préoccupent de leur scolarisation. Au lendemain de la guerre, la volonté d'accroître la densité des populations colonisées et de disposer d'une main-d'œuvre plus importante pour soutenir le développement de l'économie coloniale, a rendu nécessaire la mise en place d'une politique de santé publique à destination des autochtones[34]. Cette entreprise ne peut se réaliser que par une politique de protection des naissances, la lutte contre la mortinatalité et la mortalité infantile et la protection de la mère et de l'enfant[35]. C'est pourquoi, lorsqu'il est question de créer l'École de médecine de l'AOF à Dakar, les autorités coloniales voient la nécessité de tenter de supprimer les activités des accoucheuses traditionnelles tenues pour responsables à tort ou à raison de la mortalité des mères et des nouveau-nés[36].

Ainsi, dès sa création, l'École de médecine doit former à côté des médecins, des sages-femmes auxiliaires. Les autorités coloniales ont compris qu'« en instruisant un homme, on instruit une personne, mais en instruisant une femme, on instruit, au sein de la cellule humaine qu'est la famille, toute une génération appelée à naître et à évoluer sous sa tutelle et son influence[37]. » Mais à la section des élèves sages-femmes, la tâche s'est révélée plus délicate pour les jeunes filles. En réalité la femme indigène est tenue dans une situation d'infériorité marquée, et peu de filles fréquentent les écoles. De plus, leur recrutement n'est pas subordonné, au début, à des études préliminaires dans une école préparatoire, à l'image de l'École normale William-Ponty, du lycée Faidherbe de Saint-Louis ou du Cours secondaire de Dakar (devenu plus tard lycée Van Vollenhoven) pour leurs homologues masculins.

Il faut attendre l'année 1941 pour voir à l'École de médecine une première promotion d'élèves sages-femmes venue d'une section préparatoire de l'École normale des jeunes filles de Rufisque, créée le 21 juillet 1938[38], cent ans après l'ouverture de la première École normale d'institutrices en France[39]. Cette institution comprend une section préparatoire qui porte trois années d'études et prépare les candidates à la section sage-femme de l'École de médecine. Le nombre d'admises par colonie est fixé par le gouverneur général de la fédération. Dès 1940, la durée des études de la section préparatoire passe de un à deux ans pour les candidates. Ainsi, dès la fin de la seconde année, les élèves sont orientées à la section sage-femme de l'École de médecine. Les

---

[34] *Ibid.*

[35] Nogue (médecin major des troupes coloniales) & Adam (médecin de la maternité indigène de Dakar), *La mortinatalité et la mortalité infantile dans les colonies françaises*, Marseille, Commissariat général de l'exposition coloniale, 1922, 32 p.

[36] ANS, H14, Rapport sur la natalité et la mortalité infantile en AOF, p. 4-5.

[37] G. Audousset, « Les problèmes d'éducation et d'enseignement en Afrique noire », *Coopération et développement*, n° 36, mai-juin 1971, p. 23.

[38] P. Désalmand, *op. cit.*, p. 207.

[39] F.-X. Freland, *op. cit.*, p. 78.

autres restent à l'école pour finir leurs formations qui les préparent au métier de l'enseignement. Toutefois, cette section préparatoire à Rufisque, destinée à améliorer l'instruction générale des jeunes filles en les orientant vers une profession, et à parfaire leur éducation domestique[40], a été éphémère et n'a existé que pendant neuf années. À partir de 1947, les candidates à l'École de médecine ne passent plus par cette institution, mais elles sortent des collèges et passent directement le concours dès qu'elles ont obtenu le CEPE[41].

« Destinées à devenir les emblèmes de la femme africaine évoluée »[42], les jeunes filles sont choisies rigoureusement parmi les meilleures élèves des écoles du gouvernement, des institutions privées des différentes colonies de la fédération par l'administration et la direction des établissements[43]. Ainsi, l'Orphelinat d'enfants métis[44] de Kayes, transféré à Bamako (sur les rives du fleuve Niger) au Soudan français en 1923, celui de Grand-Bassam en Côte d'Ivoire et les écoles du Dahomey, fournissaient d'assez nombreuses jeunes filles candidates à l'École de médecine[45]. Ces jeunes filles venues de la périphérie de l'AOF, arrivent à Dakar, la prestigieuse capitale, une ville pour elles entièrement nouvelle et pleine d'inconnu.

Au début, l'École de Dakar recrute majoritairement des jeunes filles métisses venues de toutes les colonies du groupe AOF et des jeunes filles nées d'auxiliaires africaines de l'administration coloniale dont les pères sont souvent, eux-mêmes, passés par les bancs des écoles coloniales. Tel est le cas du père d'Aoua Kéïta, originaire de Kouroussa en Guinée française, ancien tirailleur sénégalais, devenu agent d'hygiène à Bamako, qui scolarise sa fille en 1923 contre la volonté de sa femme, qui considère que l'école doit être

---

[40] Anonyme, « L'éducation des filles et la formation des élèves sages-femmes », dans *L'éducation africaine (Bulletin de l'Enseignement de l'AOF)*, 25e année, n° 93, janvier-mars 1936, p. 96.

[41] ANS, 2G40-27, École de médecine Jules Carde Dakar. Rapport annuel, année scolaire 1939-1940, p. 8 ; N. T. Niang, *La scolarisation des filles dans le cycle élémentaire au Sénégal, 1817-2006. Approche historique et sociologique,* Mémoire de DEA de Sciences de l'éducation, Genève, Université de Genève, 2006, p. 57-60.

[42] P. Barthélémy, *op. cit.*, 2010, p. 53.

[43] Dr Crozat, *op. cit.*, 1931, p. 1201.

[44] Quelques noms des enfants métis, venant des orphelinats religieux catholiques, ayant le patronyme européen ont attiré notre attention : Bertrand, Blondin, Brune, Clément, Chodaton, Durand, Duranton, Fabre, Gilbert, Grégoire, Grange, Grimaud, Justin, Lainé, Larbat, Lozès, Martin, Mathieu, Péters, Poiret, Robert, Sylvain, Turpin, etc. Toutefois, Pascale Barthélémy confie que quelques métis sont enregistrés sous le nom – africain – de leur mère. C'est le cas de Jeanne Keïta de la promotion 1928, de Louise Diallo, de Jeanne Djarama du Niger, de Marie Cissé du Soudan et Marie Gaba du Dahomey, toutes de la promotion 1940. Pour plus d'informations sur les enfants métisses, voir P. Barthélémy, *op. cit.*, 2010, p. 82-86.

[45] Dr Blanchard, *op. cit.*, n° 33, 1935, p. 93.

exclusivement réservée aux garçons[46]. En 1928, la jeune Aoua est admise 4e de l'AOF et 1ère du Soudan français à l'École de médecine ; elle fera trois années d'études au Sénégal[47].

Soulignons que pour être autorisées à concourir à la section des sages-femmes, il n'est exigé aucun diplôme universitaire, mais les postulantes doivent savoir parler, lire et écrire le français (instruction primaire des élèves sages-femmes), avoir 16 ans au moins et 25 ans au plus à la date du 1er janvier qui suit l'entrée dans l'établissement. Les jeunes filles sont invitées à adresser une demande descriptive sur papier[48], accompagnée de plusieurs pièces au gouverneur général, par l'intermédiaire du lieutenant-gouverneur de la colonie d'origine. En dehors du bulletin de naissance ou d'un certificat administratif en tenant lieu, attestant qu'elles jouissent d'une bonne santé et qu'elles sont susceptibles de servir sur toute l'étendue du territoire de l'AOF, les candidates doivent aussi produire un certificat de bonne moralité et de bonne conduite délivré par le chef de l'établissement où elles ont fait leurs dernières études et, le cas échéant, une copie du certificat d'études primaires[49].

En 1924, une visite médicale complémentaire est instaurée. Pascale Barthélémy met en évidence que « ce contrôle renforcé, qui concerne aussi les garçons, vise explicitement à écarter les élèves qui auraient pu bénéficier de certificats médicaux de complaisance mais aussi, sans que cela soit officiellement déclaré, à vérifier que les jeunes filles admises ne sont pas enceintes[50]. » En effet, des cas de grossesse pouvaient être décelés chez les élèves. Cependant, les responsables de l'établissement soulignent dans leurs rapports que toutes les grossesses constatées ont pour point de départ la période de vacances. « Les élèves [peuvent] à leur gré être enceintes durant le cours de leur scolarité, rentrer chez elles accoucher et revenir ensuite à l'École de médecine »[51]. Toutefois, pour mettre fin à cet « inconvénient pour l'administration », le Conseil des professeurs, dans son procès-verbal du 27 octobre 1941[52], prend cette mesure : « [l]e célibat est obligatoire [et] toute grossesse constatée en cours d'études entraînera le licenciement de l'intéressée[53]. »

---

46 Voir A. Kéita, *Femme d'Afrique. La vie d'Aoua Kéita racontée par elle-même*, Paris, Présence africaine, 1975, 395 p.
47 *Ibid.*
48 Cette lettre de motivation rédigée obligatoirement par la candidate permet d'observer ses qualités d'expression.
49 Cf. *JOAOF*, *op. cit.*, 1er novembre 1918, p. 548.
50 P. Barthélémy, *op. cit.*, 2010, p. 58.
51 ANS, 2G41-8, Rapport annuel, 1941, (année scolaire 1940-1941), p. 6-7.
52 Dans son rapport annuel de 1941, le médecin général Henri Mercier dénombre 6 jeunes filles exclues de l'établissement depuis sa fondation. Nous préférons garder leur anonymat.
53 ANS, 2G41-8, Rapport annuel, 1941, (année scolaire 1940-1941), p. 6-7.

D'une manière générale, écrit Pascale Barthélémy, les autorités coloniales cherchent à déceler toute tare physique, intellectuelle ou morale susceptible d'aboutir au renvoi et donc à des dépenses injustifiées. Enfin, la sélection sociale s'exerce aussi en aval, après la correction des épreuves du concours[54] et l'avis motivé du lieutenant-gouverneur de la colonie d'origine sur les mérites de la candidature est requis. Quant aux chefs d'établissements et aux administrateurs, ils ont ainsi le pouvoir de procéder à la sélection en amont. Car, après avoir investi financièrement dans l'instruction des élèves jusqu'à l'année du concours, les autorités territoriales veulent en effet un retour sur leurs investissements, c'est-à-dire présenter les candidates les plus susceptibles de réussir et de revenir exercer durablement leur métier dans leur colonie d'origine. Cette exigence conduit à demander également aux jeunes filles de signer, comme pour les garçons, conjointement avec leur père ou leur tuteur, un engagement décennal[55], les contraignant, en cas de démission prématurée, à rembourser les frais d'études.

En AOF, l'examen du dossier est donc déterminant dans le processus de recrutement des élèves sages-femmes. Dans les huit chefs-lieux des colonies d'AOF, le concours a lieu au cours du dernier mois de l'année scolaire. Il ne comprend que des épreuves écrites, tirées du programme du cours moyen des écoles primaires : orthographe (une dictée et un questionnaire portant sur la connaissance de la langue et l'intelligence du texte), composition française[56], calcul (comportant la résolution de deux problèmes) et écriture, dont la note est donnée à l'occasion de l'épreuve d'orthographe[57].

Au cours de l'année scolaire 1934-1935, est ajoutée une épreuve de sciences[58] se réduisant à des questions très simples sur l'anatomie et la physiologie du corps humain, l'hygiène générale et infantile[59]. Ces épreuves ont lieu dans la même journée et chacune est notée sur 20. La note 5 pour la composition française et la note zéro pour les autres compositions sont éliminatoires. Le coefficient 2 est attribué à la composition française et à l'arithmétique. Les deux autres compositions bénéficient chacune d'un coefficient de 1.

Nulle n'est déclarée admissible si elle n'a obtenu au minimum un total de 50 points. La nullité d'une épreuve entraîne l'élimination de la candidate. Une majoration de 10 points est accordée aux postulantes pourvues du certificat d'études primaires. La barrière d'admissibilité est relevée de 50 à 60 points

---

[54] P. Barthélémy, *op. cit.*, 2010, p. 58.
[55] *Id.*, p. 57.
[56] La durée est de 1 heure 30.
[57] ANS, O281 (31), École de médecine, section : sages-femmes et infirmières-visiteuses.
[58] La durée est de 1 heure.
[59] ANS, O14 (31), Arrêté n° 592 SSM, fixant le programme et les modalités du concours pour l'admission à l'École de médecine des élèves sages-femmes et infirmières-visiteuses.

sur 120 en 1924, de 60 à 70 en 1935 et la limite d'âge minimum fixée à 18 ans.

Cette limitation de l'âge d'entrée dans la formation est un des signes de la transformation progressive de la fonction en profession. Être sage-femme est le résultat d'un apprentissage initial qui ouvre le temps d'exercice autorisé[60], selon l'historienne Nathalie Sage-Pranchère. Cette réforme entraîne en revanche un déficit de candidates. Trop jeunes, un certain nombre d'élèves abandonnent l'idée de continuer leurs études. En outre, cette limite d'âge pose le problème en deuxième année du Cours Moyen et le risque de désapprentissage. Conscient du problème, le Conseil supérieur de l'enseignement, réuni à Dakar en 1935, a émis le vœu de créer dans la même ville, une année préparatoire à l'École de médecine pour les filles qui se destinent aux métiers de sages-femmes et d'infirmières-visiteuses. Ce vœu du conseil s'inspire de ce qui se passe au Dahomey depuis 1934 où le lieutenant-gouverneur, par décision n° 886 bis du 5 juillet, ouvre à l'École primaire supérieure Victor Ballot de Porto-Novo, une section préparatoire à l'École de médecine à l'intention des postulantes aux sections des sages-femmes et infirmières-visiteuses[61].

Rappelons que, dans chaque centre d'examen, les épreuves sont passées sous la surveillance d'une commission composée de trois membres désignés par le lieutenant-gouverneur. Les sujets des compositions sont les mêmes pour tous les centres de l'AOF. Ils sont choisis par l'inspecteur de l'Enseignement de la fédération et soumis au gouverneur général, qui les fait parvenir sous pli cacheté aux lieutenant-gouverneurs. Ces plis sont ouverts par les membres de la commission de surveillance en présence des candidates. À la fin de l'épreuve un procès-verbal d'examen est joint aux copies, mentionnant les conditions dans lesquelles il a été procédé aux différentes épreuves, ainsi que les incidents qui ont pu se produire pendant la séance[62]. Cette procédure n'est pas originale, car ces exigences scolaires ne sont pas toujours respectées.

Les compositions et procès-verbaux des séances d'examen sont transmis d'urgence, avec les dossiers des candidates, au gouverneur général pour être examinés par une commission centrale siégeant à Dakar. Cette commission est composée de l'inspecteur de l'Enseignement, d'un médecin désigné par le gouverneur général, sur la proposition du directeur de l'École de médecine et de deux enseignants désignés par le gouverneur général. À la suite de

---

[60] N. Sage-Pranchère, *L'école des sages-femmes. Naissance d'un corps professionnel, 1786-1917*, Tours, Presses universitaires François Rabelais, 2017, p. 233-274.

[61] P. M. Diop, « L'enseignement de la jeune fille indigène en AOF de 1903 à 1958 », dans C. Becker, S. M'Baye & I. Thioub (dir.), *AOF : réalités et héritages. Sociétés Ouest africaines et ordre colonial, 1895-1960*, tome 2, Dakar, Direction des Archives du Sénégal, 1997, p. 1081-1096.

[62] Cf. *JOAOF*, *op. cit.*, 1er novembre 1918, p. 548.

l'ensemble des épreuves et de l'examen des dossiers des candidates, la commission propose la liste d'admissibilité, communiquée au directeur de l'École de médecine qui la transmet, avec ses propositions, au gouverneur général. Ce dernier arrête, d'après les besoins des colonies et des moyens budgétaires alloués, la liste définitive d'admission[63], qui ne dit cependant rien de la fréquentation et des désistements des candidates.

La moyenne du recrutement est d'une vingtaine d'élèves par an. Comme pour les candidats masculins, il est frappant de noter qu'un certain nombre de jeunes filles figurant sur les listes d'admises n'ont probablement jamais rejoint Dakar après leur résultat[64]. Pascale Barthélémy mentionne à ce sujet que « [l]e phénomène de déperdition scolaire ne surprend guère tant la route qui mène au diplôme est jalonnée d'épreuves : le passage de l'école primaire, l'obtention du certificat d'études, la décision de présenter le concours d'entrée, le franchissement de cette étape de sélection, la résistance aux années d'internat supposent l'obstination des familles et des jeunes filles, véritables actrices d'une histoire dont les cadres sont fixés par d'autres mais qu'elles contribuent à écrire en s'appropriant les codes produits par les colonisateurs[65]. » Malgré la volonté de favoriser l'expansion démographique, les restrictions budgétaires liées aux débuts de la crise économique des années 1930 ont abouti à une diminution des places offertes au concours. Elles ne sont que 14 jeunes filles, en 1930, à faire leur entrée à l'École de médecine[66]. Il faut ajouter qu'à la sortie, le nombre effectif de sages-femmes se réduit encore (17 en 1930, 12 en 1931, 11 en 1932, 7 en 1933, 11 en 1934, 12 en 1935)[67]. Selon Pascale Barthélémy, « il s'agissait d'amorcer le recrutement des infirmières-visiteuses issues, pour plus de la moitié d'entre elles, de la section sage-femme[68]. »

De 1918 à 1932, il y a une moyenne de 70 candidates pour 20 places d'élèves sages-femmes. Ce qui veut dire qu'il y a beaucoup d'appelées, mais peu d'élues. Rappelons qu'à tous les niveaux, l'enseignement féminin reste très en retard en AOF : 1 000 filles sur 25 000 élèves en 1922, 6 529 sur 56 852 élèves en 1938 et 21 355 sur 110 951 élèves (enseignement privé compris) en 1945[69]. Et sur ces effectifs, pendant la même période (1922), seules 15 filles sont admises à la section féminine de l'École médicale en 1938 et 26 en 1944. Parmi les raisons de ce retard, Jean Suret-Canale constate qu'excepté le Sud du Dahomey, et à un moindre degré, dans les grands centres du Sénégal, les

---

63 *Ibid.*

64 Nous n'avons aucune information à ce sujet.

65 P. Barthélémy, *op. cit.*, 2010, p. 18.

66 ANS, 1H7 (1), « L'École de médecine indigène de l'AOF » par Louis Couvy, p. 8.

67 Voir Annexe 3 : Les promotions sortantes de l'École de médecine, p. 293-312.

68 P. Barthélémy, *op. cit.*, 2010, p. 55.

69 J. S. Canale, *op. cit.*, 1977, p. 472.

parents répugnent à envoyer les filles à l'école, qu'ils considèrent comme un foyer de mauvaises mœurs[70]. C'est le cas de la mère d'Aoua Kéita, pour qui c'est « un scandale d'envoyer une fille en classe »[71]. C'est avec peine qu'elle voit la jeune Aoua quitter la maison deux fois par jour, surtout en compagnie des garçons, alors que toutes les filles de la famille sont occupées aux travaux ménagers. Ainsi, pour tenir la jeune fille à la maison, de menus travaux domestiques lui sont confiés : laver la vaisselle et les ustensiles de cuisine, balayer la case, la cuisine, tirer l'eau du puits, remplir les trois canaris, piler le mil, etc. Elle lui renvoie en ces termes : « va-t'en t'occuper de tes papiers et crayons, c'est ce que tu donneras à manger à l'homme malheureux qui acceptera de te prendre[72]. » Sa mère ne manque aucune occasion pour la décourager. Il arrive souvent qu'elle empêche carrément la fillette d'aller à l'école[73]. La conception que les populations avaient de l'école française était telle qu'être éduqué, c'était, du coup, être perdu par sa famille[74].

Une autre preuve de ces obstacles à franchir se trouve dans la question religieuse, qui est primordiale dans l'éducation de la femme chez les musulmans. Papa Guèye Fall, directeur de l'École urbaine de l'avenue Faidherbe à Dakar, souligne que « [la femme doit être] instruite dans sa religion et en pratique toutes les obligations ; et il faut surtout que la crainte des châtiments futurs contre toute transgression à la loi divine la maintienne toujours sur le droit chemin[75]. » L'Islam est souvent un obstacle structurel et culturel à la diffusion de l'École française coloniale. Mais l'argument n'est pas décisif, car, dans les cas où l'école est bien organisée, les parents sont assez vite gagnés à la cause de la scolarisation[76].

Par ailleurs, Dr François Pierre Crozat souligne en 1931 que « … les jeunes filles avaient le désir d'apprendre, la bonne volonté, le sentiment d'amour-propre et la vanité assez marquée[77] », et « leur niveau d'instruction est sensiblement inférieur à celui des jeunes garçons à leur entrée dans l'établissement ; et les connaissances des meilleures candidates sont loin de correspondre à celles des élèves métropolitaines ayant passé avec succès

---

70 *Ibid.*

71 A. Kéita, *op. cit.*, p. 24-25.

72 *Ibid.*

73 *Ibid.*

74 M. Kandji, *Sébikhotane territoire d'intégration. Histoire des communautés et des mentalités*, Dakar, L'Harmattan & Diaspora académie, 2013, p. 82.

75 P. G. Fall (directeur de l'École urbaine de l'avenue Faidherbe), « La vie scolaire de l'AOF. L'enseignement des filles au Sénégal et dans la circonscription de Dakar », *L'éducation africaine (Bulletin de l'Enseignement de l'AOF)*, 23ème année, n° 87, juillet-décembre 1934, p. 191.

76 P. Désalmand, *op. cit.*, p. 391.

77 Dr Crozat, *op. cit.*, 1931b, p. 1201.

l'examen de Certificat d'études primaires élémentaires (CEPE)[78] ». Mais Dr Crozat oublie que le meilleur véhicule de l'enseignement est la langue maternelle de l'enfant et qu'il n'est pas possible de comparer ces jeunes filles africaines aux élèves métropolitaines habituées à s'exprimer en français, langue d'enseignement, dès leur plus jeune âge. Denise Bouche donne un élément de réponse à ce niveau faible des filles en notant « une grosse différence entre l'AOF et le Madagascar, où le français n'était pas la langue unique d'enseignement ». Selon l'historienne, l'enseignement était donné en malgache, dans les écoles de premier degré, par les maîtres indigènes auxquels il était demandé d'y ajouter quelques notions de français, dans la mesure où ils le pouvaient[79].

Avec les sages-femmes, les infirmières-visiteuses qui sont de création récente, vont compléter les mailles du réseau sanitaire qui devrait s'étendre sur la population africaine.

Les élèves infirmières-visiteuses auxiliaires, la propreté des accouchements et soins aux nourrissons

L'origine des infirmières-visiteuses remonte à la circulaire du 12 avril 1921 du gouverneur général Martial Merlin, envisageant l'utilisation d'assistantes indigènes destinées à assurer, dans les villages, la propreté des accouchements et les premiers soins aux nourrissons. Le ministre des Colonies, Édouard Daladier, reprend la même idée en 1924 sous l'appellation d'infirmières-visiteuses qui dépisteraient les maladies sociales[80]. Au départ, le recrutement aurait été local mais finalement, une section infirmière-visiteuse est ouverte à l'École de médecine par l'arrêté du 16 février 1930. Le rôle des infirmières-visiteuse avait déjà été défini dans les instructions du gouverneur général Carde en date du 15 février 1926[81]. Les infirmières-visiteuses sont destinées non seulement à seconder les sages-femmes dans les maternités, mais surtout à visiter les mères et les enfants dans les villages, à donner des conseils, et à s'occuper plus spécialement d'hygiène sociale dans les milieux indigènes[82]. Peut-on y voir une ébauche toute nouvelle à ce qui va devenir en France les assistantes sociales, corps créé en 1932. En AOF, les assistantes sociales sont des agents du Service des affaires sociales d'outre-mer créé par

---

78 ANS, O163 (31), L'École de médecine de l'AOF (de sa fondation à l'année 1934), p. 26.

79 D. Bouche, « Dans quelle mesure Paris a-t-il voulu diriger l'enseignement colonial », dans *L'enseignement et la diffusion du français dans l'empire colonial français 1815-1962, Société internationale pour l'histoire du français langue étrangère ou seconde*, décembre 2000, p. 10.

80 D. Domergue-Cloarec, *op. cit.*, 1986, p. 352.

81 ANS, 2G30-58, L'École de médecine indigène de l'AOF, p. 5.

82 ANS, 1H7 (1), « L'École de médecine indigène de l'AOF » par Louis Couvy, p. 5-6.

la loi n° 664 du 19 novembre 1943. Ce sont les assistantes sociales qui, à domicile, s'efforcent d'obtenir des mères de famille une meilleure observation des principes d'hygiène et de puériculture ; provoquent, le cas échéant, l'intervention médicale, persuadent les jeunes mères, si nécessaire, de conduire leurs enfants aux consultations de nourrissons. Lors de ces consultations, elles donnent aux médecins tous les renseignements utiles sur les conditions de vie de l'enfant dans son foyer. Elles veillent enfin à ce que les conseils donnés par le médecin soient exactement suivis. Elles sont placées sous l'autorité du directeur de la santé ou du médecin-chef de la PMI. Le directeur de la santé est également secondé, pour tout ce qui concerne le travail et la discipline du personnel médico-social, par une assistante sociale en puériculture ayant les qualités d'organisation et d'autorité indispensables[83].

Les candidates à la section infirmière-visiteuse doivent être choisies uniquement parmi une classe sociale dite des « évolués », recrutées et formées dans chaque colonie. Mais devant la quasi-impossibilité pour les chefs de services de santé d'assurer, eux-mêmes, la formation d'un personnel médical réellement adapté, il paraît préférable, par un souci centralisateur typiquement français, et aussi par mesure d'économie, de faire intervenir l'École de médecine dans cette préparation. La mission de la nouvelle section est de former un noyau d'infirmières-visiteuses auxiliaires destinées à remplir, à leur tour dans les colonies, le rôle de monitrices auprès des infirmières des cadres locaux[84]. Les jeunes filles sont recrutées par concours dans les mêmes conditions que les élèves sages-femmes dans les établissements scolaires des différentes colonies de la fédération. Les candidates peuvent également provenir des élèves sages-femmes en formation à l'École de médecine soit par choix personnel, soit par décision administrative ; pour insuffisance de notes pour devenir sages-femmes[85], mais aussi parmi les élèves des Écoles primaires ou des Orphelinats de jeunes filles métisses[86]. La durée de leurs études est de deux ans.

La formation des élèves infirmières-visiteuses n'a duré que neuf années. Le recrutement des élèves est suspendu pendant l'année scolaire 1937-1938. Le médecin général Pezet, inspecteur général des services sanitaires et médicaux de l'AOF, dans sa note n° 898/C adressée au gouverneur général, donne les explications suivantes : « [l]es résultats n'ont pas répondu au but recherché par l'institution après une expérience de dix ans. Les infirmières-visiteuses sont souvent détournées des fonctions bien spécialisées qui doivent leur être dévolues et sont devenues de simples auxiliaires des sages-femmes

83 ANS, 1H103 (163), Rapport sur l'organisation de la PMI en AOF par J. Sénécal, annexe 1.
84 ANS, 1H7 (1), « L'École de médecine indigène de l'AOF » par Louis Couvy, p. 5-6.
85 ANS, O163 (31), L'École de médecine de l'AOF (de sa fondation à l'année 1934), p. 5.
86 M. Ndao, « Colonisation et politique de santé maternelle et infantile au Sénégal (1905-1960), *French Colonial History*, vol. 9, 2008, p. 199-211.

quand elles ne les remplissent pas dans les maternités. Dans les rares cas où une organisation d'assistance sociale est tentée, elles sont inférieures à leur tâche, parce que trop jeunes et trop inexpérimentées, n'exerçant aucune influence heureuse parmi une population dont elles se tiennent plutôt éloignées. Dans ces conditions, il paraît inutile de poursuivre un essai qui est pour le moins prématuré et de continuer à recruter des auxiliaires dont le concours s'avère négatif[87]. » À partir de ce moment, le service d'assistance sociale ne justifie plus le maintien de la section à l'École de médecine. Les élèves qui sont en cours d'études sont admises à un emploi d'infirmières-visiteuses, en raison des droits acquis, et celles qui sont en première année sont maintenues dans la section sage-femme. Aucun recrutement n'est donc effectué pour cette section à partir de 1938[88].

La lutte contre l'afflux des élèves dahoméennes à l'entrée de l'École de médecine

Le Dahomey est la colonie la mieux représentée dans les deux sections féminines, sages-femmes et infirmières-visiteuses, de l'École de médecine. Il est intéressant de voir pourquoi cette colonie vient en tête, y compris devant le Sénégal, où l'intégration des filles dans le système éducatif colonial date de 1819[89].

Le Sénégal est, en effet, le territoire le plus urbanisé et celui qui compte la population européenne la plus nombreuse, la part de budget réservée à l'enseignement y a toujours été relativement forte[90]. Les Sœurs de Saint-Joseph de Cluny[91] ont ouvert des écoles à Saint-Louis dès 1820, et à Gorée dès 1822. De 1817 à 1840, en guise d'essai, les autorités coloniales ouvrent des écoles confiées à des instituteurs laïques. « Pour sortir d'embarras », selon l'expression de Georges Hardy[92], chef du service de l'enseignement de l'AOF, le gouvernement français fait appel aux Frères de Ploërmel[93] qui arrivent au Sénégal en 1841, dirigent des écoles à Saint-Louis et à Gorée et organisent un enseignement technique. En 1844, trois jeunes prêtres sénégalais, après avoir

---

87 ANS, O161 (31), La note n° 898/C, du 9 mai 1938, du médecin général Pezet, inspecteur général des services sanitaires et médicaux de l'AOF au gouverneur général de l'AOF, p. 1-2.
88 *Ibid.*
89 P. M. Diop, *op. cit.*, p. 1081-1096.
90 Anonyme, « La scolarisation de l'Afrique noire », *Tam-Tam. Bulletin mensuel des étudiants catholiques africains*, 4ème année, n° 6, 7 & 8, mars-mai 1955, p. 36.
91 Au début du XIXe siècle, les sœurs se consacrent à l'enseignement pratique des filles.
92 Véritable fondateur de l'école en dehors des Quatre Communes : Dakar, Gorée, Rufisque et Saint-Louis.
93 À partir de 1840, les frères essayèrent d'organiser un enseignement professionnel agricole et artisanal.

effectué leurs études ecclésiastiques en France, fondent au Sénégal la première école secondaire qui ferme ses portes après quelques années d'existence[94]. En 1856, Faidherbe fonde à Saint-Louis l'École des otages, première structure de formation politico-administrative en Afrique subsaharienne destinée aux fils de la noblesse indigène, dont il confie la direction à un frère de Ploërmel. Faidherbe répond ainsi aux réticences de la population musulmane, pierre d'achoppement face à la conquête française, qui n'accepte pas d'envoyer ses enfants dans les écoles dirigées par les missionnaires. Fermée en 1872 pour des raisons budgétaires (la France vient d'être vaincue par la Prusse), elle rouvre ses portes en 1893 sous le nom de l'École des fils de chefs[95], nom beaucoup mieux adapté à la psychologie coloniale[96] de la IIIe République française qui prône la laïcité de l'enseignement ; les chefs coutumiers sont les interlocuteurs privilégiés de l'administration coloniale. Étant conscient que l'Islam est un principal obstacle à la pénétration française, Faidherbe crée aussi des écoles laïques où les maîtres coraniques sont tenus d'envoyer leurs élèves pour les cours du soir qui attirent moins de monde que ceux des Frères Étienne qui ouvrent pour les jeunes musulmans une classe du soir pour l'enseignement du français et de l'arithmétique[97]. Rappelons que les Français prennent possession de Dakar en 1857, et les Pères du Saint-Esprit, qui s'y sont installés dix ans plus tôt, y ont déjà lancé une école primaire, une école secondaire et une école professionnelle[98]. Les écoles missionnaires et laïques qui coexistent se développent lentement jusqu'à ce que les arrêtés de novembre 1908 établissent un système d'enseignement français permanent au Sénégal[99].

Il faut noter que, dès le début du XXe siècle, l'ordre est donné aux gouverneurs de résilier toutes les charges d'enseignement confiées aux missions religieuses et de remplacer les congréganistes par des personnels laïcs. L'application brutale de cette mesure, à partir de l'année 1903, a eu pour résultat de freiner, durablement dans certaines régions d'Afrique française, le développement de l'enseignement, malgré la compétence et le dévouement des instituteurs laïcs, trop peu nombreux pour occuper le terrain devenu

---

94 C. Coulon, « Enseignement en situation coloniale », dans *Problèmes et perspectives de l'éducation dans un État du Tiers-monde : le cas du Sénégal*, Bordeaux, Centre d'Étude d'Afrique noire, 1972, p. 28-29.

95 Pour toute information supplémentaire sur cet établissement, voir P. I. Seck, *op. cit.*, p. 153-156.

96 B. Obichere, « L'éducation coloniale au Sénégal. Analyse structurale », *Problèmes et perspectives de l'éducation dans un État du Tiers-monde : le cas du Sénégal*, Bordeaux, Centre d'Étude d'Afrique noire, 1972, p. 8.

97 Anonyme, *op. cit.*, mars-mai 1955, p. 7.

98 Ces écoles forment des imprimeurs, des relieurs, des menuisiers, des charpentiers, des forgerons, des tourneurs, des serruriers, des horlogers, des tailleurs et des cordonniers.

99 B. Obichere, *op. cit.*, p. 8-9.

vacant. Cette politique est compromise par la faiblesse des effectifs d'élèves et la mainmise des missionnaires chrétiens sur l'enseignement n'est pas pour arranger les choses. C'est surtout du côté des filles que l'effet retardataire de la laïcisation a été le plus sensible[100]. C'est ainsi que, dans les écoles fédérales, il y avait en 1903 une fille pour cinq garçons, et en 1917 la proportion est tombée à une fille pour vingt garçons. Dans ce tableau sombre, une exception est cependant visible, le Dahomey[101], où la population et ses chefs coutumiers ont réussi à conserver les missions religieuses dont les membres désormais non payés par l'administration coloniale échappent à son contrôle direct.

Si bien que le Dahomey se trouve finalement bénéficiaire de la laïcisation imposée par la métropole : de nombreuses écoles laïques officielles y sont créées, s'ajoutant aux écoles confessionnelles qui n'ont pas été fermées[102]. Le résultat de ces mesures n'est pas difficile à prévoir : en 1931, les missions religieuses du Dahomey ont, à une dizaine près, le même nombre d'élèves qu'en 1901, alors que pendant la même période, les écoles catholiques du Sénégal ont vu leurs effectifs baisser de plus d'un tiers[103]. C'est manifestement ce qui explique le haut niveau de scolarisation de l'élite féminine dahoméenne, cette colonie ayant toujours conservé une avance sur les autres territoires de la fédération, et ce qui, par conséquence, explique la proportion importante de ses élèves parmi les effectifs de l'École de médecine de Dakar, de 1918 à 1953 ; comme par ailleurs dans toute l'administration civile et militaire coloniale française.

Dans *Africaines et diplômées à l'époque coloniale*, Pascale Barthélémy souligne cette affluence très nette des Dahoméennes dès l'entre-deux-guerres, qui se confirme dans les années 1940 et 1950. Selon l'historienne, [elles] représentent plus d'un tiers des effectifs[104]. Elles dominent les deux sections féminines de l'École de médecine. Elles ne représentent pas moins de 20 % des admises chaque année, à trois exceptions près (en 1923, 1930 et 1936) ». Selon l'historienne, « leur part se situe régulièrement entre 30 et 40 % et peut dépasser la moitié d'une promotion, ou en atteindre les trois quarts comme en

---

[100] J. Capelle, *L'éducation en Afrique noire à la veille des indépendances (1946-1958)*, Paris, Karthala, 1990, p. 21-22.

[101] Dès 1860, les Pères des Missions africaines de Lyon fondent une école à Ouiddah au Dahomey ; cette fondation est rapidement suivie de plusieurs autres. À partir de 1878, les Sœurs de Notre-Dame des Apôtres ouvrent plusieurs écoles de filles qui, comme celles de garçons, ne tardent pas à prospérer. À partir de 1881, les jeunes Dahoméens les plus intelligents sont envoyés au Collège de Saint-Grégoire de Lagos. Entretemps, les Pères des Missions africaines créent, en Espagne, près de Cadix, une école pour jeunes Africains. Cf. Anonyme, *op. cit.*, mars-mai 1955, p. 7.

[102] J. Capelle, *op. cit.*, 1990, p. 21-22.

[103] Anonyme, *op. cit.*, 1955, p. 9.

[104] P. Barthélémy, *op. cit.*, 2010, p. 102-104.

1927 ; et une fois admises, dans près de 80 % des cas, elles obtiennent leur diplôme[105]. »

Nombreux et bons élèves, « les Dahoméens, dont certains sont devenus par leur niveau d'instruction des agents très actifs de l'administration coloniale dans tous les territoires de l'AOF : ils avaient une très belle écriture[106]. » Les élèves dahoméennes sont remarquées par les premières directrices d'internat, en l'occurrence Mme Nogue et Mlle Condo, qui les jugent plus mûres, plus assurées, plus organisées dans leurs études. Cette dernière, après deux années d'observation de ses élèves, remarque, en 1935, qu'elles sont « aidées par une mémoire prodigieuse, certaines d'entre elles récitent des livres [...] et ont une organisation admirable ; elles se groupent par trois ou par quatre ; l'une expose, les autres écoutent et critiquent. » Condo « nomme les Dahoméennes plus souvent que les autres », non seulement « parce qu'elles sont plus nombreuses, offrant ainsi un champ d'observation plus étendu permettant la généralisation, mais aussi parce qu'elles ont vraiment un caractère typique[107] ». En 1930, elles étaient au nombre de 68, sur un effectif total de 173 jeunes filles que comptait l'École de médecine, 73 sur 191 en 1934, 24 sur 54 en 1935. En 1932, sur les 69 candidates sages-femmes et infirmières-visiteuses[108], 47 sont Dahoméennes[109], plus de la moitié ! Elles étaient au nombre de 92 sages-femmes auxiliaires sur les 258 affectées en AOF en 1939, en 110 sur 290 en 1941. La même année, elles sont 11 sur les 16 élèves sages-femmes diplômées. Ainsi, les autorités coloniales sont confrontées à cette pléthore du cadre par des élèves originaire du Dahomey. Ce qui pousse le médecin chef de l'HCII et par ailleurs directeur de l'École de médecine de 1939 à 1941, Henri Mercier, à expliquer que « le rendement d'une sage-femme étant en grande partie fonction de la connaissance qu'elle a de la langue et des mœurs du pays dans lequel elle exerce, il apparaît que, si l'on n'y veille, le Dahomey, ne pouvant absorber toutes les sages-femmes qu'il produit, des Dahoméennes vont se trouver être affectées dans des colonies où elles devront subir une période d'adaptation avant de rendre des services[110]. » Ces explications visent surtout à contrer les revendications des lettrés dahoméens qui, entre 1927 et 1934, ont réclamé par le biais d'une presse active « des écoles, encore des écoles, toujours des écoles », ainsi que

[105] *Ibid.*

[106] Entretien avec Louis-Armand Héraut, (83 ans), rencontré à Versailles (France), médecin en chef honoraire des troupes de marine à la retraite, le 4 décembre 2019.

[107] ANS, O14 (31), Bordereau d'envoi de pièces n° 7724, du 8 juillet 1935, adressé à l'IGSSM.

[108] Toutes les candidates à la section infirmière-visiteuse sont Dahoméennes.

[109] ANS, O163 (31), Note n° 143 EM en date du 27 juillet 1932 du médecin colonel Blanchard, directeur de l'École de médecine de l'AOF, au gouverneur général de l'AOF.

[110] ANS, 2G40-27, AOF : École de médecine Jules Carde Dakar. Rapport annuel, année scolaire 1939/1940, p. 4.

l'équivalence effective des programmes et des diplômes entre colonies et métropole au nom des principes fondateurs de la République française. Les mesures restrictives furent menées par le lieutenant-gouverneur Jules Marcel de Coppet. Des mesures limitant la formation des garçons comme des filles furent décidées, parmi lesquelles le renforcement de l'enseignement ménager pour ces dernières. Les effectifs de Dahoméennes admises baissent alors d'une façon drastique pendant trois années jusqu'au chiffre symbolique d'une seule reçue en 1936 (il s'agit de l'élève Wilson Prida). Ils remontent toutefois l'année suivante, avec la venue au pouvoir du Front populaire en France[111] (ou l'alliance des partis de Gauche regroupant des radicaux-socialistes, des socialistes et des communistes), qui suscite à la fois d'immenses espoirs chez les colonisés, par la mise sur pied d'une politique d'enseignement des filles en AOF[112].

Parallèlement, le jury du concours procède à des redistributions[113] au moment d'établir la liste définitive des admises, indépendamment des résultats des épreuves. À Dakar, en l'absence de variation significative du nombre de places au concours, cette politique a pour but de faciliter le recrutement de jeunes filles des autres territoires et de pratiquer ainsi une forme de discrimination positive[114]. Les candidatures venant du Dahomey sont donc contrôlées[115] ; les mesures adoptées conduisent à des iniquités. À titre d'exemple, lors du concours d'entrée de la session 1941 (l'AOF est encore sous le régime de Vichy), la liste des admissibles est établie afin d'éviter l'abondance des élèves originaires de cette colonie et de mieux répartir le recrutement entre les territoires, tout en tenant compte des besoins de chaque colonie. C'est pourquoi l'élève Sanvée Élise, candidate dahoméenne, qui totalise 98 points, ne figure ni sur la liste des admises, ni sur la liste supplémentaire. Elle a en effet été remplacée au classement par une candidate ayant sans doute obtenu une moyenne inférieure originaire de Côte d'Ivoire, colonie où les besoins en sages-femmes sont supérieurs à ceux du Dahomey[116].

Dans sa lettre, du 23 septembre 1941, adressée à l'inspecteur des services sanitaires et médicaux de Dakar, le Dr André Rossi (médecin militaire, promotion Santé Navale 1918), professeur de puériculture et d'obstétrique et directeur par intérim de l'École de médecine donne les explications suivantes :

---

[111] P. Barthélémy, 2010, *op. cit.*, p. 102-104.
[112] D. Domergue-Cloarec, *op. cit.*, 1986, p. 491-492.
[113] Ensemble des opérations à partir desquelles une partie des candidats se trouve réservée au profit d'autres.
[114] P. Barthélémy, *op. cit.*, 2010, p. 102-104.
[115] *Ibid.*
[116] ANS, O15 (31), Lettre n° 14 E/M, du 23 septembre 1941, du directeur par intérim Rossi, adressée au médecin général, inspecteur des services sanitaires et médicaux de Dakar.

« Les propositions établies peuvent apparaître injustes, du point de vue absolu, si l'on ne tient compte que des points totalisés par les candidates, mais ont été inspirées sur le fait que le Dahomey ne peut plus absorber de nouvelles sages-femmes auxiliaires et que l'emploi des sages-femmes en dehors de leur colonie d'origine ne semble pas donner satisfaction[117]. » Mais ce contrôle de candidatures peut être détourné, car l'année suivante, la candidate refusée, Sanvée Élise, figure parmi les admises, classée première, mais comme originaire de la colonie du Togo (ancienne possession allemande), voisine du Dahomey. En changeant de centre d'examen, la jeune fille a délibérément contourné les barrières instaurées par l'administration coloniale[118]. Autre incohérence à souligner : la modification des résultats est obtenue en augmentant de un à deux le coefficient de l'épreuve de sciences et en diminuant d'autant de points celui de l'épreuve de calcul.

En somme, nous pouvons soutenir, qu'à partir des années 1940, les autorités coloniales sélectionnent les élèves en fonction de leur origine et non de leurs aptitudes réelles. Elles n'offrent donc pas à chaque élève une chance égale de réussite.

Conclusion

Les élèves de l'École de médecine constituent un élément essentiel dans la lutte contre les fléaux redoutables, la mortinatalité et la mortalité infantile en AOF et leur recrutement est étroitement lié à la situation de l'enseignement général de la fédération. Au début, il est fonction du recrutement de l'École préparatoire de Gorée qui est elle-même tributaire des écoles primaires supérieures des territoires. Plus tard, il est ouvert sur toute l'étendue de la fédération à tous les élèves pourvus d'un diplôme de CEPE. Ce qui est surprenant, c'est que le recrutement sélectif des élèves se révèle inégal à l'échelle des différentes colonies et il est loin de n'avoir conservé que les sujets les plus aptes. C'est un groupe moyen, au vu des aptitudes intellectuelles de la préparation antérieure[119], alors que les autorités scolaires recherchent des auxiliaires susceptibles de participer efficacement à la politique sanitaire coloniale. C'est pourquoi, finalement très peu d'élèves accèdent à l'École médicale de Dakar. De concours en concours, est filtrée une petite classe sociale médicale africaine valorisée par rapport au reste de la population.

Si toutes les colonies d'AOF ont apporté leur contingent d'élèves à Dakar, celle du Dahomey a surtout donné un nombre appréciable d'excellents

[117] ANS, O15 (31), Lettre n° 14 E/M, du 23 septembre 1941, du directeur par intérim Rossi, adressée au médecin général, inspecteur des services sanitaires et médicaux de Dakar.
[118] P. Barthélémy, *op. cit.*, 2010, p. 60.
[119] A. Le Dantec, *op. cit.*, 1920, p. 623-625

sujets[120]. Ceci a finalement poussé l'administration coloniale à mettre fin à l'afflux des candidates originaires de ce territoire à l'entrée de l'École de médecine dans la section réservée aux sages-femmes. Cette forme de discrimination administrative est sans cesse renouvelée dans les années 1940[121] – on y reviendra avec le chapitre IV. En définitive, on a compris qu'il ne suffit pas d'avoir atteint un certain niveau scolaire pour entrer à l'École de formation médicale de Dakar. L'administration coloniale faisait du malthusianisme scolaire.

[120] ANS, 2G30-58, L'École de médecine indigène de l'AOF, p. 29-30.
[121] ANS, O16 (31), Lettre de Françoise Da Sylvera adressée au gouverneur général de l'AOF, en date du 1er novembre 1946.

Chapitre II

Une formation médicale accélérée et un enseignement tronqué

Rassembler dans une école fédérale à Dakar des auxiliaires médicaux venus des huit territoires de l'AOF, des régions, cercles, subdivisions, provinces, cantons ou villages ainsi que le Togo, alors sous mandat de la SDN, pour les former. Pris en charge dans un internat gratuit, les jeunes gens ainsi formés seraient ensuite envoyés exercer leur métier selon les besoins estimés dans une colonie de l'Ouest-africain français : tel était le projet des autorités coloniales[1]. Les cours commencent au mois de novembre et prennent fin début juillet. Les élèves reçoivent un enseignement médical avec les moyens disponibles de l'époque (formation théorique) et sont tenus d'assister aux visites de l'HCII et ses annexes (formation clinique).

C'est un enseignement médical tronqué par rapport à la métropole, dispensé à un petit nombre d'élèves indigènes avec un cursus plus court. L'objectif est qu'ils soient rapidement opérationnels pour combattre les nombreuses endémies présentes en Afrique de l'Ouest. Les problèmes posés par la mortinatalité, la mortalité et la morbidité maternelles et infantiles appellent une mobilisation qui dépasse les médecins de l'AMI. Peu nombreux, ils ne peuvent mener seuls[2] le combat. L'enseignement médical comprend des cours de pathologies interne et externe orientés vers l'hygiène et l'épidémiologie. Il ne néglige pas la sémiologie et la physiopathologie[3]. Cet enseignement à visée essentiellement pratique, adapté aux conditions locales, est dispensé par un corps professoral, qui comprend le directeur de l'École de médecine, le sous-directeur, les médecins traitants de l'HCII, de la polyclinique de l'Institut d'hygiène sociale (IHS) et de la maternité indigène, les médecins en services à Dakar suivant leur spécialité, le pharmacien-chimiste de l'hôpital, les maîtresses sages-femmes monitrices de la maternité et les infirmières-visiteuses monitrices du service d'hygiène sociale[4]. La grande majorité des enseignants est issue de l'École d'application des troupes coloniales du Pharo à Marseille, de l'École d'application du service de Santé militaire du Val-de-Grâce à Paris, et depuis 1928 du service de santé militaire de Lyon[5].

---

[1] P. Barthélémy, *op. cit.*, p. 2010, p. 101.
[2] ANS, 2G30-58, « L'École de médecine indigène de l'AOF » par Louis Couvy, p. 3-4.
[3] ANS, 1H7 (1), « L'École de médecine indigène de l'AOF » par Louis Couvy, p. 14.
[4] ANS, O163 (31), L'École de médecine de l'AOF (de sa fondation (1918) à l'année 1934), p. 8.
[5] J. I. Conombo, *op. cit.*, 1989, p. 21.

Nous allons traiter successivement des sections médecine, pharmacie, sage-femme et infirmière-visiteuse de l'École de médecine de Dakar, creuset de la formation de l'élite africaine.

La section des élèves médecins, le concours aux services de l'AMI

L'enseignement médical au Sénégal a pour vocation à former en internat des médecins capables soit d'administrer un dispensaire de « brousse », soit de servir d'assistants dans une formation hospitalière ou dans un service sanitaire spécialisé, comme ceux d'hygiène ou de lutte contre la trypanosomiase. Ainsi, sur plan théorique, l'enseignement dispensé en première année est destiné à compléter l'instruction générale et scientifique[6] reçue dans les écoles préparatoires. Le programme comprend l'anatomie descriptive (ostéologie, arthrologie, myologie, angéologie), la dissection des cadavres, la sémiologie pratique, la petite chirurgie et l'enseignement scientifique général (physique, chimie et histoire naturelle)[7], l'enseignement du français, de l'arithmétique, de la géométrie et les matières enseignées dans la section préparatoire de l'École normale William-Ponty[8]. Les cours de zoologie sont orientés principalement vers l'étude de la parasitologie destinée à permettre à l'élève de comprendre les présentations cliniques faites à l'HCII. À l'occasion de cette étude, le professeur traite succinctement l'anatomie et la physiologie[9]. Certains cours sont remplacés par des conférences sur des sujets chirurgicaux, suivies de démonstrations pratiques[10]. Toutefois, l'enseignement de la sémiologie a rencontré une difficulté particulière. En effet, les livres de pathologie tropicale existants en 1920 tiennent peu compte des différences sémiologiques qui peuvent exister pour telle ou telle maladie chez l'homme blanc et chez l'homme noir[11]. Dans ses *Souvenirs de guerre d'un « tirailleur sénégalais »*, Joseph Issoufou Conombo, ancien élève de l'École de médecine de 1939 à 1942, note qu'en dehors des pansements simples et de la prise de température et du pouls, les élèves de première année doivent également servir dans des tâches subalternes. Ils apportent ainsi les

[6] ANS, 1H24 (26), Arrêté portant organisation de l'École de médecine de Dakar 1939-1947, annexe.

[7] *Ibid.*

[8] Les cours de physique, de chimie et de pharmacie sont communs à la première et à la deuxième année.

[9] ANS, 1H24 (26), Arrêté portant organisation de l'École de médecine de Dakar 1939-1947, annexe.

[10] ANS, O14 (31), Rapport annuel de l'année scolaire 1936-1937.

[11] A. Le Dantec, *op. cit.*, 1920, p. 631.

prélèvements biologiques dans le laboratoire de l'hôpital ou les bulletins de visite signés par le médecin-chef ou par l'interne africain du service[12].

Les matières enseignées en deuxième année[13] sont l'anatomie descriptive (étude des viscères, du système nerveux, du système vasculaire, des organes des sens), la dissection, la physiologie, la pathologie interne et externe, la sémiologie, la petite chirurgie et l'hygiène[14], l'angiologie, l'anatomie sommaire des nerfs, la dissection, la chimie et la pharmacie, la physique[15] qui sont répartis sur un cycle de deux ans. Les enseignants accordent une place prépondérante aux pathologies les plus fréquentes en Afrique[16] subsaharienne. Au cours de leur stage hospitalier, les étudiants apprennent l'utilisation du stéthoscope, du garrot pour la prise de sang, des seringues et des aiguilles de toutes sortes[17].

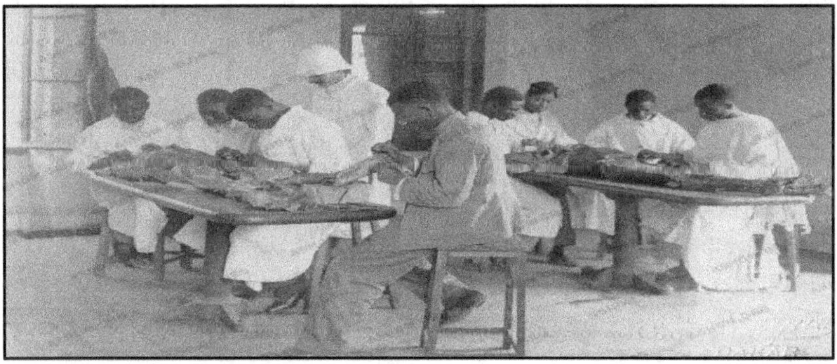

Figure 5 – Travaux pratiques d'anatomie (Dakar 1923)[18]

En troisième année, les enseignements se rapportent à l'anatomie topographique, à l'hygiène et à la prophylaxie des maladies infectieuses, à la médecine préventive et à l'épidémiologie concernant l'étude des maladies des yeux et de la peau, de la clinique interne et des thérapeutiques, de l'obstétrique, c'est-à-dire l'art des accouchements[19]. Un après-midi par

[12] J. I. Conombo, *Souvenirs de guerre d'un « tirailleur sénégalais »*, Paris, L'Harmattan, 1989, p. 21.
[13] La physique, la chimie et les études pharmaceutiques sont partagées avec la première année.
[14] L'ostéologie et la myologie.
[15] Ces cours sont communs avec la troisième année.
[16] ANS, O14 (31), Rapport annuel de l'année scolaire 1936-1937.
[17] J. I. Conombo, *op. cit.*, p. 21.
[18] ASNOM – Association Amicale Santé Navale et d'Outre-Mer, « Présentation de l'œuvre humanitaire des corps de santé naval et colonial français », http://www.asnom.org, (page consulté le 6 octobre 2018).
[19] Dr Rossi, *Cours d'obstétrique,* Rufisque, Imprimerie du gouverneur général, 1944b, p. 3.

quinzaine, les élèves participent aux travaux d'hygiène et de prophylaxie[20] à l'HCII et ses annexes. En quatrième année, les élèves apprennent la pathologie (interne, externe et exotique), l'obstétrique, l'hygiène et la prophylaxie, la notion de bactériologie clinique, les cliniques spéciales (yeux, oreilles, gorge, nez et peau), la radiographie, l'électrothérapie, la mécanothérapie, les notions d'histologie et d'anatomie pathologique, l'appareillage, la médecine opératoire et le stage hospitalier. L'interne de l'hôpital[21] dirige toute une division du service où il est affecté ; sous ses ordres travaillent les étudiants de troisième, deuxième et première années qu'il forme, tout en contrôlant leurs tâches pratiques. Ses fonctions l'autorisent à utiliser le formulaire permettant de faire les prescriptions[22].

Au cours des stages sur le terrain, les élèves apprennent à réaliser des petits travaux d'assainissement, à construire des fours incinérateurs, à protéger des points d'eau, à concevoir le plan rationnel d'un village indigène, à apprécier la valeur hygiénique des locaux scolaires. Ils animent des conférences pour les élèves des écoles de l'enseignement secondaire de Dakar pour leur faire connaître l'importance des mesures d'hygiène et de prophylaxie[23]. De surcroît, pour bien ancrer dans leur mémoire les connaissances déjà acquises, ils ont une séance théorique hebdomadaire consacrée à la révision de l'enseignement dispensé l'année précédente. Au cours d'une deuxième séance, ils peuvent poser des questions au professeur sur les points qui leur paraissent encore obscurs[24].

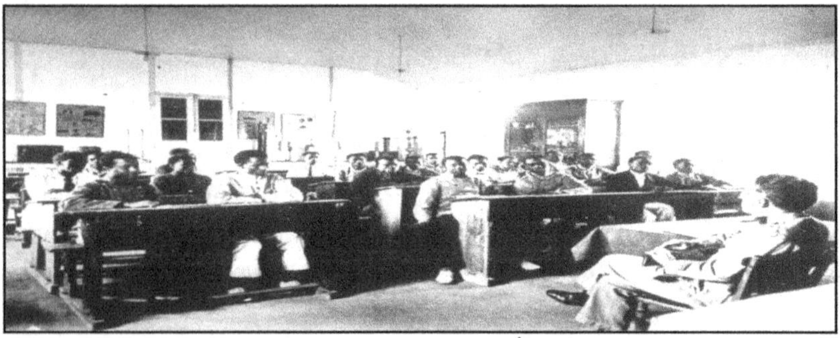

Figure 6 – Cours du professeur Raquain à l'École de médecine de Dakar[25]

[20] Désinfection, désinsectisation, dératisation, constatation de décès, enquêtes épidémiologiques, etc.

[21] La nomination des internes et externes de l'hôpital est faite par le directeur de l'établissement.

[22] J. I. Conombo, *op. cit.*, p. 21.

[23] ANS, O14 (31), École de médecine Jules Carde, procès-verbal de la séance du conseil des professeurs du 6 novembre 1937.

[24] ANS, O14 (31), École de médecine de l'AOF, note n° 1693/O.

[25] H. Fontanier, *op. cit.*, p. 2. Il est important de souligner ici que monsieur et madame Raquain ont été détachés à l'École de médecine, où ils assurent presque entièrement l'enseignement aux 20 élèves à la PCN (physiques, chimiques et naturelles).

Pour adapter l'enseignement à la durée des études et aux buts poursuivis, qui sont de doter le cadre de l'assistance médicale de praticiens immédiatement opérationnels et de rompre avec les méthodes médicales classiques en France métropolitaine qui font une large part à l'enseignement didactique[26], les autorités médicales s'efforcent d'orienter l'enseignement vers la pathologie spécifique de l'Ouest-africain. À cette fin, les médecins traitants prennent des photographies, des moulages ou des radiographies de tous les cas pathologiques observés à l'HCII et ses annexes. Ainsi, dans les salles d'opération et d'autopsie, les élèves recueillent toutes les pièces anatomiques rares, ce qui amène à des discussions pour développer les habiletés de communication des étudiants. Ils participent à la formation de collections, rapportent un nombre d'échantillons de la faune de leur pays d'origine à chaque rentrée scolaire[27]. Ainsi, le Dr Louis Couvy, directeur de l'École de médecine, de 1925 à 1931, recommande aux professeurs de « faire des classes plutôt que des cours, de dicter des résumés très clairs devant servir de mémento au médecin indigène tout au long de sa carrière, de commenter ces résumés et de consacrer à des interrogations une partie importante du temps dont ils disposent pour l'enseignement[28] », un moyen de s'assurer que le savoir a bien été assimilé.

Avant de prendre la direction de l'École de médecine indigène de l'AOF, Dr Louis Couvy (1878-1950), médecin général inspecteur, avait déjà une carrière brillante derrière lui. Élève d'Émile Marchoux de l'École de Santé Navale de Bordeaux, promotion 1896, il prend, en mars 1913, la suite du médecin général François Sorel au laboratoire et au service d'hygiène de Grand-Bassam. Il est, en outre, chargé d'assurer le service médical du poste et de l'ambulance. Précédemment, il a fait un long séjour en Mauritanie, de novembre 1907 à novembre 1908, et de février à septembre 1910. Premier médecin du Trarza, il a pour mission de gagner les Maures à la médecine européenne, de les mettre en confiance et de les attirer aux consultations. Il s'agit d'étendre l'action médicale bien au-delà des postes militaires. Il effectue ses tournées à dos de cheval ou de chameau. Au cours de ses déplacements, il emporte avec lui son microscope, pour procéder à des examens cliniques : examens de sang, de selles, de squames, de pus, etc. Au cours de son séjour mauritanien, il fait des observations sur le béribéri et le scorbut. Lui-même est atteint de cette dernière affection qu'il contracte à Akjoujt.

---

26 H. Aimée (épouse Grimaud), *op. cit.*, p. 77.

27 ANS, 2G21-33, Rapport sur le fonctionnement de l'École de médecine de l'AOF depuis le 1er juillet 1919, p. 4-5.

28 ANS, O163 (31), L'École de médecine de l'AOF (de sa fondation à l'année 1934), p. 20.

À Grand-Bassam, il ne trouve en arrivant qu'un laboratoire bien rudimentaire : une pièce unique, servant de salle de travail et de bureau, un appareillage restreint et des crédits infimes. Il met sur pied un laboratoire, au voisinage immédiat de Bassam. Quelques mois après, il quitte Bassam pour se rendre à Bingerville afin de prendre la chefferie du service de santé de la Côte d'Ivoire. Pendant le cours séjour qu'il fait à Bassam, Couvy eut l'occasion de constater dans un village voisin un cas de fièvre jaune chez un indigène. Mais ce diagnostic n'est pas accepté par certains médecins qui considèrent qu'il existe une immunité totale de la « race noire » vis-à-vis du virus amaril. Il découvre, par la suite, deux cas de maladie du sommeil en Basse Côte-d'Ivoire et décèle la présence du bacille de Hansen (lèpre) dans les ganglions de sujets apparemment sains[29]. C'est donc un homme de terrain qui vient à la tête de l'institution médicale de Dakar en 1925.

Son collègue, le Dr Nogue (1883-1926), médecin major de deuxième classe des troupes coloniales, sous-directeur de l'École de médecine[30], fait le même constat : « Des cours professoraux ex cathedra risqueraient d'être mal assimilés et de devenir dangereux pour leur formation d'esprit. Chaque cours doit être, autant qu'il se peut, une perpétuelle leçon de choses s'appliquant à l'hygiène. L'enseignement, selon Nogue, doit être donné lentement, méthodiquement, rester aussi concret et aussi pratique que possible. Comme dans toutes les écoles du gouvernement général, le mot-clé de la formation est l'adjectif *pratique*. Il est donc de toute importance que les jeunes étudiants voient tout ce qu'on leur apprend[31]. » C'est pourquoi, l'accent est mis sur le caractère pratique et utilitaire de l'enseignement. La même orientation est adoptée à l'École normale William-Ponty, où « l'on cherche à s'assurer que les élèves avaient retenu le fait et non le mot[32]. » C'est le cas aussi à *Makerere College* où une grande partie du travail consiste en une formation à la pratique des compétences médicales sous la supervision directe d'un médecin qualifié. L'historien britannique John Iliffe note à ce sujet qu'une formation médicale

[29] C. Mathis (médecin général), *L'œuvre des pastoriens en Afrique noire. Afrique occidentale française*, Paris, Presses universitaires de France, 1946, p. 131.

[30] De 1923 à 1925, il a assuré l'intérim de direction de l'École de médecine avec le docteur Lhuerre. Il est décédé prématurément, le 29 juin 1926 à Pont-Rousseau (Loire-Inférieure). Après le départ de Le Dantec, il avait continué à en être l'animateur avec la collaboration de sa femme (directrice d'internat) qui était également dévouée à cette œuvre et tenait une place honorable dans le corps enseignant de cet établissement. Voir *Annales de médecine et de pharmacie coloniales*, Paris, Imprimerie nationale, 1926, n° 24, p. 270.

[31] Dr Nogue (médecin major de deuxième classe des troupes coloniales), « Résumé des communications ayant trait à l'étiologie et à la thérapeutique des principales maladies observées en Afrique occidentale », *Annales de médecine et de pharmacie coloniales*, n° 22, 1924, p. 44.

[32] P. Désalmand, *op. cit.*, p. 202.

à Makerere a acquis sa haute réputation précisément parce qu'elle a réussi à combiner académique et pratique[33].

À Dakar, en sémiologie, les points de repère du corps humain, la délimitation des organes et leur examen sont enseignés successivement sur un individu sain[34] et sur les malades. Avec des séances de cinéma médical et scientifique produit par les grandes maisons cinématographiques françaises, l'enseignement est rendu plus vivant. Des films sont aussi tournés au Sénégal par les soins de l'établissement. Ils traitent des formes cliniques des grandes affections en Afrique, comme la peste, la maladie du sommeil, le paludisme et les moyens employés pour les combattre y sont présentés. Les facultés de médecine de France fournissent à l'École de médecine une documentation sur les affections observables sous les tropiques. Certains films, à vocation vulgarisatrice ne sont pas seulement réservés au monde médical, ils montrent le rôle dangereux des rats, des moustiques, des mouches tsé-tsé. Ces films, projetés en plein air à la nuit tombée devant la population indigène, permettent d'aider le Service de santé à convaincre les autochtones de la nécessité des mesures d'hygiène qui leur sont imposées. Bien qu'il s'agisse d'un organisme indépendant de l'école, le Service de santé fournit à l'enseignement de la pathologie africaine le développement de la Société médico-chirurgicale de l'Ouest-africain, fondée le 8 février 1919, subventionnée par le gouvernement général et les différentes colonies du groupe. Cette société a donné aux études médicales en AOF une documentation abondante sur la peste, la trypanosomiase, la tuberculose, la fièvre récurrente, la porocéphalose, les affections cutanées à mycétome[35]. Son fondateur est le Dr Aristide Le Dantec (1877-1964), « père de la médecine africaine francophone[36] ».

---

33 J. Iliffe, *op. cit.*, p. 67.

34 ANS, O163 (31), L'École de médecine de l'AOF (de sa fondation à l'année 1934), p. 20.

35 ANS, 2G21-33, Rapport sur le fonctionnement de l'École de médecine de l'AOF depuis le 1er juillet 1919, p. 5-6.

36 J.-J. Peumery, « Aristide Le Dantec (1877-1964), créateur de l'École africaine de médecine ». Communication présentée à la séance du 27 avril 1974 de la Société française d'histoire de la médecine, p. 491-501.

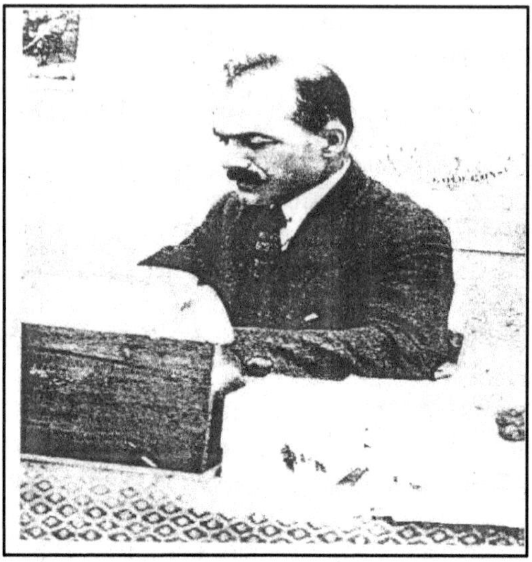

Figure 7 – Dr Aristide Le Dantec, directeur de l'École de médecine (1923)[37]

Le Dantec est chargé de mission en AOF par Henry Simon, ministre des Colonies. Fort de son expérience dans l'enseignement dans les Écoles de médecine coloniales de Hanoï et de Tananarive[38], il dirige la jeune institution médicale de Dakar de 1918 à 1923. Au Sénégal, il a une triple préoccupation médicale dans le cadre de cette formation : développer la PMI, réaliser l'éducation sanitaire des populations pour promouvoir l'hygiène et lutter contre les endémo-épidémies[39]. Innovateur à bien des égards, avec lui, l'École de Dakar prit un développement rapide. Il ouvre une maternité indigène en 1919 et y adjoint une crèche, un hôpital de nourrissons et un ouvroir en 1920 et une polyclinique de l'Institut d'hygiène sociale en 1921.

[37] *Ibid.*

[38] F. Blanc, "Vectors of French Cultural Imperialism: Training in Medicine and Pharmacy at the Schools of Hanoi and Dakar (1904-1953)", *Pharmacy in History*, 2010, vol. 52, n° 3/4, Pharmaceutical Styles of Thinking and Doing, French and British Spheres of Influence in the Nineteenth and Early Twentieth Century's (2010), p. 128.

[39] P. Bonnichon & P. Gény, *Présences françaises outre-mer, XVIe-XXIe siècle : sciences, religion et culture*, Paris, ASOM – Karthala, tome 2, 2012, p. 274.

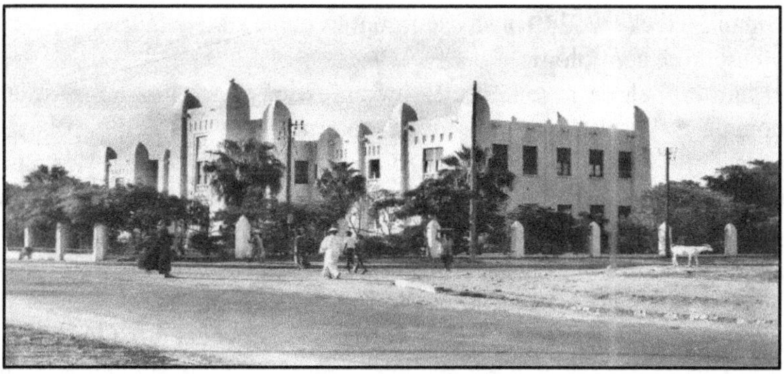

Figure 8 – La polyclinique de l'Institut d'hygiène sociale[40]

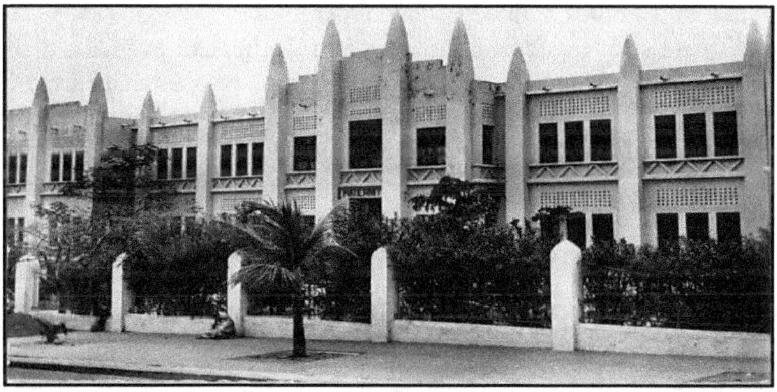

Figure 9 – La maternité africaine de Dakar[41]

Convenu avec le gouverneur général Merlin, pour se consacrer absolument à l'École de médecine, Le Dantec renonce à son statut de militaire, pour conserver exclusivement sa situation civile de directeur de l'établissement[42]. Instaurant un climat de confiance basé sur des relations suivies avec les élèves, il s'entoure de spécialistes et de professeurs, médecins coloniaux ayant une expérience de terrain, tels Marcel Léger de l'Institut Pasteur (professeur en microbiologie et en histologie), André Boulay (professeur de chimie),

[40] *Ibid.*

[41] Anonyme, « Les œuvres sociales en Afrique occidentale française », *La presse coloniale illustrée*, 29e année, novembre 1936, p. 10-11.

[42] ANS, 1H7 (1), Requête du Directeur Aristide Le Dantec, directeur de l'École de médecine de l'AOF, en congé de convalescence à Paris au ministre des Colonies à Paris, p. 1-2.

Ferdinand Heckenroth[43](professeur en hygiène) ou Maurice Léon Nogue (professeur en sémiologie).

Il faut rappeler que le D^r Le Dantec n'est pas resté longtemps à la tête de l'École de Dakar. En effet, ses idées sont mal acceptées et des voix s'élèvent dans la collectivité blanche de l'AOF pour affirmer que la formation des infirmiers noirs s'avère suffisante pour diffuser la médecine préventive et l'hygiène et qu'il n'y a pas besoin de médecins africains dont l'instruction ne pourrait être que longue, onéreuse et inopportune. Certains objectent que la jeunesse africaine n'est pas prête à l'enseignement supérieur et que les former pourrait permettre aux ressortissants africains d'accéder aux plus hauts grades de l'université d'où pourraient découler de sérieuses conséquences politiques. Le gouverneur général de l'AOF, Jules Carde, désapprouve aussi l'action de Le Dantec. Ce dernier quitte alors son poste et rentre en France en 1925[44]. Malgré tout, l'École continue à fonctionner.

Maurice Léon Nogue continue à en être l'animateur avec la collaboration de sa femme Mme Nogue, directrice de l'internat, qui s'est également dévouée à cette œuvre et tient une place dans le corps enseignant de cet établissement. Pénétré du rôle que les médecins auxiliaires doivent jouer dans les œuvres d'assistance, d'hygiène et de médecine, Nogue s'efforce non seulement de donner à ses élèves des connaissances professionnelles pratiques, mais encore de développer chez eux la conscience de leurs devoirs.

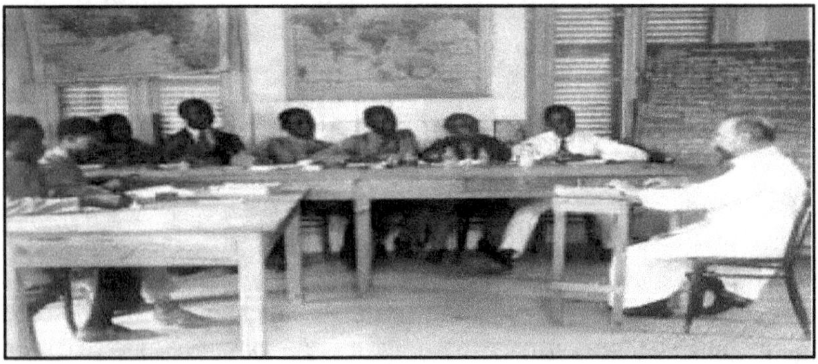

Figure 10 – Dr Marcel Léger donnant un cours de médecine tropicale en 1922[45]

Avec ses collègues Marcel Léger et Ferdinand Heckenroth, il représente l'AOF au Congrès de médecine tropicale qui s'est tenu à Saint-Paul de Loanda

[43] P. Bonnichon & P. Gény, *op. cit.*, p. 274.

[44] M. Desrentes, « Qui sont les "Le Dantec" » ? *Articles historiques*, n° 140, 100e année, juin 2020, p. 51-52.

[45] J.-M. Milleliri, « La médecine tropicale en images », *Une mémoire pour l'histoire des sciences*, I&M, Bulletin n° 27, p. 13.

en Angola, en 1923. Mais atteint d'une affection qu'il avait contractée en Cochinchine, aux suites de laquelle il disparaît prématurément à l'âge de 43 ans, le 29 juin 1926 à Pont-Rousseau en France[46].

Au cours de l'année scolaire 1932-1933, l'enseignement médical dispensé à l'École de Dakar s'améliore grâce au Dr Maurice Blanchard (1883-1955), qui a déjà fait ses preuves comme microbiologiste. Après avoir brillamment passé, en 1908, les examens de sortie de l'École d'application du Pharo, il est maintenu dans l'établissement pour y accomplir un stage de perfectionnement au laboratoire de bactériologie. Désigné en 1910, pour servir en Côte d'Ivoire, il est affecté à l'ambulance de Daloa, chef-lieu du cercle du Haut-Sassandra et du pays Gouro. C'est l'époque où les médecins coloniaux font tout à la fois œuvre médicale et œuvre militaire dans un pays en proie à une rébellion. De Daloa, Dr Blanchard est dirigé, en 1911, à Bamako, pour y prendre la direction intérimaire du Laboratoire du Soudan français. Rentré en France, en 1912, il fait un stage à l'Institut Pasteur, au laboratoire de F. Mesnil. L'année d'après, il est désigné comme médecin adjoint à l'Institut Pasteur de Brazzaville[47] (Congo français), où il contracte accidentellement la maladie du sommeil, au cours de ses recherches de laboratoire. Il prend, en janvier 1917, la direction du laboratoire de Grand-Bassam. Durant la Première Guerre mondiale, après avoir été blessé, il est chargé du laboratoire des contagieux de la Xe Armée, puis il dirige pendant plusieurs années l'Institut Pasteur de Brazzaville, de 1922 à 1925. Ensuite il prend la direction de l'Institut Pasteur de Saigon (Viêt Nam). Après avoir occupé la chaire de Clinique exotique à l'École d'application des troupes coloniales du Pharo, il revient en Afrique occidentale pour diriger l'École de médecine de Dakar, de 1931 à 1935[48]. C'est à la demande de cet homme de terrain que le Conseil des professeurs décide la suppression de tous les cours théoriques, remplacés par des interrogations sur un sujet préparé pendant la semaine par les élèves à l'aide de leurs livres, de leurs manuels et de schémas et résumés qui leur sont distribués. Cette méthode d'enseignement, qui n'a pas cours en France, a été adoptée dans certaines universités européennes. Elle a, selon Blanchard, l'avantage de développer chez les apprenants la faculté de l'élocution en langue française[49] ainsi que leur esprit d'analyse et de synthèse. Pour ce faire, l'école possède des laboratoires d'anatomie, de microbiologie, de chimie et de physique, où les élèves se familiarisent avec des manipulations simples et les examens nécessaires au diagnostic des maladies. Les professeurs leur

---

46 Anonyme, « Nécrologie. M. L. Nogue (1883-1926) », *Bulletins de la société de pathologie exotique et de sa filiale de l'Ouest africain*, tome 19, Paris, Masson, 1926, p. 513-514.

47 L'Institut Pasteur de Brazzavillle est créé le 27 octobre 1908. Son premier directeur est le docteur Martin.

48 C. Mathis (médecin général), *op. cit.*, p. 137.

49 ANS, O163 (31), L'École de médecine de l'AOF (de sa fondation à l'année 1934), p. 20-22.

montrent l'intérêt de certaines épreuves de laboratoire et passent sous silence toutes celles qui sont sans intérêt pratique. L'étudiant sait ainsi ce que le médecin, après son examen clinique, doit demander au laboratoire[50]. Les professeurs ont à leur disposition les ressources du cinéma : un projecteur et de nombreux films, ils ont aussi une caméra permettant de réaliser des documentaires sur la prophylaxie des maladies contagieuses, des clichés photographiques stéréoscopiques restituant le relief des signes pathologiques pour les leçons de sémiologie, en pathologie interne et externe, ainsi qu'une bibliothèque de plus de 5 000 volumes et périodiques français[51].

Le but est toujours le même : à côté de la formation théorique de base, l'enseignement pratique occupe une place prépondérante dans la formation des élèves. À cet effet, l'HCII, la polyclinique de l'Institut d'hygiène sociale et la maternité indigène de Dakar sont annexés à l'École de médecine comme organes d'instruction, où les étudiants effectuent leur stage hospitalier, le matin de 8 heures à midi et l'après-midi de 16 heures 30 à 18 heures.

Ces services, points de convergence de malades venus de régions diverses de l'Afrique occidentale, fournissent aux élèves un très vaste champ d'observation où chacun peut aisément trouver son profit. Né à Ouidah au Dahomey en 1905, ayant démarré sa scolarité à l'École primaire de Cotonou, puis l'ayant poursuivie à l'École primaire supérieure Victor Ballot de Porto-Novo et à l'École de médecine à Dakar, dont il sort diplômé et major de la promotion 1927, devenu par la suite médecin auxiliaire au Dahomey et au Sénégal, Cyrille Dominique Aguessy fera partie du personnel enseignant à la fin des années 1930, période pendant laquelle il publie de nombreux articles sur la médecine au Dahomey dans le *Bulletin de la société médico-chirurgicale de l'Ouest africain* et *Archives hospitalières*. Dans son article « Rôle des médecins et sages-femmes auxiliaires de l'AOF dans l'Assistance médicale indigène »[52], le médecin auxiliaire indigène indique qu'un cours de microscopie clinique complète ce programme, ainsi qu'une formation administrative permettant aux étudiants, une fois sortis de l'école, d'affronter les péripéties de la vie de médecin de campagne[53]. D'après Aguessy, la réalisation d'un tel programme exige de la part des professeurs une connaissance approfondie de la société et du milieu où les jeunes médecins auxiliaires doivent opérer[54]. Au passage, il est important de souligner que l'HCII est une formation régionale à large rayon, dont l'attraction déborde les

[50] P.Vallery-Radot, « L'École de médecine de Dakar », *Revue des Deux-mondes : le splendide effort de l'Afrique occidentale française*, publié dans *Le progrès médical*, n° 7, Paris, 15 février 1936, p. 291.

[51] ANS, O163 (31), L'École de médecine de l'AOF (de sa fondation à l'année 1934), p. 20-22.

[52] C. Aguessy (médecin auxiliaire), *op. cit.*, 1933, p. 197.

[53] *Ibid.*

[54] *Ibid.*

limites du Sénégal. Ainsi, tous les cas cliniques nécessaires à l'enseignement s'y succèdent. Un laboratoire de bactériologie clinique est annexé aux services hospitaliers et les examens courants y sont pratiqués par les élèves (coloration des lames puis identification des bacilles observés au microscope). Une installation radiologique permet non seulement la confirmation des diagnostics, mais elle s'accompagne également d'un équipement qui permet la pratique de la radiothérapie[55]. Le service chirurgical est lui aussi très actif aussi bien dans le domaine de la chirurgie viscérale que dans celui de la chirurgie osseuse. De son côté, la maternité indigène fournit la matière indispensable à l'enseignement de l'obstétrique. L'enseignement clinique hospitalier est complété par celui reçu à la polyclinique de l'IHS. Maître d'œuvre principal de la formation, Le Dantec crée cet institut d'hygiène dont la formule et l'importance en font un centre d'assistance médicale pour les autochtones. Sa distribution s'adapte aux pathologies existantes. Il comprend un certain nombre de dispensaires spécialisés : dispensaire des maladies générales, dispensaire des affections chirurgicales, dispensaire des spécialités (ORL et ophtalmologiques), dispensaire des maladies de peau (avec pour cible la lèpre, le pian, la gale), complété par un service de désinfection et de douches, dispensaire antituberculeux, dispensaire antivénérien, dispensaire gynécologique, dispensaire prénatal ou dispensaire de femmes enceintes, consultation des nourrissons. À proximité de cette dernière consultation fonctionne un comité de patronage, qui s'emploie à réunir des ressources financières pour aider les médecins dans leur œuvre de protection de l'enfance, en achetant des tissus qui seront transformés en petits vêtements destinés aux enfants indigents[56]. En 1922 par exemple, au début de la saison fraîche, il a été distribué 2 000 boubous (vêtements pour enfants) et 96 700 consultations gratuites sont données à l'IHS. L'IHS extériorise son action dans la ville de Dakar : des tracts imprimés en français et en ouolof sont distribués à l'effet de contribuer à l'éducation hygiénique des populations autochtones. Les élèves des écoles publiques de Dakar passent obligatoirement, une fois par mois, la visite médicale de l'IHS, examinés par les étudiants de l'École de médecine. À cette occasion, les pouilleux, les teigneux, les phtisiques, les galeux, les syphilitiques et les hérédosyphilitiques sont traités[57]. L'IHS est en relation étroite avec l'École de médecine où les élèves font leurs stages dans les différents services, se familiarisent avec les diverses techniques et

[55] Le service de radiologie, un des tout premiers à avoir été installé aux colonies avant la Première Guerre mondiale, pratique les examens radiologiques pulmonaires et osseux, l'électrothérapie et plus tard la radiothérapie.
[56] Dr Nogue (médecin major de deuxième classe des troupes coloniales), *op. cit.*, p. 49-50.
[57] *Ibid.*

acquièrent, au contact quotidien des malades, les connaissances indispensables à l'exercice de leur profession[58].

Dès la première année, l'enseignement reçu vise à familiariser les élèves avec le milieu médical, comprenant un stage hospitalier où chaque matin, les notions de base du métier d'infirmier panseur sont dispensées à l'HCII et ses annexes. Les élèves médecins font les pansements simples et apprennent à pratiquer des interventions de petite chirurgie, les injections, la pose de ventouses dans les affections pulmonaires, la prise de la température rectale, du pouls et l'établissement de courbes thermiques. Au lit du malade, ils font de la sémiologie pratique[59]. Ils apportent les prélèvements et les bulletins de visite signés par le médecin chef de service ou par l'interne du service. Au cours de ces stages, les élèves soignent les malades, rédigent les observations à la maternité indigène ou à la crèche et donnent des consultations aux femmes enceintes et aux nourrissons[60]. Les élèves de la deuxième année utilisent le stéthoscope pour l'auscultation pulmonaire et le cardiaque, le garrot pour les prises de sang. Les élèves de la troisième année réalisent l'examen complet du malade admis à l'HCII, son observation clinique, puis rédigent un rapport immédiat au médecin-chef ou à l'interne de service. Au cours de la grande visite magistrale hebdomadaire du médecin chef, ils lisent, devant tous les élèves rassemblés, les observations et les conclusions à étayer d'un maximum d'arguments[61]. Ils assurent par roulement le stage de pharmacie d'un mois à l'HCII. Quant aux élèves de quatrième année, ils effectuent en fin d'études un stage de deux mois à la maternité indigène et à l'Institut Pasteur de Dakar[62], qui se tient une liaison avec l'École de médecine et les hôpitaux pour collaborer aux recherches suscitées par les cas cliniques les plus intéressants[63]. Les élèves suivent aussi, à partir de 1927, un stage d'obstétrique d'un mois[64]. Chaque jeudi, de 14 heures à 17 heures, ils assurent une visite sanitaire dans les écoles de Dakar. Cette visite hebdomadaire les forme au dépistage des maladies de l'enfant[65]. L'objectif est d'éliminer les affections parasitaires transmissibles. L'enseignement de l'anatomie par la dissection et les travaux pratiques de médecine opératoire, se font à l'École de médecine où les corps humains anonymes injectés au formol sont conservés durant plusieurs mois.

---

[58] ANS, 1H57 (163), La polyclinique Roume, novembre 1950, p. 1-3.

[59] ANS, 1H24 (26), Arrêté portant organisation de l'École de médecine de Dakar 1939-1947, annexe.

[60] ANS, 2G21-33, Rapport sur le fonctionnement de l'École de médecine de l'AOF depuis le 1er juillet 1919, p. 6.

[61] J. I. Conombo, *op. cit.*, p. 21.

[62] ANS, 1H49 (163), Rapport du 24 décembre 1949 sur l'hygiène et la santé publique en Afrique occidentale française, p. 15.

[63] ANS, O163 (31), L'École de médecine de l'AOF (de sa fondation à l'année 1934), p. 17.

[64] P. Barthélémy, *op. cit.*, 2010, p. 113.

[65] ANS, O163 (31), L'École de médecine de l'AOF (de sa fondation à l'année 1934), p. 17.

La dissection de cadavres, écrit John Iliffe, révèle aux étudiants l'immense complexité du corps humain, cela leur apprend à séparer leur objectivité de leurs émotions[66]. À Dakar, les étudiants commencent à disséquer dès le début de leurs études médicales. Ainsi, chaque semaine, ils font une séance de travaux pratiques, de bactériologie ou de parasitologie, comportant la technique des prélèvements à faire pour les envois au laboratoire (sang, crachats, matières fécales, etc.) et la recherche au microscope de l'agent microbien des principales affections existantes en AOF[67]. C'est un enseignement clinique au sens où l'élève apprend en examinant le malade et en lui prescrivant un traitement, sous la supervision immédiate du professeur.

En France, la réorganisation de l'enseignement au début des années 1880 a favorisé le développement d'un enseignement théorique rénové, dévolu aux facultés, et un enseignement pratique assuré dans le milieu hospitalier et indépendant de la faculté et de ses chaires de clinique. Plus exactement, la formation pratique offre deux volets. L'initiation pratique aux sciences fondamentales se fait au moyen de démonstrations et d'exercices obligatoires organisés dans les laboratoires de la faculté et de son école pratique, tandis que la formation pratique clinique est acquise, par le système des stages hospitaliers, en dehors du cadre de l'enseignement de la faculté, ce qui n'est pas le moindre des paradoxes[68]. Contrairement à Dakar, les étudiants de l'École de Pondichéry sont autorisés à assister aux séances de la Filiale de la Société de médecine et d'hygiène tropicale de Paris, car un des buts de cette filiale est, à côté de l'étude de cas restés obscurs ou de connaissances nouvelles, la présentation de malades typiques dans un but de réimprégnation scientifique. De même, toute l'aide nécessaire est accordée à la Société des étudiants en médecine dont l'activité technique (conférences, présentations de malades) est encouragée[69].

À Dakar, le Dr François Pierre Crozat, chargé de cours au sein l'École de médecine (il dirige l'établissement de 1935 à 1939), mentionne que « les futurs médecins indigènes ont le souci d'un bagage de connaissances aussi complet que possible, et pour satisfaire à ce besoin, ils lisent et apprennent sans réflexion, et sans jugement ; ils compliquent à plaisir la compréhension des questions les plus simples et se perdent dans des notions de détails qui n'ont point d'intérêt pour eux[70]. » Ce commentaire semble indiquer que dès

---

[66] J. Iliffe, *op. cit.*, p. 74.
[67] *Id.*, p. 20-22.
[68] O. Keel, *L'avènement de la médecine clinique moderne en Europe 1750-1815 : politiques, institutions et savoirs*, Montréal, Presses de l'Université de Montréal, 2001, p. 115-175.
[69] Dr Labernadie, *op. cit.*, p. 9.
[70] ANS, O163 (31), Note n° 1111/EM en date du 22 octobre 1930 du directeur de l'École de médecine de l'AOF adressée à l'inspecteur de l'enseignement à Dakar, p. 1.

1930, les étudiants ont une tendance naturelle à vouloir sortir du cadre pour lequel ils sont formés et aspirent à des connaissances plus élaborées.

Lors de sa création en 1918, le décret organisant l'École de médecine indique qu'elle a pour mission de former des médecins et des sages-femmes indigènes.

La section des élèves sages-femmes, la lutte contre la mortinatalité et la mortalité infantile

Dès le début de la colonisation, les médecins militaires coloniaux mentionnaient dans leurs rapports l'inquiétante mortalité maternelle et infantile due, selon eux, à l'ignorance de la puériculture et à la fréquence des maladies endémiques, épidémiques et sociales en Afrique subsaharienne[71]. La création d'une section sages-femmes à l'École de médecine de l'AOF, en 1918, répond à un besoin urgent et précis : la lutte contre la mortinatalité et la mortalité infantile. L'objectif du programme est de donner aux élèves filles, en trois années, une instruction générale élémentaire et une instruction médicale pratique et simple. Au cours de cette période, les étudiantes sont soumises au régime de l'internat situé à l'intérieur de l'établissement[72]. Lors de l'ouverture de la section, le programme des études de sages-femmes est encore flou[73].

La première année est une année d'adaptation, consacrée à l'instruction générale. Tous les matins, soit dans les salles de l'HCII, soit à l'IHS, les jeunes filles sont initiées au rôle d'infirmière, aux règles de la propreté personnelle, au contact avec les malades, les salles, les soins et les pansements divers, de même qu'à la pratique des injections hypodermiques et intramusculaires, à la prise de température, à la stérilisation des pansements et des instruments. Elles sont sous l'autorité d'une infirmière européenne, chargée de cette instruction pratique. Les après-midis sont surtout consacrés à des cours d'instruction générale dispensés par une maîtresse des écoles de Dakar, et à quelques causeries ayant pour but de leur donner des notions succinctes, mais nécessaires, d'anatomie, de physiologie humaine et d'hygiène élémentaire[74]. En 1924, le programme des études prévoit des heures de français, d'arithmétique et des leçons de choses s'appliquant à l'hygiène et un nombre d'heures réservé à la couture, car les filles font une partie de leurs trousseaux elles-mêmes, sous la direction d'une monitrice européenne[75].

---

[71] C. Aguessy (médecin auxiliaire), *op. cit.*, p. 198.

[72] ANS, 1H7 (1), « L'École de médecine indigène de l'AOF » par Louis Couvy, p. 9.

[73] Pour plus d'informations sur les enseignements, voir Annexes 26, p. 655.

[74] Dr Crozat, *op. cit.*, 1931b, p. 1201.

[75] En première année, les enseignements comprennent l'instruction générale, l'histoire de la civilisation, l'anatomie, la physiologie, la puériculture, la petite chirurgie et la couture. Le

L'instruction technique est donnée en deuxième année[76]. En 1924, elle comprend les notions d'anatomie, de physiologie sur la circulation sanguine, la respiration, la digestion, l'excrétion (les grands émonctoires digestifs et urinaires), l'hygiène générale[77], la pathologie élémentaire de la femme enceinte et du nourrisson[78]. La grossesse pathologique et les diagnostics sont enseignés afin que les élèves sachent les reconnaître pour avertir à temps le médecin. Le nombre d'heures par semaine consacré à chaque matière est de deux heures. Les autres heures disponibles sont consacrées à des répétitions, des interrogations et des études surveillées[79].

En dehors de cette formation théorique, les étudiantes sont tenues d'assister aux consultations prénatales et aux consultations des nourrissons. À la maternité indigène de Dakar (en plein centre-ville, à proximité de la place Protêt[80]) par exemple, elles y trouvent une méthode éducative, professionnelle et administrative. Les vaccinations antivarioliques et antituberculeuses des nourrissons y sont pratiquées. Un service de consultation de nourrissons fonctionne à la maternité, assuré tous les jours, de 8 heures à midi, par le médecin accoucheur, les maîtresses sages-femmes, les élèves sages-femmes et un élève médecin de quatrième année, stagiaire. Une élève sage femme de troisième année est préposée à l'inspection des nourrissons, à leur arrivée ; elle sépare immédiatement les enfants malades des enfants sains, afin de prévenir toute contamination. Ces derniers attendent dans une salle commune leur tour de visite ; à la première visite, une fiche est établie, un ticket remis à la mère et tous les renseignements fournis, toutes les prescriptions, tous les soins sont consignés sur un registre spécial ; puis à chaque présentation sont inscrits le poids de l'enfant, tous les incidents observés concernant son allaitement, sa croissance, son état de santé. Les nourrissons malades sont examinés et traités à part ; les affections les plus fréquemment rencontrées chez eux sont les bronchites, les gastro-entérites, les stomatites, le muguet, les conjonctivites, les pyodermites, le paludisme, l'hérédosyphilis[81]. Un service de consultations gynécologiques est annexé à la maternité. La clientèle est

programme de deuxième année est identique à celui de la troisième année, composé de l'obstétrique, de la puériculture, de l'anatomie, de la zoologie, de l'instruction générale, de la couture et de la clinique.

[76] Elle est enseignée aussi en troisième année.

[77] Hygiène spéciale à l'enfance.

[78] Obstétrique normale.

[79] ANS, 1H24 (26), Arrêté portant organisation de l'École de médecine de Dakar, 1939-1947, annexe.

[80] C'est l'actuelle place de l'indépendance du Sénégal.

[81] R. Oudinot, « Hygiène coloniale. Les maternités de Dakar », *Le mouvement sanitaire : organe officiel de l'Association des médecins hygiénistes français*, vol. 6, 6e année, n° 57, 31 janvier 1929, p. 545-551.

surtout constituée par des femmes affligées de complications d'accouchement, d'avortement ou atteintes de maladies vénériennes[82].

Une crèche, annexée à la maternité, est destinée à recueillir les nourrissons abandonnés ou privés de leurs mères et à surveiller les enfants indigènes ou ceux des métis employés comme domestiques de domicile ainsi qu'à hospitaliser les nourrissons malades. Son personnel, constitué par les élèves sages-femmes permet de faire face aux besoins. Toutefois, la femme indigène ne se sépare pas volontiers de son enfant. Plaqué dans son dos par un pagne, elle le conserve avec elle, lorsqu'elle vaque aux soins de domestiques ou bien elle loue ses services dans un emploi où elle peut l'amener. La crèche est surtout fréquentée par des prostituées indigènes qui viennent y déposer leurs nourrissons pour poursuivre l'exercice de leur profession. Ces nourrissons sont alimentés avec du lait condensé[83]. Toutefois, soulignons qu'à côté de cet établissement, il existe une maternité européenne, où les « indigènes » n'y ont pas accès. Elle reçoit les parturientes européennes et les « assimilées » encore appelées « évoluées ». Il s'agit des Syriennes et membres de la diaspora libanaise, par exemple, qui travaillent en étroite collaboration avec l'administration coloniale qui, en vérité, a plus confiance en elle qu'elle n'en a à l'égard des autochtones[84].

À la maternité indigène, les jeunes filles y apprennent, en effet, non seulement à faire les accouchements, mais il leur incombe aussi de tenir des registres divers, les situations quotidiennes, etc. et d'établir les demandes de produits pharmaceutiques et d'objets de pansement[85]. Dans les salles d'accouchées, elles secondent les sages-femmes européennes et s'occupent plus spécialement des soins à donner aux nouveau-nés. De plus, elles servent d'aide à leurs camarades de troisième année. Dans des leçons expliquées, avec dessins, images, moulages, mannequins, films, elles sont instruites de la marche normale d'une grossesse, d'un accouchement, d'une délivrance, des soins qu'elles doivent donner à un nouveau-né et des détails de l'allaitement. On leur apprend aussi les médicaments courants qu'elles auront à utiliser une fois diplômées. Aux heures de loisirs, on leur enseigne à tailler des étoffes et à coudre des layettes pour les nouveau-nés[86]. C'est à la fin de cette deuxième année que la plupart d'entre elles terminent leurs études. Seules sont autorisées à poursuivre, celles que leurs enseignants ont distinguées. Les autres redoublent leur deuxième année ou sont exclues.

La troisième année est dédiée à la mise en pratique réelle de tout ce qu'elles ont vu et appris. En un mot, c'est ce qu'elles auront à faire plus tard une fois

---

[82] *Ibid.*

[83] *Ibid.*

[84] M. Kandji, *op. cit.*, p. 106.

[85] R. Oudinot, *op. cit.*, p. 545.

[86] *Id.*, p. 545.

affectées sur le terrain. Constamment, leurs erreurs et leurs fautes sont corrigées par la sage-femme instructrice européenne[87]. À la consultation prénatale, elles examinent les enfants, les pèsent, donnent des conseils alimentaires, d'hygiène ou de propreté, préparent le coupage du lait, les bouillies et vaccinent contre la variole, la tuberculose, avec le Bacille de Calmette et Guérin (BCG)[88].

En salle, elles surveillent la marche du travail, font les accouchements, pratiquent les délivrances, donnent les soins aux nouveau-nés. Elles doivent parer aux incidents, comme l'hémorragie légère, et éventuellement ranimer les enfants. Dans les services des accouchées, elles font les soins, notent l'involution utérine, la température, le pouls et surveillent l'allaitement, les complications, la courbe de croissance et la vaccination au BCG[89]. À deux, elles prennent le service de garde et de réception des malades de l'HCII pour 24 heures. Elles doivent demander, préparer et stériliser tout ce dont elles peuvent avoir besoin. Elles rédigent les rapports contenant leurs observations relatives aux accouchements pratiqués, consignent tous les soins qu'elles ont donnés, établissent les bulletins de naissance et fournissent la situation journalière des malades. Certaines heures sont réservées à rappeler et à commenter ce qui a été vu à la maternité et aux différentes consultations, notamment la prophylaxie de la syphilis, de l'albuminurie, de la tuberculose, ou des maladies endémiques ou épidémiques. L'objectif de cette instruction professionnelle est d'éveiller la curiosité sur quelques points de la pathologie du nourrisson, et cela pour qu'elles puissent demander l'aide médicale et le secours en temps voulu[90]. Les jeunes filles sont formées pour devenir des « accoucheuses », mais aussi des auxiliaires capables de tenir une consultation pédiatrique, de répandre les principes d'hygiène dans le milieu indigène où elles seront appelées à vivre[91]. Elles devront, par exemple, lutter contre le tétanos ombilical du nouveau-né, qui pouvait être provoqué par la section du cordon ombilical avec un instrument artisanal non stérilisé ou par des tissus porteurs du germe.

Rappelons que l'obstacle le plus important qui s'est dressé dès le début de

[87] Dr Crozat, *op. cit.*, 1931b, p. 1201.

[88] Le BCG est la vaccination préventive de la tuberculose, mis au point par Albert Calmette (1863-1933) et Camille Guérin (1872-1961). Après trente ans de recherche et d'expériences sur les animaux, ces deux médecins inoculèrent le vaccin en 1921 à un enfant qui venait de naître, à l'hôpital de la Charité, d'une mère mourante et qui devait être élevé par une grand-mère phtisique. L'expérience étendue donna de bons résultats. Voir F. Thébaud, *Quand nos grand-mères donnaient la vie. La maternité en France dans l'entre-deux-guerres*, Lyon, Presses universitaires de Lyon, 1986, p. 27-51.

[89] Dr Crozat, *op. cit.*, 1931b, p. 1201.

[90] *Id.*, p. 1202.

[91] ANS, O163 (31), L'École de médecine de l'AOF (de sa fondation à l'année 1934), p. 22-23.

l'institution est la difficulté à trouver des locaux indispensables au fonctionnement de l'École de médecine. Celle-ci s'installe d'abord dans quatre bâtiments en brique provisoires situés dans l'enceinte de l'HCII pour servir de dortoirs et de salles de cours. Elle sera ensuite transférée, le 15 novembre 1931, dans le splendide bâtiment situé au rond-point de l'Étoile.

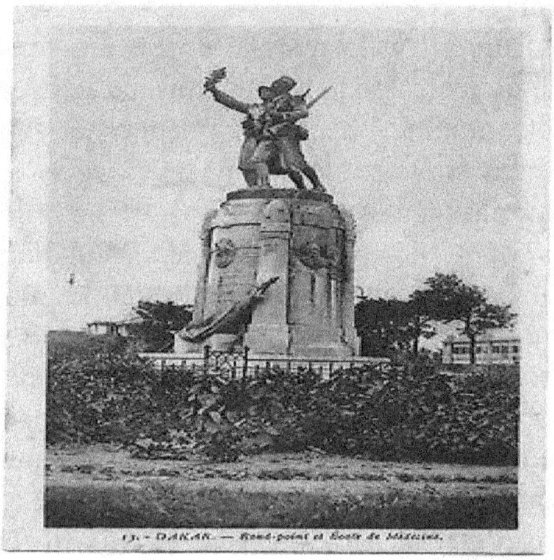

Figure 11 – L'École de médecine Dakar en face du Rond-point de l'Étoile[92]

Ce nouvel établissement comprend quatre amphithéâtres de cours en gradins avec cabines à projections cinématographiques et annexes pour les collections d'étude, deux grands laboratoires réservés, l'un à la chimie, l'autre à la microbio-parasitologie, une bibliothèque et un amphithéâtre de dissection[93]. Une maternité nouvelle de 60 lits maternels et 60 lits pédiatriques complète les services réservés aux femmes et aux enfants, aux spécialités (oto-ophtalmo-laryngologie) et aux pathologies médicales. L'emploi du temps prévoit en fin de journée, de 15 heures 30 à 16 heures 30, une contre-visite dans les salles de l'HCII et de la maternité[94].

Cet effort en faveur de la préservation de la santé des mères et des enfants en AOF fait partie d'un ensemble de mesures qui s'étend à tous les domaines coloniaux de l'époque. En Indochine française par exemple, l'Association maternelle de Cholon, basée à Saigon, qui est une institution privée, recrute des Vietnamiennes depuis 1901 tandis que l'École de médecine de Hanoï forme également des sages-femmes. Au Maghreb, la prise en charge sanitaire des femmes repose presque exclusivement sur des médecins, des assistantes

[92] Anonyme, « L'École de médecine de Dakar en face du Rond-point », https://www.bing.com/images/search?view, (page consultée le 27 août 2022).
[93] Anonyme, *op. cit.*, novembre 1936, p. 8.
[94] ANS, O163 (31), L'École de médecine de l'AOF (de sa fondation à l'année 1934), p. 14.

sociales et des infirmières européennes. Dans les colonies britanniques, ce sont les missionnaires qui assurent la formation des sages-femmes, comme par exemple au Nigeria avec la *Wesleyan Girls' High School* qui œuvre depuis 1907 à Lagos ; en Ouganda, la *Church Missionary Society* finance en partie la *Maternity Training School* fondée en 1918 et le collège de Makerere, près de Kampala, créé en 1922, ouvre en 1928 une section sage-femme ; et en Gold Coast, les premières sages-femmes sont formées à la maternité d'Accra à partir de 1928[95]. Toutefois, il existe de nombreuses variations dans la manière de mettre en place une politique de PMI. Dès 1910 par exemple, des élèves sages-femmes sont formées et payées par l'État colonial de Singapour et dans l'ensemble de la Malaisie coloniale. En Afrique du Sud, les Britanniques établissent des maternités et des consultations prénatales dans le courant des années 1920. Le gouvernement colonial britannique choisit de créer des formations qualifiées en PMI en Ouganda du fait que la population est en baisse en raison de la mortalité infantile[96].

Il convient de rappeler l'attention accordée à l'instruction et au développement de l'éthique médicale[97] des élèves. À Dakar, les médecins et les sages-femmes français, qui assurent l'enseignement scientifique, travaillent avec la directrice de l'internat qui est chargée de l'instruction générale mais aussi d'une stricte discipline[98], pour que le groupe ne sombre pas dans le désordre, ce que Michel Foucault appelle « un système précis de commandement »[99]. Henri Froidevaux, secrétaire de l'Office colonial de la faculté des lettres de l'université de Paris, écrit à ce sujet que « [l]'introduction dans les programmes de notions d'éthique, permet aux enseignants de développer chez les élèves le sentiment de la dignité personnelle, l'esprit de conduite et le gouvernement de soi, de leur inculquer également quelques idées directrices, des habitudes d'ordre, de propreté, de prévoyance, de politesse…[100] ». Ainsi, Le médecin lieutenant-colonel François Pierre Crozat qui dirige l'École de médecine de 1935 à 1939, souligne que « pendant toute la durée de leurs études, chaque fois que l'occasion s'en présente, il est rappelé à ces jeunes indigènes les règles de leur profession : devoir, conscience

---

95 P. Barthélémy, *op. cit.*, 2010, p. 27-28.

96 A. Cornet, *Action sanitaire et contrôle social au Rwanda (1920-1940) : femmes, missions et politiques de santé*, Thèse de doctorat d'Histoire, Louvain-la-Neuve, Université catholique de Louvain, 2005, p. 720.

97 H. Froidevaux, « L'enseignement indigène dans les colonies françaises. Valeur, nature, méthodes », *Institut Colonial International. L'enseignement aux indigènes. Documents officiels précédés de notices historiques – Indes orientales néerlandaises, Suriname, Alaska, États-Unis, Iles Philippines, Inde britannique, Congo belge, colonies portugaises, colonies françaises*, tome 1, Bruxelles, Paris Londres, Berlin & La Haye, 1909, p. 486.

98 P. Barthélémy, *op. cit.*, 2010, p. 111.

99 M. Foucault, *Surveiller et punir*, Paris, Gallimard, 1975, p. 195.

100 H. Froidevaux, *op. cit.*, p. 486.

professionnelle, dévouement et aussi pitié des malades… On leur montre les responsabilités graves qu'elles vont encourir du fait de leur profession et les écueils qu'elles doivent éviter pour ne pas tomber au rang d'une ''vulgaire'' matrone[101]. » Comme en AOF, la tâche des sages-femmes des Indes françaises a été très difficile. Ces auxiliaires médicales, diplômées de l'École de Pondichéry, se heurtent en effet aux accoucheuses traditionnelles hindoues, aux femmes des barbiers et des blanchisseurs, qui forment des castes distinctes et possèdent la confiance de leur clientèle[102].

Force est de reconnaître que l'objectif de la politique coloniale sanitaire reste la résolution du problème démographique. Une circulaire du 2 août 1938 lance au niveau de la fédération une enquête démographique qui fournit des indications sur la fécondité des femmes : cinq grossesses en moyenne par femme. À propos de la mortalité infantile, près de la moitié des enfants disparaissent avant l'âge de 15 ans, c'est mieux qu'au début du siècle, mais c'est encore très important. Ces indications motivent la circulaire du 20 mai 1940 du gouverneur général Léon Cayla réclamant une lutte plus efficace contre la mortalité infantile. Cette circulaire demande une réorganisation des maternités trop souvent mal conçues et une accélération de la formation pratique des matrones[103] indigènes.

Ces idées sur la formation des matrones ne sont pas nouvelles. On en parlait depuis près de deux décennies. Et, cette fois, les réalisations vont suivre. Mais l'utilisation des matrones traditionnelles est une source de conflits et de discussions intéressantes entre le service financier et le service de santé. Ce dernier s'est rendu à l'évidence qu'il est impossible avec quelques centaines de sages-femmes pour une population voisine de 14 millions d'habitants[104] de surveiller tous les accouchements. De façon pragmatique, il cherche à attirer les matrones des villages éloignés de la « brousse » vers les maternités pour leur apprendre la propreté au cours de l'accouchement, les sensibiliser au danger des manœuvres traditionnelles, à la prévention du tétanos ombilical et de l'ophtalmie purulente, aux soins principaux à donner aux nouveau-nés et à la notion du secours, qui devait être réclamé à temps dans les cas de dystocie et d'infection puerpérale[105].

Les stages sont effectués dans les maternités des chefs-lieux, ou dispensaires et leur durée est fixée à six mois. L'instruction pratique est prodiguée par les sages-femmes ou les infirmières-visiteuses sous le contrôle

---

[101] *Ibid.*

[102] Dr Abbatucci (médecin principal de première classe des troupes coloniales), *op. cit.*, 1925, p. 126.

[103] D. Domergue-Cloarec, *op. cit.*, 1986, p. 542.

[104] Au début des années 1940.

[105] Cf. *JOS*, 1940, Circulaire n° 762 S.S.M. du 20 mai 1940 au sujet de la lutte contre la mortalité infantile, p. 370.

des médecins du cercle administratif. La fin du stage est sanctionnée par un examen pratique passé obligatoirement en présence du médecin. Les matrones ayant satisfait aux épreuves reçoivent un certificat officiel signé du médecin et contresigné par l'administrateur. Les diplômées sont tenues d'exercer dans les centres ruraux pour lesquels elles ont été formées. Au départ de la maternité, il est remis à chaque matrone une trousse d'urgence, ainsi que le matériel et les objets de pansements nécessaires à la désinfection des mains et des instruments pour la ligature du cordon, les pansements ombilicaux, les instillations oculaires[106]. Afin d'éviter qu'elles ne soient tentées de reprendre leurs pratiques traditionnelles, une prime de rendement proportionnelle aux services rendus est instituée en faveur de ces auxiliaires rurales. La prime de ce rendement est calculée d'après le nombre de nouveau-nés présentés en bon état et avec une cicatrisation ombilicale correcte. Ensuite, retournées dans leur village ou leur quartier urbain, les matrones restent sous le contrôle de la sage-femme et de l'infirmière-visiteuse[107].

Soulignons que le contenu pratique de l'enseignement ressemble à celui des Écoles de sages-femmes en France où les études durent aussi deux années[108]. Cependant, on distingue deux classes de sages femmes : la première requiert le brevet élémentaire et les cours d'une faculté de médecine ou d'un établissement assimilé (contrairement à l'AOF) et la seconde nécessite la possession du certificat d'études et les cours d'une école d'accouchement. La preuve, l'école de Saint-Étienne (similaire à celle de Dakar) correspond à cette dernière catégorie et moins attractive que l'établissement de Lyon[109], qui forme des sages-femmes de première classe, va vivoter jusqu'en 1917, date de sa fermeture, liée à sa réputation médiocre et à sa faible fréquentation et sans doute aussi à la loi d'août 1916 qui, en supprimant les deux classes, unifie la profession ; il faut désormais avoir le brevet élémentaire et suivre les cours d'une faculté de médecine pour devenir accoucheuse[110], contrairement à l'AOF où l'enseignement supérieur ne commence à être assuré qu'à partir de 1948.

Par ailleurs, l'insuffisance de l'instruction des filles retient l'attention des responsables de l'École de Dakar. En 1931, le Dr François-Pierre Crozat, qui dirigera l'institution de 1935 à 1939, souligne que « les filles sont douées

[106] *Ibid.*

[107] *Ibid.*

[108] P. Barthélémy, *op. cit.*, 2010, p. 112.

[109] À l'École de Lyon, la première année est consacrée à la formation générale et théorique, mais les élèves apprennent aussi à s'occuper des bébés. Un examen sanctionne cette première année après quoi les élèves commencent à assurer les gardes de nuit, et à faire les soins aux accouchées. Elles accèdent alors à la « salle des douleurs » et font leurs premiers accouchements, sous la surveillance vigilante d'une religieuse.

[110] M. Dubessset & M. Zancarini-Fournel, *op. cit.*, p. 189-201.

d'une mémoire véritablement prodigieuse, mais dépourvues de sens critique, incapables de faire l'effort de comprendre. Donc, il faut se garder de brouiller ces cerveaux encore peu adaptés par un enseignement théorique. Et il faut leur donner un enseignement surtout pratique se rapprochant toujours des conditions dans lesquelles elles auront à exercer[111]. » L'effort de réflexion personnelle qu'on exige d'elles les désoriente car elles ne sont pas habituées à fournir ce type d'effort sous la forme exigée. Cet aspect a peut-être échappé aux autorités médicales de l'époque : vouloir bien faire à « l'identique » peut être incapacitant et fausser le jugement de l'observateur. Voulant bien faire et paraître de bonnes élèves, les jeunes filles récitent à la virgule près les phrases qu'elles ont entendues. Soumises à une stricte discipline, elles n'osent pas sortir de leur condition féminine et montrer leurs réelles capacités intellectuelles devant des observateurs occidentaux qui peuvent se montrer bienveillants mais qui sont eux aussi soumis aux préjugés de genre de l'époque. Dans le même ordre d'idée, le médecin général Couvy, directeur de l'École de médecine de 1925 à 1931, écrit dans sa « Formation morale et technique des médecins indigènes », que « l'obligation d'un enseignement concret s'affirme plus impérative à cause de la médiocrité de l'instruction de base des élèves sages-femmes ». Il mentionne aussi que « les notions très élémentaires de français et de calcul, acquises dans les écoles de village, sont d'une insuffisance telle que tout l'enseignement de la première année de l'École de médecine doit être consacré à une pénible initiation d'instruction générale primaire[112]. » Le Dr Couvy oublie cette particularité du processus de scolarisation en contexte colonial, c'est-à-dire l'importance accordée à la langue d'enseignement qui est le français. Si en AOF, le français reste partout la seule langue officielle d'enseignement des élèves, ailleurs dans l'Empire, les différences portent sur le choix des langues d'enseignement (langues locales à Madagascar ou en Indochine à l'école élémentaire)[113].

De surcroît, les élèves ont de grosses lacunes en physique, en chimie et en histoire naturelle, sciences indispensables à la médecine moderne et qui font l'objet d'un enseignement complet à l'École de médecine. À ce sujet, Mme Nogue, première directrice de l'internat chargée de la « formation morale et intellectuelle » des élèves sages-femmes, écrit : « Dans nos classes d'élèves sages-femmes novices, ce qui, avant toute autre observation, saute aux yeux, c'est l'extrême pauvreté du vocabulaire de ces jeunes filles[114]. » Elle réitère que « le but de la formation n'est pas de donner à ces adolescentes ce que

---

[111] Dr Crozat (médecin général), *op. cit.*, 1931b, p. 1199-1201.

[112] *Ibid.*

[113] P. Barthélémy, « L'enseignement dans l'Empire colonial français : une vieille histoire ? », *Histoire de l'éducation*, n° 128, octobre-décembre 2010, p. 24.

[114] Nogue Madame (directrice de l'internat de sages-femmes), *op. cit.*, p. 23-35.

l'opinion courante a coutume d'appeler une bonne instruction[115] », mais de transmettre quelques notions qui doivent empêcher les jeunes filles « de vivre comme des emmurées[116] ». Très européocentrique, elle est donc consciente du problème de niveau de ses élèves et juge nécessaire d'essayer de les faire sortir de leurs déterminants sociologiques et culturels pour libérer leurs potentialités intellectuelles. Dans la même direction de pensée, Mlle Condo, précédemment évoquée, souligne en 1935 « des difficultés de grammaire, vocabulaire et orthographe qui rendent plus ardues la compréhension et l'utilisation du vocabulaire médical. » Elle ajoute que « leur niveau d'instruction générale, après deux ou trois années d'études spéciales dans cet établissement, reste encore dans l'ensemble celui du CEPE ; certaines élèves de deuxième et troisième année descendent même au-dessous de ce niveau ; et les filles travaillent davantage pour le diplôme que pour acquérir un bagage intellectuel ou scientifique qui les armerait pour la vie, et l'intelligence est moyenne[117]. » Catherine Coquery-Vidrovitch pointe du doigt ce faible niveau des filles et met en évidence un autre aspect : « [la] fille soit scolarisée ou non, l'idée prédominait que c'était moins important parce que la fille était moins intelligente que le garçon : croyance largement partagée par les filles elles-mêmes qui se référaient à leurs moins bons résultats, largement dus aux charges domestiques qu'elles continuaient d'assumer alors que les garçons en étaient quasiment dispensés[118] », mais en métropole nombreux étaient à cette époque ceux qui avaient les mêmes opinions. À cela s'ajoute la pression sociale qui pèse sur elles, les attentes de la société à leur égard, la précocité de l'âge de mariage, etc. Elles préfèrent une vie plus traditionnelle. Parfois même, elles sont fiancées ou mariées à cet âge[119], alors que la fréquentation scolaire retarde le mariage. Pascale Barthélémy avance que « le faible niveau d'instruction des élèves sages-femmes est probable, mais ces considérations reposent aussi sur des préjugés racistes et sexistes. Jugées inférieures et irrationnelles parce qu'Africaines, les élèves sont aussi, en tant que femmes, considérées comme peu réceptives aux connaissances scientifiques théoriques car d'une intelligence sensible, intuitive et pratique[120]. » On retrouve le même préjugé (à un moindre degré) chez les élèves garçons que l'on estime peu aptes à suivre des cours théoriques. Mais l'AOF n'étant pas logé à meilleure enseigne, ce phénomène est comparable à Madagascar, où le Dr Alexandre

[115] *Ibid.*
[116] *Ibid.*
[117] ANS, O14 (31), Bordereau d'envoi de pièces n° 7724, du 8 juillet 1935, adressé à l'IGSSM ; P. Barthélémy, *op. cit.*, 2010, p. 114.
[118] C. Coquery-Vidrovitch, *Les Africaines. Histoire des femmes d'Afrique subsaharienne du XIXe au XXe siècle*, Paris, La Découverte, 2013, p. 240.
[119] P. G. Fall (Directeur de l'École urbaine de l'avenue Faidherbe), *op. cit.*, p. 192.
[120] P. Barthélémy, *op. cit.*, 2010, p. 112-113.

Kermorgant va jusqu'à dire qu'« [i]l y avait parmi ces [premiers] élèves [malgaches] beaucoup de non valeurs (...). Ils n'avaient jamais disséqué, cette pratique choquant les idées des Malgaches sur le culte des morts (...)[121]. »

Dans son article « Autrefois, notre pays s'appelait la Gaule... » publié voici une quarantaine d'années, Denise Bouche apporte des éléments de réponse à cette question en montrant que « l'enseignement colonial en Afrique occidentale échappe difficilement à [ces] accusations d'avoir importé l'enseignement métropolitain, traumatisant et de très faible rendement, ou d'avoir créé par des adaptations un enseignement au rabais[122]. » Selon l'historienne : « ils prêtent le flanc à l'accusation d'avoir volontairement distribué un enseignement au rabais qui ne débouche pas sur les études supérieures et sur le doctorat en médecine afin d'empêcher les Africains d'accéder aux fonctions supérieures[123]. » Or, à la même époque, les étudiants de l'École médicale de Hanoï sont autorisés pour des raisons de famille ou d'études à passer leur doctorat devant une autre faculté de France ou d'Algérie, notamment devant celles qui possèdent un institut de médecine coloniale. Réciproquement, les universités métropolitaines qui possèdent un institut identique peuvent envoyer leurs étudiants à l'École de Hanoï[124]. Et, dès 1901, bien avant l'ouverture de l'établissement de l'AOF au Sénégal, le programme des études de l'École de médecine de Tananarive est calqué sur celui de la faculté de Montpellier et des relations suivies sont établies entre les deux secrétariats[125]. On y trouve donc toutes les matières de la médecine et des sciences attenantes. Les différentes branches des sciences médicales sont étudiées de façon à être mises à la portée de l'instruction des étudiants. Ce qui montre le retard accusé par l'AOF par rapports aux autres territoires coloniaux français. Les faits sont incontestables, mais l'origine du problème réside dans l'extrême faiblesse de l'enseignement primaire et secondaire qui n'avait pas été développé suffisamment tôt et sur une grande échelle. À l'encontre de tous les territoires de l'AOF, seul le « petit » Dahomey a partiellement réussi à réduire son handicap.

Pendant sa première année d'existence, l'École de médecine ne comprend que deux sections : une d'élèves médecins et une d'élèves sages-femmes. Dès le 1er novembre 1919, sont ouvertes deux autres sections : une d'élèves vétérinaires et une d'élèves pharmaciens.

---

121 J. Merlin, *op. cit.*, p. 26.

122 D. Bouche, « Autrefois, notre pays s'appelait la Gaule... Remarques sur l'adaptation de l'enseignement au Sénégal de 1817 à 1960 », *CEA*, 1968, p. 122.

123 *Ibid.*

124 Indochine française. Direction générale de l'instruction publique, *op. cit.*, p. 12.

125 J. Merlin, *op. cit.*, p. 30.

La section des élèves pharmaciens, le conseil d'hygiène et les tournées sanitaires

Chaque année, un petit nombre d'élèves pharmaciens, un au minimum et quatre au maximum, compose chaque promotion. Les élèves pharmaciens sont réunis dans des cours communs de pharmacie ou avec les élèves médecins pour des cours d'enseignement général. L'enseignement est assuré par des pharmaciens chargés de cours et recrutés parmi les pharmaciens militaires ou les pharmaciens civils. La durée de la scolarité est fixée à trois ans. Les matières enseignées sont l'enseignement préparatoire des sciences physiques, chimiques et naturelles (cours communs avec les élèves médecins), la chimie minérale, la nomenclature, les métalloïdes, les métaux, la chimie organique, la chimie biologique, les analyses biologiques, la physique générale, la physique appliquée, la botanique générale, la zoologie médicale (parasitologie), la botanique spéciale, la matière médicale, la pharmacie galénique, la pharmacie vétérinaire, la pharmacie chimique, l'hygiène, l'hydrologie, la toxicologie[126]. En outre, des manipulations de pharmacie et des travaux pratiques de chimie, de chimie analytique, de pharmacie chimique, de pharmacie galénique et de matière médicale ont lieu tous les matins à l'HCII où se préparent tous les médicaments des services sanitaires. Les travaux pratiques et les cours ont lieu chaque après-midi au laboratoire de chimie de l'École de médecine[127].

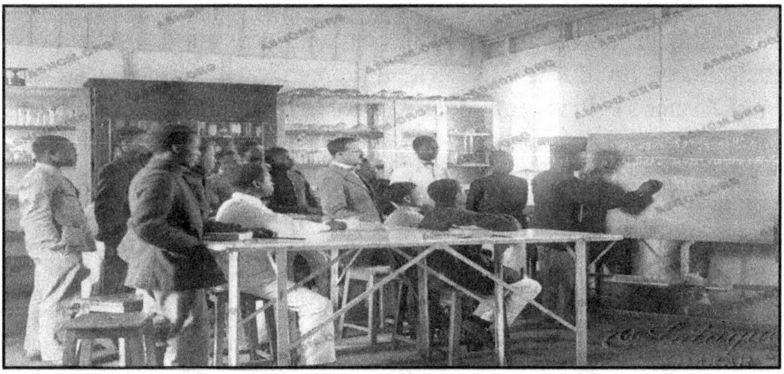

Figure 12 – Formation des pharmaciens à l'École de médecine en 1921[128]

[126] ANS, 1H24 (26), Arrêté portant organisation de l'École de médecine de Dakar 1939-1947, annexe et pour des renseignements sur le quantum horaire.
[127] ANS, O163 (31), L'École de médecine de l'AOF (de sa fondation à l'année 1934), p. 17.
[128] ASNOM – Association Amicale Santé Navale et d'Outre-Mer, « Le pharmacien colonial. Article sur le corps de santé colonial », http://www.asnom.org, (page consultée le 14 septembre 2014).

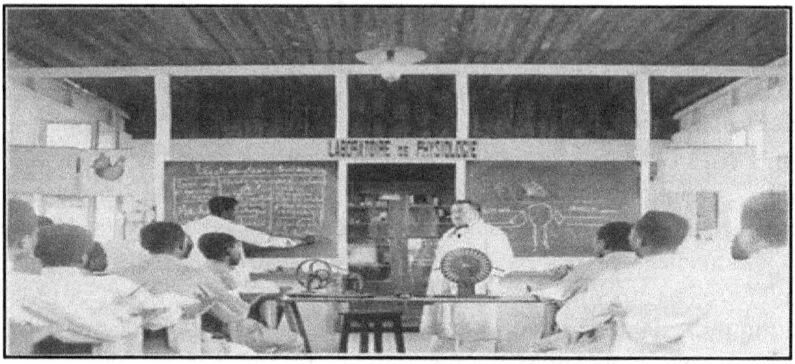

Figure 13 – L'École de médecine de Dakar, cours de physiologie en 1921[129]

Lors des cours de pharmacie galénique et de pharmacie chimique, les élèves étudient les médicaments par groupes chimiques, sels de fer, sels de potassium, alcools, phénols, etc., en ajoutant, avant l'étude pharmaceutique de chaque groupe, un court préambule sur les caractères chimiques généraux du groupe, les procédés d'extractions des composés de ce groupe que l'on trouve dans la nature, etc. de manière à rappeler aux élèves les notions de chimie reçues au cours de leur formation à la section préparatoire aux études médicales de l'École normale William-Ponty[130]. En outre, les élèves effectuent des travaux pratiques de chimie analytique et médicale et des travaux pratiques de pharmacie. Ils apprennent l'utilisation des plantes sèches médicales et de produits galéniques, la préparation et l'étude des caractères analytiques des produits chimiques envoyés couramment en pharmacie. De plus, ils étudient les impuretés usuelles, les manipulations de pharmacie galénique[131], la pharmacie clinique et la chimie analytique pratique[132]. Il n'existe toutefois pas un enseignement sur la pharmacopée des plantes africaines. Ce n'est qu'au lendemain de la Seconde Guerre mondiale qu'elle va retenir réellement l'attention de nombreux chercheurs.

De son ouverture à l'année 1944, en vingt-deux promotions, seuls 35 élèves ont suivi la formation pharmaceutique à l'École de médecine de l'AOF, un nombre très limité comparé aux 48 pharmaciens formés, en quatorze ans, à l'École de Hanoï, entre 1917 et 1930[133].

---

[129] E. Deroo, A. Champeaux & J.-M. Milleliri (dir.), *op. cit.*, p. 223.

[130] R. Cornevin, « À propos de la politique française de l'éducation et de la formation des élites en Afrique noire (1940-1960) », *Res publica*, vol. XII, n° 4, 1970, p. 651.

[131] La pharmacie galénique et la matière médicale (deux cours par semaine).

[132] ANS, 1H24 (26), Arrêté portant organisation de l'École de médecine de Dakar 1939-1947, annexe et pour des renseignements sur le quantum horaire.

[133] Indochine française. Direction générale de l'instruction publique, *op. cit.*, n.p.

Pendant sa première année d'existence (1918), l'École de médecine ne comprend qu'une section d'élèves-médecins et une section d'élèves sages-femmes. L'année d'après, en 1919, sont ouvertes la section de pharmacie et la section de médecine vétérinaire. Mais la section d'élèves sages-femmes reste pendant une décennie la seule institution à former en trois ans une élite féminine jusqu'en 1930, date à laquelle des infirmières-visiteuses complètent le contingent des auxiliaires de santé.

La section des élèves infirmières-visiteuses, la préservation de la santé des mères et des enfants

L'orientation générale de la politique scolaire coloniale française pendant la période qui sépare les deux guerres mondiales est essentiellement définie par la circulaire du 10 octobre 1920 d'Albert Sarraut, ministre des Colonies, qui indique la ligne à suivre pour l'organisation et le développement de l'enseignement[134]. Selon les instructions ministérielles, le développement de l'éducation des coloniaux se présentait « comme la tâche que commandent impérieusement, au lendemain de la guerre, les sollicitudes égales de notre devoir et de notre intérêt »[135]. Ainsi, la section infirmière-visiteuse de l'École de médecine de l'AOF, qui commence à fonctionner à partir de 1930, entre dans le cadre de cette politique de mise en valeur des colonies, c'est-à-dire la préservation de la population et de la natalité[136], préconisée par Albert Sarraut. Elle répond en outre à la nécessité de créer une passerelle entre les services de santé et la concession indigène afin de vulgariser la médication occidentale et vaincre la réticence des populations[137], selon l'historien Mor Ndao. Ces jeunes filles sont formées à l'École de médecine pendant deux ans, mais en nombre insuffisant. En neuf promotions, de 1930 à 1938, elles ne sont que 62 diplômées de cette éphémère section[138]. Leur formation est comparable à celle des élèves sages-femmes, complétée par des cours d'hygiène, de médecine préventive et de puériculture. C'est un niveau inférieur à celui des élèves sages-femmes.

Pendant toute la première année, elles suivent le même enseignement que les élèves sages-femmes : initiation au rôle d'infirmière le matin et

[134] P. I. Seck *La stratégie culturelle de la France en Afrique : l'enseignement colonial, 1817-1960*, Paris, L'Harmattan, 1993, p. 80-81.
[135] D. Domergue-Cloarec, *op. cit.*, 1986, p. 204.
[136] A. Ndiaye, *op. cit.*, 1997, p. 1195.
[137] M. Ndao, « Enfance et ordre colonial. La politique sanitaire au Sénégal : discours et réalités (1930-1960), *Revue sénégalaise d'histoire*, Nouvelle série, Université Cheikh Anta Diop, Faculté des lettres et sciences humaines, Département d'histoire, Dakar, Sénégal, 2005, p. 2.
[138] Voir Annexe 3 : Les promotions sortantes de l'École de médecine, p. 293-312.

amélioration de leur instruction générale l'après-midi[139]. Les enseignements portent ainsi sur les notions d'hygiène pratique telles que l'hygiène de la grossesse (alimentation de la femme enceinte, habillement, vêtements, travail, propreté), de l'accouchement (propreté de la case, du lit, propreté et préparation de la paternité, les objets nécessaires à l'accoucheuse (leur propreté, la conduit à tenir en cas d'accouchement difficile), les soins à donner aux nouveau-nés (section du cordon, soins à donner à l'ombilic, pansements consécutifs de la plaie ombilicale, soins à donner aux yeux, toilette de l'enfant, habillage, conduite à tenir en cas d'asphyxie), ou aux accouchées (la délivrance, la propreté de l'accouchée, le repos après l'accouchement, l'alimentation).

Au cours de leur cursus, les élèves infirmières-visiteuses apprennent aussi les mesures d'hygiène que doivent respecter les nourrices (alimentation, boissons, interdictions alimentaires, travail, soins à donner aux seins, les crevasses, influence des maladies et des médicaments sur la sécrétion lactée) et l'hygiène de l'enfant (le couchage de l'enfant, l'utilité du berceau, protection contre le froid, l'utilisation de la moustiquaire, la propreté et les bains, l'habillement, la conduite à tenir pendant quatre ou cinq mois). De plus, elles suivent des cours portant sur l'alimentation du nourrisson (l'allaitement maternel : le nombre de tétées, la durée des tétées, la quantité de lait à donner, le poids de l'enfant dans la surveillance de l'alimentation, l'alimentation de l'enfant jusqu'au douzième mois), le sevrage (l'alimentation de l'enfant à partir du douzième mois, le remplacement progressif du lait par les farines, les bouillies, préparation des bouillies, manière de les donner, l'alimentation à partir du quinzième mois, à partir de deux ans, les dangers d'une alimentation adulte trop rapide)[140] pour éviter le kwashiorkor ou malnutrition protéique. Cette situation est similaire à celle de la Gold Coast. L'historienne Anne Hugon souligne que « l'un des combats menés par les médecins porte sur les habitudes concernant l'allaitement : aux tétées à la demande, habituelles dans les familles ghanéennes, on oppose les tétées à heure fixe, propre à inculquer aux bébés une régularité indispensable à leur développement. C'est donc en tant qu'éducatrices que l'on s'adresse aux mères, qui ne sont pas de simples nourricières[141] » primaires.

Au Sénégal, les enseignements portent aussi sur la prophylaxie des maladies de la grossesse et de l'enfance, un moyen pour combattre la

---

[139] Dr Crozat, *op. cit.*, 1931b, p. 1202.

[140] ANS, 1H31 (26), Programmes de l'enseignement à donner aux infirmiers sanitaires, aux infirmières-visiteuses et aux matrones traditionnelles, p. 7-8.

[141] A. Hugon, « La redéfinition de la maternité en Gold Coast, des années 1920 aux années 1950 : projet colonial et réalités locales », dans A. Hugon (dir.), *Histoire des femmes en situation coloniale. Afrique et Asie, XXe siècle*, Paris, Éditions Kartala, 2004b, p. 158.

syphilis[142], la tuberculose, le paludisme[143], mais aussi la morbidité et la mortalité infantiles[144] ; les maladies du nourrisson et de l'enfant[145], les maladies des voies respiratoires[146], l'ophtalmie purulente[147].

Au cours de leur deuxième année, les élèves reçoivent une formation uniquement pratique : service des consultations et visites quotidiennes à domicile sous la conduite d'infirmières-visiteuses européennes[148], qui leur rappellent l'importance des stages hospitaliers dans les différents services de consultations du dispensaire d'hygiène sociale et de la maternité indigène. Ces jeunes filles sont instruites sur la gravité des maladies sociales, endémiques et épidémiques. Elles reçoivent des notions élémentaires d'hygiène générale et d'hygiène concernant la femme enceinte et le nourrisson. Elles deviennent partie intégrante de l'équipe de soins. Quotidiennement à Dakar, sous la direction d'infirmières européennes, elles font des visites à domicile dans les quartiers de Sandaga[149] et Médina[150], la ville indigène. Elles visitent les cases traditionnelles, notent leur état de salubrité, le nombre de pièces, leurs dimensions, l'aération, le nombre des habitants, l'état de santé de chacun d'eux. Les conseils que chaque visite comporte sont donnés, et les résultats en sont contrôlés lors des visites ultérieures. Les malades ou toute personne ayant besoin de soins sont encouragés avec insistance à se rendre soit au dispensaire, soit à la maternité indigène, soit à l'HCII. Les infirmières-visiteuses visitent les tuberculeux, leur distribuent des crachoirs, font des soins à domicile. Elles participent encore à la campagne de quininoprophylaxie chez les enfants africains, associée à la lutte contre les moustiques, en préconisant l'usage des moustiquaires et l'élimination des eaux stagnantes, refuges des larves. Elles

---

142 Maladie héréditaire, les lésions dites hérédosyphilitiques du nourrisson.

143 Les symptômes, la prophylaxie, la quinine préventive et les doses à donner chez l'enfant.

144 Leurs causes à la naissance (hémorragies ombilicales, tétanos ombilical) et leurs causes au-delà de la première année (affections gastro-intestinales, affections pulmonaires, paludisme).

145 Les affections gastro-intestinales : leurs causes, leurs symptômes, leurs traitements et prophylaxie.

146 Leurs causes, leurs symptômes et prophylaxie.

147 ANS, 1H31 (26), Programmes de l'enseignement à donner aux infirmiers sanitaires, aux infirmières-visiteuses et aux matrones traditionnelles, p. 9.

148 Couvy (médecin général), *op. cit.*, p. 1199.

149 Aujourd'hui ce lieu accueille le plus grand marché de Dakar, sous le même nom. Il est situé à, environ, 1 kilomètre de l'École de médecine.

150 Ce quartier conserve son nom aujourd'hui. Il est situé à, environ, 2 kilomètres de l'École de médecine. L'histoire du village de Médina est liée à celle de la peste au Sénégal. À la suite de la brusque apparition, en 1914, de cette maladie à Dakar et de la rapide extension du fléau, l'administration supérieure locale a dû, pour combattre l'épidémie, l'enrayer et en prévenir le retour, prendre des mesures énergiques et notamment l'installation d'un village indigène aux environs de la ville. Cf. B. Salleras, *La peste à Dakar en 1914 : Médina ou les enjeux complexes d'une politique sanitaire*, Thèse de doctorat de Troisième cycle d'Histoire, École des hautes études en sciences sociales (EHESS), Paris, p. 107.

rendent compte de l'état de certains malades qui leur sont signalés et en rapportent des nouvelles ou les amènent à la consultation. C'est au cours de ces visites que sont faites, à Dakar, les vaccinations au BCG des enfants nés en ville[151].

Leur travail est pénible puisqu'il leur faut beaucoup marcher ; leur travail est ingrat aussi, car souvent les stagiaires sont mal reçues avant d'être écoutées, mais leur travail est utile parce qu'il favorise le rapprochement de l'autochtone des services d'assistance médicale[152]. Cette situation ressemble à celle constatée par Anne Hugon dans la Gold Coast britannique, où les visites à domicile sont en effet organisées en tandem, avec une Africaine et une Européenne. L'historienne met en évidence que « la tâche du duo de visiteuses était de prodiguer aux mères des conseils sur la tenue de la maison et les soins aux enfants : elles improvisaient parfois des démonstrations, expliquant par exemple comment baigner les nourrissons ou comment préparer certains plats. L'autre volet de leur action consistait à convaincre les mères des conseils du bien-fondé de visites régulières au centre de PMI le plus proche ou aux consultations prénatales, pour les femmes enceintes[153]. » La santé des enfants était donc clairement définie comme du ressort des infirmières-visiteuses. À Dakar, chaque professeur de clinique veille à ce que la présence des mères dans les différents services soit effective et se traduise par un travail utile au service (pratique connue dans les hôpitaux militaires métropolitains sous le nom de « malades travailleurs »). Les présentations de malades et les examens de laboratoire clinique ont ainsi lieu quotidiennement. À la fin de chaque stage, les élèves reçoivent des notes d'application qui comptent pour une large part dans les classements semestriels (nous y reviendrons plus loin). À la fin de l'année scolaire, elles participent aux examens cliniques de malades[154].

Pendant les deux années de leur formation, ces jeunes filles acquièrent avec peine l'instruction pratique. C'est pourquoi, en 1938, leur section, peu attractive, est supprimée à l'École de médecine[155] alors que la même année, en France, le diplôme d'infirmière-visiteuse fusionne avec celui d'assistante sociale, institué en 1932 pour réglementer une profession qui existe depuis plusieurs années[156]. Ainsi, le médecin général Pezet soutient en 1944 que la

---

151 Dr Crozat, *op. cit.*, 1931b, p. 1202.
152 *Ibid.*
153 A. Hugon, *op. cit.*, 2004, p. 156-157.
154 ANS, O454 (31), Arrêté, du 20 décembre 1927, portant réorganisation de l'École de médecine de l'AOF, p. 18.
155 ANS, 1H98 (163), Lettre n° 1827 Colalg/SS, du 2 août 1944, du médecin général inspecteur M. Vaucel directeur du service de santé colonial à MM. les gouverneurs généraux de l'AOF et de l'AEF, du Cameroun et du Togo, p. 4.
156 P. Barthélémy, *op. cit.*, 2010, p. 30.

réalisation prochaine en Afrique d'un service d'assistance sociale ne justifie plus le maintien d'une section d'infirmières-visiteuses à Dakar. Il appartient désormais à chaque gouvernement intéressé de créer des écoles locales à rattacher soit à un hôpital soit à un institut d'hygiène sociale[157].

Conclusion

L'objectif de l'École de médecine de l'AOF est de former, avec un cursus plus court, des auxiliaires médicaux indigènes capables de tenir un service sanitaire ou de seconder efficacement un personnel européen trop restreint. Le créateur de l'École de médecine, Aristide Le Dantec, écrit en 1920 :« Il ne suffit pas, pour faire de jeunes indigènes d'utiles médecins, de leur inculquer de nombreuses connaissances professionnelles, il faut aussi leur faire une âme de médecin dans tout ce que cette expression implique de compréhension haute des devoirs de leur profession »[158]. Au Sénégal, à côté de la formation théorique, l'enseignement clinique occupe une place prépondérante dans la formation. Les matières enseignées sont utiles et nécessaires pour les étudiants qui, pour la plupart, devaient exercer dans les dispensaires de « brousse ». C'est un enseignement médical tronqué par rapport à celui délivré dans les facultés de médecine métropolitaines, destiné à former des praticiens immédiatement opérationnels. Faute de moyens, de personnel qualifié et de temps, l'enseignement est demeuré en AOF un phénomène ne touchant qu'une minorité et une affaire de sélection[159], pour reprendre l'expression d'Henri Labouret. Ainsi, il s'est créé une petite élite de praticiens indigènes acquis à la médecine occidentale. Ces praticiens, triés sur le critère de l'éducation, étaient chargés d'appuyer les médecins européens, le plus souvent militaires, dans leur mission de médicalisation[160]. Une fois sortis de l'École de médecine, c'est sur le terrain que les jeunes diplômés vont continuer d'apprendre et de parfaire eux-mêmes leurs connaissances, car il n'était pas prévu de suivi, ni de requalification, pour tout le monde – nous y reviendrons au chapitre suivant. L'École de médecine, à l'instar des autres institutions fédérales, conduit à des diplômes « taillés sur mesure » pour les jeunes Africains, dont le niveau théorique ne peut être comparé à celui des diplômes français des écoles de même nom[161], menant à un diplôme de docteur obtenu en faculté de

[157] ANS, 1H98 (163), Lettre n° 1827 Colalg/SS, du 2 août 1944, du médecin général inspecteur M. Vaucel directeur du service de santé colonial à MM. les gouverneurs généraux de l'AOF et de l'AEF, du Cameroun et du Togo, p. 4.
[158] A. Le Dantec, *op. cit.*, 1920, p. 629.
[159] H. Labouret, « L'éducation des masses en Afrique occidentale française », *Africa: Journal of the International African Institute*, vol 8, n° 1 (janv., 1935), p. 99.
[160] L. Monnais-Rousselot, *op. cit.*, 2002, p. 36.
[161] A. Moumouni, *L'éducation en Afrique*, Paris/Dakar, Présence africaine, 1998, p. 57.

médecine. Les enseignants de l'établissement déplorent la médiocrité des élèves, des jeunes filles surtout. Ce discours est justifié à la fois par le faible niveau de l'enseignement primaire et secondaire en AOF et par la pensée dominante des autorités coloniales, qui sont persuadées que les Africains ne peuvent pas avoir accès aux activités intellectuelles supérieures.

Chapitre III

Contrôle des compétences et aperçus des itinéraires de quelques diplômés de la première génération

L'exécution du programme de service de santé des colonies, comprenant l'éducation, l'hygiène, le dépistage, la défense sanitaire et les soins aux malades, nécessite un personnel sanitaire d'un certain nombre. Or, le recrutement de ce personnel, en ce qui concerne l'élément européen, a toujours été difficile avant la guerre de 1914-1918, et même après, époque où les médecins civils métropolitains étaient peu désireux de s'expatrier vers les colonies et plus particulièrement en Afrique subsaharienne. Les campagnes de recrutement lancées en direction du monde médical civil n'ont eu pratiquement aucun succès, il ne reste que les médecins militaires de l'armée coloniale. Et, immédiatement après la Première Guerre mondiale, pour compenser la pénurie du personnel médical en AOF et en AEF, la métropole a recours à des médecins émigrés venus en France les « Russes Blancs » devenus apatrides depuis la révolution bolchévique de 1917 ; ces médecins aux diplômes difficilement contrôlables sont utilisés comme des « médecins hygiénistes ». Ils prennent place dans les services d'assistance auprès des médecins auxiliaires africains et de quelques médecins civils contractuels français. Ces médecins, dits contractuels, ont donné lieu à des dysfonctionnements et suscité des réclamations de la part des services administratifs français. Toutefois, l'expérience acquise par quelques-uns de ces praticiens interdit leur licenciement immédiat alors que l'effectif des médecins militaires mis à la disposition des colonies et des médecins civils du Cadre de l'AMI reste déficitaire et ne répond pas aux besoins réels. Leur nombre diminue très rapidement – nous l'avons dit. Pour essayer de combler le plus rapidement possible cette pénurie, il faut donc augmenter toute une série de cadres indigènes destinés à servir d'auxiliaires aux médecins militaires européens servant hors cadre et de leur apporter leur concours dans cette tâche particulièrement lourde. La seule alternative possible est d'augmenter les effectifs de l'École de médecine de Dakar. À l'issue de cette formation, les jeunes fonctionnaires doivent concourir au service de l'AMI[1] dans leur quasi-totalité en dehors de quelques rares éléments utiles au fonctionnement de l'école.

En intégrant les élèves qu'on lui fournit, l'École de formation médicale de Dakar évalue leurs aptitudes à se conformer à des normes et enregistre leurs performances dans un système d'évaluation centralisé. Ainsi, des examens

[1] ANS, O163 (31), L'École de médecine de l'AOF (de sa fondation (1918) à l'année 1934), p. 24-25

probatoires ont lieu en milieu et en fin de chaque année scolaire. Entre ces deux examens, les élèves subissent des interrogations fréquentes consignées dans leurs livrets scolaires et dont il est tenu compte lors des examens. Les livrets sont communiqués aux membres de jury d'examen de fin d'année[2].

À la fin de leur dernière année ont lieu les examens définitifs de sortie de l'établissement et les élèves admis reçoivent leur diplôme spécial de médecin, de pharmacien, de sage-femme ou d'infirmière-visiteuse qui leur donne le droit d'exercer en AOF, mais pas dans les autres territoires africains, ce qui deviendra possible après la réforme qui suit la Conférence de Brazzaville en 1944. Le classement est arrêté par le conseil d'administration et de discipline, d'après les notes obtenues à cet examen de fin d'année combinées avec les notes de conduite et de travail obtenues au cours de l'année.

À la fin de leur formation, les jeunes diplômés doivent acquérir la compréhension des méthodes scientifiques, l'esprit d'observation et de généralisation, qualités qui feront d'eux en matière d'hygiène et de prophylaxie, les plus utiles auxiliaires des médecins européens en service et leur permettra de devenir des intermédiaires écoutés auprès de la population indigène[3]. Comme le sont leurs homologues dans les Indes françaises, à Madagascar et en Indochine française, ils sont employés au dépistage des maladies endémo-épidémiques, à la vulgarisation des notions d'hygiène et à leur application, à la pratique des vaccinations, au service de puériculture et du traitement des malades sous la supervision, plus ou moins proche, des médecins militaires européens de préfectures, cercles ou circonscriptions.

Après trois à quatre années de service, les auxiliaires de santé de troisième classe peuvent prétendre à la deuxième classe de leur grade, puis après six à huit ans, toujours au choix ou à l'ancienneté (comme dans l'armée française), à la première classe. Pour le grade supérieur de médecins, pharmaciens ou sages-femmes auxiliaires de première classe, ils viennent périodiquement se replonger dans le milieu d'études à Dakar, en effectuant un stage de réimprégnation professionnelle de trois mois à l'hôpital du chef-lieu de leur territoire d'affectation et trois autres mois à l'École de médecine et à l'HCII pour les examens du principalat[4]. Cette partie consacrée aux examens pose

[2] C'est un contrôle qui existe en France à l'École de Santé Navale et qui a persisté jusqu'à la fermeture de cette institution en 2011 ; les élèves recrutés sur un concours difficile (50/900 candidats) sont ainsi préparés pour passer à la faculté de médecine les examens annuels et concourir pour les places d'externes et d'internes dans les hôpitaux publics de la ville de Bordeaux. Les enseignants de l'École de Dakar ne font que reproduire ce qu'ils ont connus eux-mêmes. Source : Entretien avec Louis-Armand Hérault, (83 ans), rencontré à Versailles (France), médecin en chef honoraire des troupes de marine à la retraite, le 4 décembre 2019.

[3] A. Le Dantec, *op. cit.*, 1920, p. 637.

[4] ANS, 1H98 (163), Organisation de l'accès au principalat, extrait du JOAOF du 1er octobre 1946, p. 1239-1242.

problème, dans la mesure où les seules sources utilisées sont celles des colonisateurs et elles sont peu prolixes.

Les examens semestriels de l'année d'études, la fausse idée de la valeur des élèves

L'examen, dernier moyen de classement, combine tout ce qui a été vu précédemment. C'est une surveillance qui permet de qualifier, classer et aussi punir. Par l'école, l'élève entre dans un processus d'évaluation ininterrompu, à tel point qu'on pourrait redéfinir l'école comme un appareil d'examens permanents. L'examen assure que l'élève a acquis un savoir fourni par l'enseignant. Donc, on peut dire que l'école est une machine à apprendre et à évaluer : on y vient apprendre qu'en étant examiné et contrôlé.

Au Sénégal, au milieu de chaque année scolaire, les élèves de l'École de médecine passent un examen semestriel sur les matières enseignées comportant des épreuves pratiques, écrites et orales (examen clinique de malade, pathologie externe, anatomie topographique, obstétrique, spécialités, thérapeutique, syndrome, épidémiologie, hygiène, administration, pathologie interne pour les élèves médecins ; reconnaissance de drogues végétales et dissertation, reconnaissance de médicaments galéniques et dissertations, reconnaissance de médicaments chimiques et tirage, préparation d'un ou plusieurs médicaments galéniques, analyse d'un produit biologique et analyse d'une substance alimentaire pour les élèves pharmaciens ; hygiène, obstétrique, pathologie de femme enceinte, puériculture pour les élèves sages-femmes ; et hygiène, puériculture, prophylaxie des maladies sociales pour les élèves infirmières-visiteuses)[5]. En revanche, il convient de souligner que les archives restent prolixes sur les sujets proposés aux examens. Les notes obtenues par les élèves à l'issue de cette évaluation sont totalisées avec celles du stage hospitalier et de la conduite et déterminent un premier classement[6]. Un élève qui aurait obtenu une note de stage très basse devra être classé à l'examen de sortie, si, à la faveur des interrogations, il atteint la moyenne exigée. Cette note de stage, représentant la valeur intrinsèque de l'élève, est éliminatoire d'emblée, si elle est très mauvaise. Les professeurs forment le Conseil de discipline[7] qui est appelé à émettre son avis sur toutes les questions concernant l'établissement, c'est-à-dire la modification à apporter au

[5] Pour tout renseignement sur ces examens, nous renvoyons le lecteur à notre thèse de doctorat d'histoire.
[6] ANS, O14 (31), Présentation d'un projet d'arrêté n° 1776, modifiant le règlement de l'École de médecine de Dakar.
[7] ANS, 1H98 (163), Arrêté 2287 SSM en date du 21 juin 1943 du gouverneur général de l'AOF modifiant celui du 2 décembre 1935, portant modification à l'arrêté en date du 20 décembre 1927, portant organisation de l'École de médecine de l'AOF.

programme d'études, le classement des élèves pour le passage d'une année d'études à la suivante, le classement des élèves après l'examen de fin d'études, l'autorisation de redoubler une année scalaire écoulée et l'exclusion des sujets dont le travail est jugé insuffisant[8].

Dans ce dernier point, le Conseil des professeurs se réunit pour statuer sur tout ce qui intéresse la discipline[9]. En effet, les élèves doivent avoir une attitude respectueuse vis-à-vis des membres du personnel de l'établissement, ils sont tenus de se montrer corrects et bienveillants envers les malades aussi bien dans les services de santé que dans les salles, ils sont tenus à la plus grande discrétion sur les cas cliniques dont ils sont appelés à être témoins, ainsi que sur les travaux qu'ils exécutent au cours de leurs études. Il leur est interdit de s'occuper des questions étrangères à la médecine et de prendre part, sans autorisation, à des réunions publiques. En outre, il leur est demandé d'être toujours propres et corrects dans leur tenue et de faire preuve de bonne conduite en dehors de l'HCII et de l'École de médecine[10].

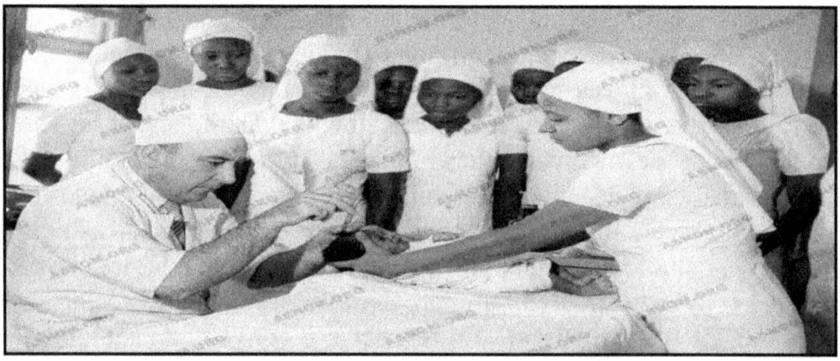

Figure 14 – Un stage hospitalier à l'HCII (ponction de la fontanelle)[11]

À Dakar, les sujets scolaires sont mis à l'épreuve : le passage d'un niveau à un autre se fait au vu des progrès enregistrés par les étudiants[12]. Ainsi, à la fin de chaque année scolaire, ils sont soumis à un examen général dit examen

[8] Dr Blanchard, *op. cit.*, n° 33, 1935, p. 98.

[9] Ce conseil est présidé par le directeur de l'École de médecine et assisté du sous-directeur, faisant fonction de secrétaire. Voir ANS, O163 (31), L'École de médecine de l'AOF (de sa fondation (1918) à l'année 1934), p. 10.

[10] *Ibid.*

[11] ASNOM – Association Amicale Santé Navale et d'Outre-Mer, « La pédiatrie », http://www.asnom.org, consulté le 14 septembre 2020.

[12] J. Pallotta, *L'école mutuelle au-delà de Foucault*, Toulouse, EuroPhilosophie Éditions, 2017, https://books.openedition.org/europhilosophie/177, (page consultée le 19 juillet 2020).

de passage de fin d'études comportant des épreuves théoriques et cliniques[13]. Les sessions d'examen et la composition du jury sont fixées par le directeur de l'institution. La moyenne exigée pour satisfaire à cette évaluation est de 10 et toute note inférieure ou égale à 05 dans une matière est éliminatoire. Elle peut cependant être rattrapée par un examen annuel de repêchage, à condition que les élèves ajournés soient autorisés à se présenter et qu'ils parviennent à obtenir la moyenne de 10 pour satisfaire à l'examen définitif de passage. Toutefois, si la note reste, à nouveau, inférieure ou égale à 05, ces élèves sont considérés comme ayant échoué à l'examen de passage[14]. Ils peuvent être autorisés à redoubler la dernière année de scolarité par le directeur de l'École de médecine sur avis du Conseil de perfectionnement[15]. Il en est de même pour ces étudiants dont leurs notes de stage sont inférieures à 12. En cas de nouvel échec aux mêmes examens et sauf le cas de force majeure ou une raison de santé, ces élèves seront exclus[16] de l'établissement. Mais ces décisions sont rarissimes. En ce qui concerne les filles par exemple, selon l'historienne Pascale Barthélémy, seules six élèves sont renvoyées pour ce motif entre 1918 et 1937, pour 416 admises à l'École de médecine. En 1933, seules deux élèves doivent repasser une épreuve d'anatomie leur permettant de se mettre à niveau et, en fin de deuxième année, quatre élèves dont les notes en obstétrique sont inférieures à la moyenne sont transférées dans la section infirmière-visiteuse[17].

En 1939, on constate que les notes obtenues par les élèves s'échelonnent entre 18 et 16, en première année, 18 et 14, en deuxième année et 17 et 14, en troisième année. Cependant, lorsqu'on examine le détail des notes aux diverses interrogations, on s'aperçoit que 23 élèves ont obtenu des notes inférieures à 10 et ont une moyenne générale de 14 ou 15 ou 16. Ceci tient à l'incidence des notes de stage et de conduite qui, depuis des années, s'échelonnent traditionnellement, à quelques exceptions près, entre 16 et 18. Elles sont presque identiques pour tous les élèves et n'influent pas beaucoup sur le classement général. Ainsi, le rang des valeurs se trouve toujours conservé. De plus, ces notes remontent la moyenne générale des derniers, risquant ainsi de donner une fausse idée de la valeur de ces élèves[18]. À Dakar, nous avons noté des discordances avec le mode de calcul de passage d'une année à l'autre. En effet, un élève ayant 18 à ses interrogations et 18 de stage

[13] ANS, 1H98 (163), Arrêté 2287 SSM en date du 21 juin 1943 du gouverneur général de l'AOF modifiant celui du 2 décembre 1935, portant modification à l'arrêté en date du 20 décembre 1927, portant organisation de l'École de médecine de l'AOF, p. 12.

[14] ANS, O16 (31), Modification du texte des articles 15 et 16 de l'arrêté du 14 août 1944.

[15] Cf. *JOAOF*, Arrêté du 1er octobre 1916 créant une école pratique de médecine, p. 638.

[16] ANS, 1H98 (163), Arrêté 2287 SSM en date du 21 juin 1943 du gouverneur général de l'AOF modifiant celui du 2 décembre 1935, portant modification à l'arrêté en date du 20 décembre 1927, portant organisation de l'École de médecine de l'AOF, p. 12.

[17] P. Barthélémy, *op. cit.*, 2010, p. 115.

[18] ANS, 1H98 (163), École de médecine Jules Carde. Rapport annuel de 1939, p. 7.

et de conduite, se retrouve avec une moyenne générale de 18 et un élève ayant 10 à chacune de ses interrogations et 18 de stage et de conduite, totalise une moyenne générale de 14. Ce mode de calcul attribue le coefficient 2 aux interrogations, puis le coefficient 1 aux notes de stage et de conduite. En relevant les notes de stage, on assiste, à partir de 1933, à une stabilisation nette de ces notes. On y voit que jusqu'en 1932-1933, il y avait souvent des notes de stage inférieures à 15. Ces notes d'interrogations montrent que dans chaque promotion, il est habituel de trouver une tête de très bons sujets avec ensuite des élèves moyens puis des élèves plus faibles. Mais cela ne ressort plus du tout de la moyenne finale exagérément remontée par les notes de conduite[19]. Les notes de discipline imposée et des stages obligatoires prennent de l'importance par rapport aux notes théoriques. De plus, les enseignants n'ont pas manqué de souligner que « les épreuves de pure mémoire sont toujours celles qui donnent les résultats les plus régulièrement bons[20]. »

Pour les besoins de l'HCII, il est créé, parmi les élèves médecins, un personnel rétribué d'élèves externes et internes qui sont nommés au concours. Les trois élèves de la section de médecine classés premiers au classement général de la seconde année d'études sont nommés, pour un an, externes de l'HCII et les deux élèves classés premiers au classement général de la troisième année d'études sont nommés internes de l'établissement[21]. Et le service de garde et de réception des malades est assuré par les trois majors de la quatrième année, avec le titre « d'internes de porte », et les trois majors de la troisième année, avec le titre « d'externes de porte »[22]. Mentionnons que les fonctions d'internes et d'externes de porte ouvrent droit pour les intéressés à une allocation spéciale qui est fixée par arrêté du gouverneur général de l'AOF sur proposition du directeur de la santé publique[23]. L'élève de la section pharmacie classé premier au classement général de la deuxième année de pharmacie est nommé interne et son confrère classé premier au classement général de la première année de pharmacie est nommé externe[24]. Quant à la section sage-femme, ce sont les deux filles, classées premières à l'examen de passage de la deuxième à la troisième année, qui sont nommées monitrices d'accouchement. Le système vise à promouvoir le mérite et gratifie matériellement les premiers.

---

[19] *Id.*, p. 8.
[20] *Id.*, p. 9-11.
[21] ANS, 1H98 (163), EAMP, conseil d'administration (1951), rapport d'inspection de la FOM, p. 13.
[22] *Id.*, p. 7.
[23] Cf. Extrait du Journal officiel de la République française en date du 26 août 1944, p. 758.
[24] ANS, 1H98 (163), EAMP, conseil d'administration (1951), rapport d'inspection de la FOM, p. 13.

Les examens de fin d'études de scolarité et l'impact de la Seconde Guerre mondiale

L'examen de fin d'études de scolarité ou examen de sortie définitive de l'École de médecine constitue le moment essentiel de l'appréciation et de la reconnaissance du savoir acquis par les élèves. Les modalités de cet examen sont fixées par le Conseil de perfectionnement de l'institution qui permet de procéder à un second classement qui a, pour les élèves, une importance capitale, dans la mesure où leur passage d'une année à une autre est subordonné aux résultats de ces épreuves qui peuvent entraîner non seulement le redoublement de l'année scolaire écoulée, mais aussi l'exclusion de l'établissement, en cas de moyenne insuffisante. À Dakar, cet examen comporte des épreuves théoriques et cliniques, portant sur l'ensemble du programme de l'enseignement. Il se déroule dans la seconde quinzaine du mois de juin, subi devant un jury[25] composé de quatre membres présidé par l'inspecteur général de l'enseignement de l'AOF[26] et des professeurs de chaque branche d'enseignement[27].

Pour les élèves médecins de la première année, la note d'anatomie est la moyenne de la note d'interrogations écrite et orale. Pour les élèves médecins de la deuxième année, il s'ajoute une épreuve d'examen clinique notée sur 40 et une épreuve de puériculture notée sur 20. L'épreuve de clinique est notée sur 40 pour les élèves médecins de troisième année. L'épreuve de pharmacie appliquée, quant à elle, est notée sur 10 au lieu de 20 au premier semestre. La note de 10 est nécessaire comme moyenne générale pour passer d'une année à l'autre. Pour les élèves pharmaciens et sages-femmes de première et de deuxième années, les matières de l'examen de fin d'études sont les mêmes que celles du premier semestre. Les élèves infirmières-visiteuses, quant à elles, passent à la fin de leur dernière année d'études un examen probatoire portant sur l'ensemble théorique et pratique du programme[28].

À l'issue de cet examen, un diplôme de fin d'études est délivré aux candidats qui ont obtenu une moyenne de notes d'interrogation égale au moins

[25] Le jury est constitué par décision du gouverneur général sur la double proposition de l'IGSSM et du directeur de l'École de médecine L'un des membres du jury est étranger au personnel enseignant de l'établissement.

[26] À partir de 1943, ce jury est présidé par le directeur général de la santé publique en AOF.

[27] Cf. *JOAOF*, Arrêté 2893/SSM, du gouverneur général, haut-commissaire de l'Afrique française du 20 août 1942, la désignation du personnel chargé de l'école de médecine d'un enseignement théorique, clinique ou pratique, est sanctionnée par décision du gouverneur général sur la proposition du directeur de l'École de médecine, après avis de l'IGSSM, p. 756.

[28] ANS, 1H98 (163), Arrêté 2287 SSM en date du 21 juin 1943 du gouverneur général de l'AOF modifiant celui du 2 décembre 1935, portant modification à l'arrêté en date du 20 décembre 1927, portant organisation de l'École de médecine de l'AOF, p. 12.

à 10[29]. Mais toute note, égale ou inférieure à 05 dans une matière quelconque de l'examen de sortie, est éliminatoire[30]. Il est important de souligner au passage que cette note éliminatoire oblige l'élève à ne négliger aucune matière du programme[31]. Le classement général est établi en Conseil de perfectionnement d'après les notes obtenues à cet examen qui sont additionnées à la note de stage qui est l'expression chiffrée des appréciations générales portées au cours de l'année sur la valeur professionnelle, l'intelligence, la conduite, le travail, l'assiduité et la valeur morale des futurs auxiliaires de santé. C'est pourquoi les responsables de l'établissement accordent une attention particulière à cette note de stage qui ne doit pas être inférieure à 12[32].

C'est au vu de ce classement qu'un diplôme d'auxiliaire médical est délivré par le gouverneur général de l'AOF, sur proposition du directeur de l'École de médecine, après avis du Conseil des professeurs, aux élèves ayant passé avec succès les épreuves de cet examen de sortie, sésame vers l'exercice de la profession médicale. Les mentions s'établissent comme suit : la Mention passable pour les notes de 10 à 12, la Mention assez bien pour les notes de 13 à 15, la Mention bien pour les notes de 16 à 18 et la Mention très bien pour les notes de 19 à 20[33]. En guise de récompense, la direction générale de la santé publique en AOF octroie aux meilleurs lauréats des trousses médicales[34]. À ce sujet, Aoua dite Marie Kéita, née à Bamako mais originaire de Kouroussa, à 140 kilomètres au sud de Siguiri, en Guinée française[35], en porte témoignage dans ses mémoires : « J'avais obtenu la meilleure moyenne en travail, 19,25, mais les autres ayant obtenu 20 sur 20, 19 sur 20 en conduite contre mes 16 sur 20, s'étaient placées 1ère, 2ème ex aequo. C'est ainsi que j'ai occupé la place de 3ème de ma promotion avec la Mention très bien[36]. »

---

29 ANS, 1H98 (163), Arrêté 2287 SSM en date du 21 juin 1943 du gouverneur général de l'AOF modifiant celui du 2 décembre 1935, portant modification à l'arrêté en date du 20 décembre 1927, portant organisation de l'École de médecine de l'AOF, p. 12.

30 Cf. *JOAOF*, du 02 décembre 1944c, concernant l'organisation de l'EAMP et réglant les conditions de passage des élèves d'une année à l'autre et les conditions d'obtention du diplôme de fin d'études.

31 ANS, O14 (31), Modification apportée à l'arrêté du 20 décembre 1927 réorganisant l'École de médecine.

32 *Ibid.*

33 ANS, O163 (31), L'École de médecine de l'AOF (de sa fondation (1918) à l'année 1934), p. 24.

34 Étaient considérés comme meilleurs, tous les élèves qui ont obtenu le diplôme avec Mention « très bien ».

35 P. Barthélémy, « L'émergence d'une élite féminine des années vingt à la vieille des indépendances. Le cas des sages-femmes et infirmières-visiteuses diplômées de l'École de médecine de l'Afrique occidentale française », dans F. Sow (dir.), *La recherche féministe francophone : langue, identités et enjeux*, Paris, Karthala, 2009a, p. 544-545.

36 A. Kéita, *op. cit.*, p. 32.

Ce sésame oblige ses détenteurs à servir pendant une période de dix ans au moins dans les cadres administratifs du personnel des services de santé de l'AOF[37]. Leur permet aussi d'entrer dans le cadre des officiers de santé militaires chargés des troupes indigènes[38], les célèbres tirailleurs sénégalais.

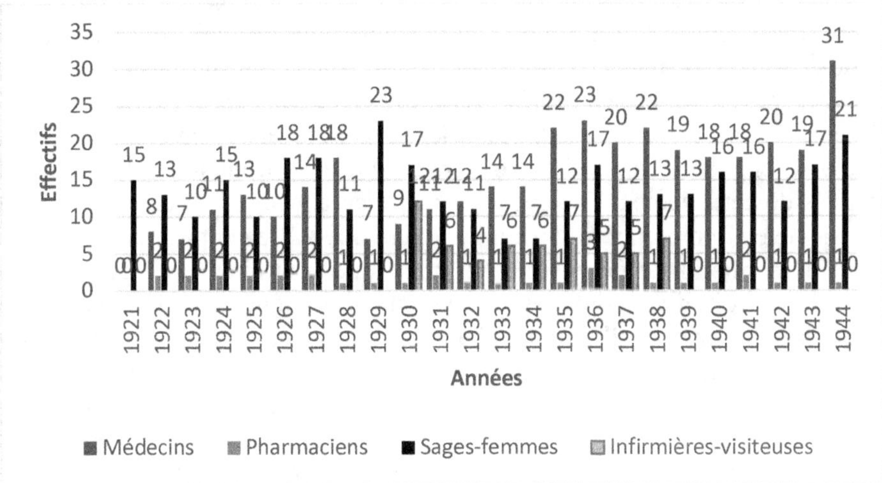

Graphique 2 – Statistique des promotions sortantes de l'École de médecine (1921-1944)[39]

La première promotion, qui compte 15 jeunes sages-femmes diplômées, quitte l'École de médecine en janvier 1922 ; celles des médecins (8) et des pharmaciens (2) sont sorties de l'établissement en août 1922[40]. Il est important de rappeler au passage que les vétérinaires africains ont fait l'objet de deux promotions seulement au Sénégal, à savoir 1923 et 1924 ; et les arrêtés du 2 mai 1919 et du 1er mai 1924, apportant d'assez nombreuses modifications aux programmes d'enseignement, décident le transfert à Bamako au Soudan français de la section de médecine-vétérinaire. Selon le Dr Aristide Le Dantec, premier directeur de l'établissement : « ce n'est pas avec les meilleurs éléments possibles, ce n'est pas avec un lot exceptionnel, que l'École de médecine de Dakar aurait fait l'expérience de ces premières années d'enseignement. C'est avec un groupe moyen, au point de vue de

37 ANS, 1H98 (163), École africaine de médecine et pharmacie de sa fondation 1918 à l'année 1947, p. 5.
38 ANS, O454 (31), Arrêté portant réorganisation de l'EMAOF. Arrêté de base du 20 décembre 1927, p. 1.
39 ANS, 1H34 (26), L'École africaine de médecine et de pharmacie de Dakar, p. 5-6.
40 Voir Annexe 3 : Les promotions sortantes de l'École de médecine, p. 293-312.

l'intelligence, des aptitudes spéciales, de la préparation antérieure[41]. » Le Dantec réitère que les « jeunes filles [...] ont fait preuve d'aptitudes très diverses, mais aucune n'a paru incapable d'arriver avec succès au terme de ses études[42]. »

Quelques années plus tard, en 1929, ils ne sont que 7 médecins diplômés à être affectés en AOF. Ce qui pousse le gouverneur général Jules Carde à se désoler : « ces demandes d'affectation sont loin d'être en rapport avec le nombre tout à fait limité d'unités susceptibles actuellement d'être fournies par l'École de médecine de Dakar. D'ailleurs, rien ne saurait mieux illustrer la présente circulaire que de lui donner, en guise de frontispice, les effectifs actuels de cette école : 17 élèves en quatrième année, 11 en deuxième, 9 en troisième et 7 en première[43]. » Carde réitère que « [l]e simple examen de ces chiffres permet donc de poser en principe que contrairement à ce que l'on serait en droit d'attendre des progrès de l'enseignement, le nombre de candidats diminue[44]. » Il finit par dire que « [c]'est précisément au moment où les efforts entrepris pour combattre plus vigoureusement les maladies épidémiques et faire pénétrer dans la masse, des notions plus rationnelles en matière d'hygiène qui vont exiger un personnel plus nombreux et plus adapté, que précisément si l'on n'y prend garde, nos moyens d'action se trouveront plus réduites[45]. » Mais force est de reconnaître que les Hollandais et les Anglais ont précédé les Français dans ce domaine. L'utilité de former des auxiliaires indigènes a bien été comprise par les Hollandais et les Anglais dans leurs colonies respectives. L'organisation de l'École de médecine indigène de Java rappelle presque en tous points celle de Dakar. Fondée depuis 1849, elle fonctionne de la façon suivante : les professeurs, au nombre de neuf, sont recrutés parmi les médecins et les pharmaciens militaires de l'armée néerlandaise. Au sortir de cette institution, les élèves diplômés sont tenus de donner gratuitement leurs soins aux indigents et d'opérer les vaccinations. Les Anglais, dans l'Inde et la Birmanie, comme les Hollandais à Java, ont su résoudre à peu de frais le gros problème de l'assistance médicale en formant des médecins indigènes. À Calcutta, Bombay et Madras, il y a de grandes Écoles médicales[46].

Par ailleurs, les rapports sanitaires des responsables de l'École de Dakar mentionnent, en revanche, fréquemment les résultats médiocres des élèves. À titre d'exemple, à la suite des examens de fin d'études de l'année scolaire

---

[41] A. Le Dantec, *op. cit.*, 1920, p. 628.
[42] *Id.*, p. 636.
[43] ANS, O163 (31), Note n° 335 en date du 18 décembre 1929, concernant le recrutement des élèves médecins auxiliaires, p. 1.
[44] *Ibid.*
[45] *Ibid.*
[46] J. Merlin, *op. cit.*, p. 23.

1931-1932, 5 élèves médecins (dont 3 de deuxième année et 2 de troisième année) et une infirmière-visiteuse de première année sont exclus de l'établissement, pour insuffisance de résultats[47]. Ce qui a amené le Dr Blanchard, directeur de l'établissement, à mentionner dans le rapport annuel de la même année : « Malgré toutes les simplifications apportées, d'année en année, aux cours théoriques, les élèves ne parviennent pas à comprendre l'exposé et les explications du professeur, tout en les transcrivant sur leurs cahiers. Ainsi, les cours se trouvent pratiquement réduits à une dictée dont l'élève apprend ensuite le sens pendant ses heures d'études à l'internat[48]. »

L'année suivante, en 1933, lors de la délibération du Conseil des professeurs, du 27 octobre, le Dr Blanchard ne trouve aucune autre formule que de proposer au conseil tous les élèves pour l'obtention du diplôme de médecin sauf Arribault About. Les reproches adressés à cet élève par le directeur de l'établissement sont l'insuffisance de note et le manquement majeur à la discipline de l'École médicale. En effet, cet élève s'est montré au cours de l'épreuve capitale de clinique médicale à l'Hôpital Principal de Dakar dépourvu non seulement de connaissances techniques suffisantes, mais surtout de bons sens. Ce futur praticien médical, en examinant un malade atteint d'adénopathies cervicales unilatérales tuberculeuses, conclut à une leucémie lymphoïde, affection exceptionnelle dont aucun cas n'est observé, à cette période, chez les populations africaines de l'AOF. Pour cette faute professionnelle, le directeur de l'établissement prit la décision de le sanctionner. Ainsi, le Dr Blanchard résume la situation par cette formule : « [l]e laisser sans sanction serait une faiblesse grave, génératrice de paresse pour un certain nombre d'élèves en droit de juger désormais les examens de l'école comme une formalité sans valeur[49]. » Ce critère constitue un point pour la profession qui veut se débarrasser ainsi des soupçons de lacunes médicales. Cet élève, même s'il est classé dernier de la promotion, a pourtant obtenu une moyenne de 14,84 pour l'ensemble de ses épreuves[50]. Mis sous surveillance, Arribault sera diplômé de l'École de Dakar l'année suivante en 1934, classé cinquième sur quatorze élèves et affecté à la colonie du Sénégal. Cette année-là, le Conseil des professeurs remarque que « certains élèves sont toujours très handicapés par la difficulté de leur élocution, par leurs fautes de français qui risquent de ternir leurs qualités techniques dans leurs rapports avec les

[47] ANS, 2G32-36, AOF : École de médecine de Dakar. Rapport annuel année scolaire 1931-1932, p. 5-6.
[48] *Ibid.*
[49] Par 7 voix contre 5 et une abstention, le conseil accepte cette proposition. ANS, O14 (31), Procès-verbal de la séance des professeurs du 27 octobre 1933.
[50] *Ibid.*

Européens[51]. » Deux ans plus tard, en 1936, les mêmes remarques sont faites par le Dr L. Sasportas qui souligne que « les résultats atteints ne sont pas ceux qui étaient poursuivis[52]. » L'homme de l'art réitère qu' « il est constant que leurs examens passés avec succès, les élèves de l'École de médecine sont loin de posséder la culture et le sens clinique indispensables à l'exercice de leur profession[53]. » Malgré ces reproches régulièrement adressés aux élèves on lit dans tous les procès-verbaux des examens des noms d'élèves suivis des Mentions très bien, bien, ou assez-bien et des appréciations comme « ces examens ont montré, dans l'ensemble, un travail satisfaisant », « les résultats aux examens sont excellents », « les élèves sont jugés laborieux et très disciplinés, respectueux et affectueux à l'égard de leurs professeurs », etc. Ceci montre les paradoxes de la formation médicale à l'École de Dakar.

Il est important de noter au passage la mobilisation générale survenue le 3 septembre 1939, date de déclaration de guerre de la France à l'Allemagne nazie qui venait d'envahir le couloir polonais de Dantzig[54]. La vie va changer ! Cette période constitue un tournant décisif dans l'élaboration des politiques sanitaires de la métropole en Afrique subsaharienne. Au seuil de cette débâcle, plusieurs médecins européens en service en Afrique française sont rentrés en France. Et, un certain nombre d'élèves, en majorité de la quatrième année de médecine, sont appelés sous les drapeaux. Ces appels ont compromis gravement la poursuite des études ; l'enseignement médical est interrompu à Dakar[55]. En ce qui concerne les élèves non mobilisés, le médecin général inspecteur Ricou, directeur général du Service de santé de l'AOF, en accord avec le médecin-colonel Henri Mercier, directeur de l'École de médecine, décide d'incorporer tous les élèves médecins[56]. En une semaine, ils sont convoqués aux magasins de la Section mixte des infirmiers coloniaux de l'AOF pour y être « habillés » et affectés à l'Hôpital Principal de Dakar, devenu une formation militaire à la mobilisation.

Les garçons ont donc quitté l'École médicale pour séjourner au camp du 7e Régiment de tirailleurs sénégalais (7e RTS) que commande le colonel Clavel[57]. C'est sous ce régime militaire que les élèves continuent leurs études, poussées jusqu'à la fin du mois de juillet au lieu de fin juin en temps normal,

---

51 ANS, 2G 34-17, AOF : École de médecine de Dakar. Rapport annuel, année scolaire 1933-1934, p. 7.

52 Dr Sasportas, « La médecine coloniale. Les écoles de médecine aux colonies », *Le concours médical. Guide précis du praticien*, Paris, cinquante-huitième année, n° 11 bis, mars 1936, p. 862.

53 *Ibid.*

54 J. I. Conombo, *op. cit.*, 1989, p. 34.

55 ANS, 2G40-27, AOF. École de médecine Jules Carde Dakar. Rapport annuel, année scolaire 1939-1940, p. 10-12.

56 J. I. Conombo, *op. cit.*, 1989, p. 34.

57 J. I. Conombo, *op. cit.*, 1989, p. 34.

pour compenser le mois consacré à l'instruction militaire[58]. En outre, les difficultés de communications entre les colonies et la métropole empêchent la relève et entraînent par conséquent l'obligation pour de nombreux médecins de prolonger leur séjour. La « propagande anglo-gaulliste » ainsi qualifiée à l'époque par l'inspecteur des services sanitaires et médicaux de « subversive » provoque quelques désertions[59]. À Dakar, il n'est donc pas possible de trouver à cette période, le nombre de médecins nécessaire pour constituer régulièrement le jury d'un concours qui dure quinze jours. Les agents de santé ont d'autres occupations plus urgentes que d'organiser des examens de fin d'études. C'est dans ce contexte particulier que le gouverneur général de l'AOF, par arrêté 3146/SSM du 12 octobre, décide de supprimer l'examen de fin d'études à titre exceptionnel. C'est l'attribution du diplôme sans examen qui a été adoptée, en se basant sur le classement trimestriel du mois de mars, donnant le rang de classement de sortie. Ainsi, la décision 3206, du 17 octobre 1939, accorde à tous les élèves le diplôme de fin de scolarité et les arrêtés 3333 et 3335 les nomment dans le cadre des médecins et sages-femmes auxiliaires[60]. Pareillement en France, la promotion 1939 des candidats à Santé Navale a été admise à l'École sans passer l'oral par mesure exceptionnelle due aux circonstances[61].

En 1940, après l'armistice du 25 juin, le Conseil de perfectionnement s'est réuni le 23 juillet, sous la présidence de l'inspecteur général de l'enseignement et en présence du médecin général, inspecteur des Services sanitaires et médicaux, en vue d'établir le classement des élèves à la sortie des examens de fin d'études. En effet, tous les élèves de la promotion ont satisfait à ces examens. Toutefois, l'élève médecin Émile Zinsou, malade au moment des épreuves, est classé à la suite et les notes qui lui sont appliquées sont celles de l'examen du premier semestre. Son confrère Masseck Ndiaye, quant à lui, atteint de tuberculose et autorisé à poursuivre ses études, obtient le diplôme de médecin auxiliaire. Ne remplissant pas les conditions d'aptitude physique, cet élève médecin, même s'il ne peut être nommé dans le cadre administratif, peut exercer la médecine, conformément à l'arrêté du 20 août 1925[62].

Cette année 1940 marque un tournant décisif dans l'élaboration des politiques françaises en Afrique subsaharienne. Elle marque la division des Français en pleine période de guerre sur le sol africain. Les principaux dirigeants de la France d'outre-mer, en resserrant les rangs, s'alignent derrière

---

[58] ANS, 2G40-27, AOF. École de médecine Jules Carde Dakar. Rapport annuel, année scolaire 1939-1940, p. 10-12.

[59] D. Domergue-Cloarec, *op. cit.*, 1986, p. 563.

[60] ANS, O14 (31), École de médecine Jules Carde, Rapport annuel 1939, p. 13-14.

[61] Entretien avec Louis-Armand Héraut, (83 ans), rencontré à Versailles (France), médecin en chef honoraire des troupes de marine à la retraite, le 4 décembre 2019.

[62] ANS, O15 (31), Procès-verbal de la séance du conseil des professeurs du 23 juillet 1940.

le gouverneur général de l'AOF, Pierre Boisson, ancien combattant mutilé de la guerre de 1914-1918 et fervent partisan du maréchal Philippe Pétain, héros de Verdun, devenu chef de l'État français, tandis que d'autres en AEF avec le gouverneur général Félix Éboué[63], gouverneur du Tchad, répondant à l'appel du 18 juin à la résistance du général Charles de Gaulle, depuis Londres, organisent la résistance à l'ennemi[64]. La flotte franco-britannique se présente au large de Dakar, le 20 septembre 1940. L'opération est pilotée par de Gaulle en personne qui veut faire débarquer ses troupes en Afrique de l'Ouest pour remonter vers le Maghreb[65]. L'homme de la providence demande à Boisson et au commandant général supérieur Barraud de laisser débarquer les forces alliées. Pourparlers longs et vains ! C'est ainsi qu'un coup de force est tenté par les troupes franco-britanniques[66]. Ces évènements survenus nous sont connus grâce au récit de souvenirs de ces heures sombres par Joseph Issoufou Conombo, ancien élève de l'École de médecine et témoin oculaire, intitulé *Souvenirs de guerre d'un « tirailleur sénégalais »* :

> « Quelques obus jetés sur Dakar reçoivent en réponse quelques tirs de canons des postes-batteries de marins placés à Gorée, au Cap-des-Biches, aux Mamelles, à Bargny, à Rufisque, etc. Une évolution désordonnée de la population dakaroise commence. La fuite éperdue de cette foule achève d'empoisonner l'atmosphère de la capitale de l'AOF. L'affolement est général : déjà loin de Dakar, à Thiès ou à Bargny, des mamans qui s'étaient jetées pêle-mêle dans les premiers wagons au départ se rendent soudain compte qu'elles n'ont plus leur enfant au dos, etc.[67]. »

Le bilan de l'opération est lourd, puisqu'on relève 177 morts et 359 blessés[68]. C'est au cours de ces évènements que l'hôpital d'instruction de l'École de médecine reçoit l'ordre de se replier sur l'École normale William-Ponty à Sébikotane, à une quarantaine de kilomètres de Dakar, dont les locaux restent vides après le départ en vacances des élèves instituteurs. L'établissement de Sébikotane est transformé en hôpital de l'arrière pour l'évacuation. Rappelons qu'en 1919, l'établissement avait été transformé en

---

63 Nous y reviendrons plus loin.

64 C. Akpo-Vaché, *L'AOF et le Seconde Guerre mondiale (septembre 1939-octobre 1945)*, Paris, Karthala, 1996, 330 p.

65 F.-X. Freland, *op. cit.*, p. 107.

66 ANS, 2G40-27, AOF. École de médecine Jules Carde Dakar. Rapport annuel, année scolaire 1939-1940, p. 13.

67 J. I. Conombo, *op. cit.*, 1989, p. 27-29.

68 Pour plus de renseignements sur ces évènements, voir A. Ndiaye, *La santé au Sénégal entre médecine curative et médecine préventive : 1895-1945*, Thèse de doctorat d'Histoire, Montpellier, Université de Montpellier III-Paul Valéry, 2004, p. 491-494.

sanatorium pour les tirailleurs tuberculeux revenus de France[69]. Les auxiliaires de santé sont affectés aux différents postes, non seulement pour suivre leur hôpital d'instruction, mais aussi pour soigner les malades[70] et blessés hospitalisés au cours du bombardement de Dakar, les 23, 24 et 25 septembre 1940[71].

Dans *Acteur de mon temps*, Joseph Issoufou Conombo écrit que « Paris a décidé, dès février 1940, notre mobilisation comme élèves médecins sursitaires dans les circonstances équipes d'incorporation avec la chéchia[72]. » L'année suivante, en 1941, ont obtenu le diplôme de fin d'études à la suite de ces examens : 18 médecins (13 Mentions bien, 4 Mentions assez bien) 2 pharmaciens (2 Mentions bien). Quant aux élèves sages-femmes, à la suite des examens de sortie (octobre 1941), 16 ont obtenu leur diplôme (15 Mention bien, 1 Mention assez bien). Une d'entre elles, originaire du Dahomey, n'ayant pu, pour raison de santé, être nommée dans le Cadre de l'AMI, un congé d'un an lui a été accordé[73].

Sur les 20 élèves médecins et pharmaciens diplômés, seuls 3 ont rejoint leurs colonies d'affectation après leur nomination dans le Cadre de l'AMI[74] et les 17 autres sont incorporés à la Section mixte des infirmiers coloniaux à Dakar. Après avoir accompli six mois de service, ils suivent le peloton spécial du service de santé pendant trois mois. C'est par la suite qu'ils sont détachés au 7e RTS pour être mis à la disposition du médecin-chef du régiment pour la durée de leur stage[75].

De l'ouverture de l'École de médecine de l'AOF à la Conférence de Brazzaville en 1944 – nous y reviendrons largement au chapitre IV –, avec la réforme de l'établissement, ils sont au total 788 élèves à décrocher leur diplôme, dont 360 médecins, 34 pharmaciens, 336 sages-femmes et 62 infirmières-visiteuses[76].

---

69 ANS, 1H98 (163), École africaine de médecine et pharmacie de sa fondation 1918 à l'année 1947, p. 1-5.
70 J. I. Conombo, *op. cit.*, 1989, p. 27-29.
71 ANS, 2G40-27, AOF. École de médecine Jules Carde Dakar. Rapport annuel, année scolaire 1939-1940, p. 13.
72 J. I. Conombo, *Acteur de mon temps. Un Voltaïque dans le XXe siècle*, Paris, L'Harmattan, 2003, p. 76.
73 Toutefois, notons que les obligations militaires n'entrent pas en ligne de compte pour les élèves filles. ANS, 2G41-8, AOF : École de médecine Jules Carde Dakar. Rapport annuel scolaire, année 1941, p. 11.
74 Il s'agit de 2 médecins auxiliaires exemptés ou réformés et 1 pharmacien auxiliaire originaire du Togo.
75 *Ibid.*
76 Voir Annexe 3 : Les promotions sortantes de l'École de médecine, p. 293-312.

Les stages hospitaliers de « réimprégnation » scientifique et de perfectionnement

À côté de l'enseignement fondamental, il existe à l'École de médecine des stages de réajustement doctrinal des connaissances professionnelles, enseignement complémentaire de perfectionnement, pour éviter la déliquescence des savoirs et pour permettre une promotion interne. Cette pratique n'existait pas en France à l'époque : les médecins étaient libres et sans contrôle de parfaire leurs connaissances. En AOF, les jeunes auxiliaires de santé, lorsqu'ils quittent Dakar, et qui sont en service à côté d'un médecin européen, peuvent maintenir et poursuivre leurs connaissances techniques, puisqu'ils ont à leur portée le conseiller capable de les aider et de les guider dans leurs travaux. En revanche, ceux qui se trouvent seuls dans des dispensaires ou des maternités de « brousse » éprouvent les plus grandes difficultés à se procurer les ouvrages et revues nécessaires à leur perfectionnement. Or la recherche de ce perfectionnement est indispensable pour qu'ils puissent envisager une carrière normale, en passant, avec succès, le concours d'entrée au stage hospitalier de réimprégnation scientifique[77]. À l'inverse, des médecins africains chevronnés ayant acquis une bonne connaissance de leur pratique quotidienne de la chirurgie sont capables de la fournir à de jeunes médecins frais émoulus de l'École d'application des Troupes coloniales du Pharo[78].

Le gouverneur général Jules Carde (1923-1930) tient beaucoup à ces stages qui, à ses yeux, doivent permettre aux auxiliaires de santé de se ressourcer d'autant que la formation qu'ils avaient reçue était brève et leur éloignement dans les postes ruraux leur faisait oublier certaines notions élémentaires de leur métier qu'ils avaient appris à l'École de Dakar[79]. C'est pourquoi, après six à huit ans d'exercice, les médecins auxiliaires sont promus médecins auxiliaires de première classe. Pour accéder aux grades suivants, il leur faut accomplir un stage hospitalier de réimprégnation et de perfectionnement d'une durée de six mois, dont trois à l'hôpital du chef-lieu de leur colonie d'affectation sous la direction effective d'un médecin européen et trois autres à l'École de médecine et à l'HCII[80]. La formation est identique pour les pharmaciens et les sages-femmes. La formule de l'école, écrit le Dr Blanchard,

[77] ANS, O163 (31), L'École de médecine de l'AOF (de sa fondation (1918) à l'année 1934), p. 25.

[78] Entretien avec Louis-Armand Héraut, (83 ans), rencontré à Versailles (France), médecin en chef honoraire des troupes de marine à la retraite, le 4 décembre 2019.

[79] E. M. Mbaye, *op. cit.*, p. 36.

[80] ANS, O163 (31), L'École de médecine de l'AOF (de sa fondation (1918) à l'année 1934), p. 25.

est avant tout de faire d'eux « d'abord de bons cliniciens, ensuite de bons hygiénistes[81] ». Il n'est pas question d'aller plus loin.

À l'issue de ce stage, les auxiliaires de santé subissent la première partie d'un examen d'aptitude comportant des épreuves écrites. En effet, ceux qui satisfont la première partie de l'examen d'aptitude sont dirigés vers l'HCII, corollaire de l'École médicale. Ce stage de réimprégnation scientifique et de perfectionnement est ouvert chaque année à Dakar, du 1er juillet au 1er octobre, après un concours d'admission. À la fin du stage, les candidats passent la deuxième partie de l'examen d'aptitude comportant des épreuves orales, des épreuves cliniques, des épreuves pratiques et de laboratoire et une question d'épidémiologie et de prophylaxie. Ces programmes de l'examen d'aptitude ainsi que les conditions dans lesquelles sont effectués les stages sont fixés par le directeur général de la santé publique en AOF. Le jury d'examen est composé du directeur général de la santé publique en AOF, du directeur de l'École de médecine, d'un professeur chargé de cours ou d'une sage-femme diplômée française, de deux médecins européens de l'AMI ou des troupes coloniales[82]. Les candidats ayant satisfait aux examens et stages reçoivent un certificat d'aptitude qui est versé à leur dossier pendant les trois années qui suivent, tandis que ceux ayant échoué à la première partie peuvent se présenter à nouveau sans obligation du stage de perfectionnement à la seconde partie de l'examen d'aptitude[83].

Ainsi, l'enseignement de base est organisé au Sénégal afin de donner le plus vite possible à ces agents des connaissances immédiatement opérationnelles et à supprimer les considérations théoriques, dans la mesure du possible. C'est ce qui fait dire au Conseil d'administration de l'établissement que « si le total des connaissances apprises durant leur cursus scolaire à l'École de médecine constitue un bagage relativement solide et pratique, l'organisation des stages pour l'accès au grade supérieur du Cadre, le principalat, contribue à pallier dans une certaine mesure, la brièveté relative de l'enseignement[84]. »

À la fin de l'année scolaire 1933-1934, 23 médecins auxiliaires, 3 pharmaciens et 25 sages-femmes se sont présentés au concours d'entrée au stage hospitalier de réimprégnation scientifique. À l'issue de cet examen, seuls 4 médecins et 10 sages-femmes se sont montrés excellents, preuve certaine d'un travail persévérant et ininterrompu depuis leur sortie de l'École de médecine ; 15 médecins et 11 sages-femmes ont fait preuve d'une continuité

---

81 Dr Blanchard, *op. cit.*, n° 33, 1935, p. 111.
82 ANS, 1H98 (163), Organisation de l'accès au principalat, p. 63-64.
83 ANS, 1H98 (163), Arrêté du 14 août 1944 portant organisation et réglant le fonctionnement l'EAMP de Dakar, p. 59-60.
84 ANS, 1H98 (163), EAMP. Conseil d'administration (1951), rapport d'inspection de la FOM, p. 5-6.

satisfaisante dans l'effort et d'une réaction suffisante contre l'esprit de routine médicale qui guette tout praticien isolé dans un poste rural ; et les autres se sont montrés médiocres et ont été ajournés. Selon le Dr Maurice Blanchard, directeur de l'établissement : « il est à présumer que parmi ceux-ci quelques-uns seront définitivement incapables d'accéder à l'échelon principal[85]. » Pour les infirmières-visiteuses, par exemple, rares sont celles qui travaillent après avoir quitté l'École de médecine et qui réussissent dans ce métier. Le Dr Blanchard résume la situation de la façon suivante : « une appréciation sur les résultats obtenus dans le relèvement de la valeur morale des diplômés de l'École de Dakar est beaucoup plus difficile à porter avec exactitude. On peut cependant constater que les manquements à la conscience professionnelle et à l'honnêteté se font de plus en plus rares et sont de moins en moins sanctionnés[86]. » Ces faits se sont confirmés quelques années après. En 1937, les épreuves écrites ont éliminé 5 médecins sur 7 et 3 sages-femmes sur 4. Ce qui montre les nombreuses insuffisances de ces fonctionnaires à leur arrivée à Dakar pour les stages de principalat. Ainsi, le successeur du Dr Blanchard, le médecin lieutenant-colonel François-Pierre Crozat (1935-1939), dans son rapport annuel de 1936-1937, écrit que « les résultats de ces examens confirment qu'un certain nombre des auxiliaires doivent être plus surveillés qu'ils ne le sont dans l'exécution de leur service ; qu'il est nécessaire d'entretenir chez eux une instruction générale technique suffisante pour les intéresser à leur profession, et leur éviter de commettre certaines erreurs[87]. » Pour faire face à cette difficulté, Dr Crozat, personnage central de l'établissement, propose que les chefs du service de santé organisent des stages, soit au chef-lieu, soit dans les centres importants où les jeunes seraient imprégnés, sous la direction des médecins européens expérimentés. C'est au cours de ce stage que les médecins auxiliaires revoient complètement leur sémiologie et rafraîchissent leurs connaissances en pathologie et en thérapeutique[88].

Le médecin général Henri Mercier[89], directeur de l'École de médecine de 1939 à 1941, note cependant que « les candidats, à leur arrivée pour les stages de principalat, présentent dans leurs connaissances des lacunes importantes ». Pour le chef d'établissement, « certaines de ces lacunes sont le fait d'une spécialisation étroite et d'autres sont dues à la difficulté, quand, le médecin

[85] ANS, O163 (31), L'École de médecine de l'AOF (de sa fondation à l'année 1934), p. 26-27.
[86] *Ibid.*
[87] ANS, O14 (31), Rapport annuel, année scolaire 1936-1937.
[88] *Ibid.*
[89] Pour plus d'information sur le médecin général Henri Mercier, cinquième directeur de l'École de médecine (1939-1941), voir notre thèse de doctorat d'histoire, p. 496-497.

indigène est isolé, de garder le contact avec une ambiance médicale suffisante[90]. »

Il est important de rappeler au passage que la majorité des auxiliaires africains étaient en service dans les dispensaires de « brousse », comme à Kankan, à Kindia (Guinée), à Kédougou, à Bakel, à Matam (Sénégal), à Agboville, à Grand-Lahou, à Sassandra, à Tabou (Côte d'Ivoire), à Kita, à Bafoulabé, à Mopti, à Bandiagara, à Yélimané (Soudan français), à Djougou, à Nikki, à Parakou, à Bembéréké (Bénin), à Koudougou, à Kaya, à Ouahigouya (Haute-Volta), etc. Ce qui empêche, en effet, beaucoup d'entre eux d'avancer dans leur carrière pour parvenir au principalat ; car étant loin des grands centres médicaux pour reprendre contact avec les services hospitaliers, où des cours préparatoires sont professés. Ces agents éprouvent de la peine à préparer le concours dans de bonnes conditions.

Il faut également mentionner qu'en raison de la mobilisation, un arrêté du 17 octobre 1939 supprime provisoirement l'examen d'aptitude au principalat, et un autre arrêté du 28 février 1940 supprime le stage de préparation au principalat sauf pour les sages-femmes. En effet, un grand nombre de médecins et pharmaciens indigènes candidats sont soit appelés sous les drapeaux, soit immobilisés dans leurs postes par d'impérieuses obligations. Ainsi, à la vue de ces perturbations, bénéficiant de conditions exceptionnelles, tous les stagiaires sont déclarés aptes au grade de principal et le rang de classement est déterminé par les notes obtenues aux diverses épreuves passées pendant le stage[91].

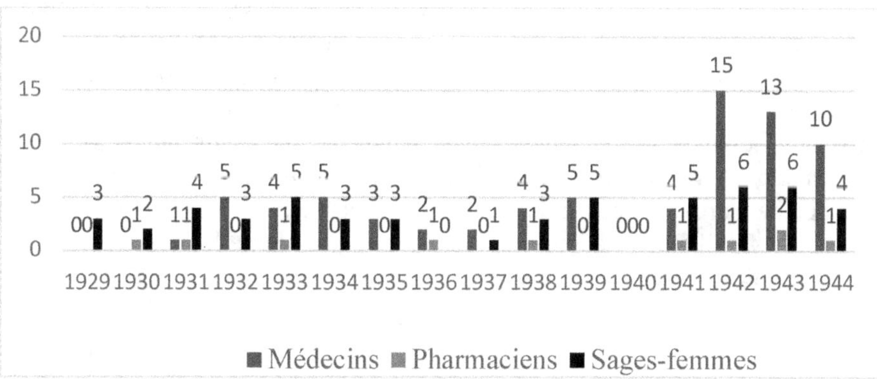

Graphique 3 – Statistique des auxiliaires médicaux principaux[92]

[90] ANS, O14 (31), École de médecine de l'AOF. Rapport annuel de l'année scolaire 1938-1939, p. 15.

[91] ANS, O14 (31), École de médecine de l'AOF. Rapport annuel de l'année scolaire 1938-1939, p. 14.

[92] Ils sont déclarés aptes au grade de médecin auxiliaire principal de l'Assistance médicale de l'AOF : Henri Lorofi, Oumar Ba, Amadou Guèye, Amadou Diop et Cheikh Biram Kassé. Cf.

Comme le montre le graphique ci-dessus, de l'ouverture à la fermeture de l'École de médecine de l'AOF, ils sont au total 73 médecins, 10 pharmaciens et 53 sages-femmes à avoir satisfait aux examens et stages de principalat. Rappelons toutefois que l'instruction ministérielle du 27 mars 1939, dans les mois précédant la guerre, donne aux médecins auxiliaires la possibilité d'être admis à l'École du service de santé des troupes coloniales, le Pharo à Marseille. Ils doivent réunir les mêmes conditions que les candidats français et passer les mêmes épreuves. N'ayant pas reçu une formation identique, cela leur est donc extrêmement difficile. De plus, selon Danielle Domergue-Cloarec : « c'est une admission du bout des lèvres »[93] car s'il faut qu'ils réunissent les mêmes conditions, ils ne sont pas nommés au même titre. On les met en surnombre à titre indigène. Ils doivent en outre souscrire un engagement spécial de servir autant de temps entre leur entrée et leur sortie plus six ans. Cette situation peu satisfaisante, et pour laquelle il ne semble pas y avoir eu de candidats, prend fin avec le décret du 11 août 1944 transformant l'École de Dakar en École africaine de médecine et de pharmacie et en dotant les médecins d'un cadre. Le terme d'auxiliaire à connotation péjorative disparaît des textes officiels et est remplacé par le terme africain. Mais au-delà de ce changement d'appellation, ils ne restent pas moins sous les ordres des médecins européens[94].

Après la fermeture de l'établissement, l'EAMP qui ouvre ses portes en 1944, continue à assurer les stages hospitaliers de réimprégnation scientifique. Ainsi, de 1945 à 1950, ils sont 62 médecins, 48 sages-femmes et seulement 4 pharmaciens à satisfaire aux stages de principalat.

D'une façon générale, on s'accorde à dire que les médecins principaux sont généralement considérés comme de bons éléments et même des éléments brillants. Ceux qui ont échoué au principalat sont par contre jugés tout juste bons à servir en sous-ordre. Dans l'ensemble, force est de reconnaître qu'ils rendent de bons services puisque dirigeant seuls bien des circonscriptions sanitaires. D'ailleurs, « aucun reproche sur ce plan-là ne leur est adressé »[95], écrit Danielle Domergue-Cloarec.

ANS, O163 (31), Décision n° 3208 du 17 octobre 1939 du gouverneur général de l'AOF. Elles sont déclarées aptes au grade de sage-femme auxiliaire principale de l'Assistance médicale de l'AOF : mesdames Bresson, Dicko, Montanary, Dech Ambenoit et Diop. Cf. ANS, O163 (31), Décision n° 3438 du 15 novembre 1939 du gouverneur général de l'AOF & ANS : 1H34 (26), Rapport général (1951).

[93] D. Domergue-Cloarec, *op. cit.*, 1986, p. 569.

[94] *Ibid.*

[95] *Id.*, p. 915.

Aperçus des itinéraires médicaux de quelques diplômés de la première génération

Pour mener le combat contre la mortinatalité, la mortalité infantile, les grandes endémies ou endémo-épidémies et les maladies sociales, le gouvernement français a constitué un corps de médecins coloniaux qui, chargés de la direction supérieure des services médicaux, répandent l'influence de la France par l'intermédiaire d'équipes d'auxiliaires indigènes formés par leurs soins et sous leur direction. Il s'agit des médecins, pharmaciens, sages-femmes et infirmières-visiteuses formés à l'École de Dakar.

À la fin de leur formation, ces jeunes fonctionnaires sont affectés dans les différentes formations sanitaires de l'Afrique subsaharienne française. Ils sont destinés à servir dans des postes ruraux de l'AMI et de l'organisation de lutte contre des grandes endémies et à se consacrer à la médecine itinérante en « brousse » au lieu de subir l'attraction irrésistible de grands centres urbains et de leurs hôpitaux[96]. Plus près que les médecins européens, parlant à la fois la langue française et les langues vernaculaires, ils entrent immédiatement en rapport avec la population africaine dont ils comprennent les mentalités et les subtilités presque toujours ignorées des médecins européens. C'est à eux qu'incombe la tâche de soigner ces affections diverses et de donner des conseils d'hygiène aux populations locales pour leur faire comprendre les moyens d'éviter les affections contagieuses dans leurs familles ou dans les autres milieux sociaux qu'ils fréquentent.

Le personnel médical masculin

Formés à l'École de Dakar, les médecins auxiliaires y ont passé quatre années d'internat durant lesquelles ils ont reçu une instruction professionnelle stricte. Au Sénégal, ils ont vécu la plus grande partie de leur temps à l'IICII, à la polyclinique de l'Institut d'hygiène social et à la maternité africaine de Dakar, au contact direct des malades. À l'issue de cette formation, ils ont donc le titre de médecins auxiliaires et ne peuvent pratiquer que la « médecine indigène » ; autrement dit, ils ne sont habiletés à prodiguer leurs soins qu'aux populations africaines les plus diverses[97]. Dans certaines conditions administrativement délimitées, ils sont habilités à donner leurs soins à des colons européens vivant en campagne ou dans des petites localités dépourvues

[96] M. Sankalé, *op. cit.*, p. 39.
[97] P. Barthélémy, *op. cit.*, 2010, p. 19.

de médecin européen. Mais ils doivent en faire le rapport à l'autorité administrative, dont ils dépendent[98].

Le médecin doit faire œuvre d'hygiéniste-urbaniste, en veillant à l'hygiène de l'individu et de l'habitation, en ordonnant les mesures de protection contre les épidémies. Selon un calendrier établi, il doit pratiquer aussi la médecine mobile et les tournées de vaccinations, en parcourant les routes, les sentiers de la « brousse » et même les voies fluviales, pour aller distribuer le remède ou l'inoculation bienfaisante. C'est ce qui fait dire à Raoul Follereau, président fondateur d'une société humanitaire de lutte contre la lèpre, que « sur les pistes, on les rencontre en voiture ou à bicyclette. Dans les chantiers, ils vont à pieds…, leur baluchon sur l'épaule, leur petite boîte à la main. Ils sont gais, souriants, infatigables. Lorsqu'ils arrivent au village […] chacun leur fait fête. […] Leur boîte est pleine d'ampoules ; leur baluchon, de pansements. Mais ils apportent quelque chose qui est meilleur encore et plus nécessaire : l'espoir[99]. » Parfois, le médecin assume les fonctions de vétérinaire et même de douanier, quand il s'agit d'arraisonner les pirogues qui circulent en contrebande. C'est au cours de ces randonnées qu'ils prennent peu à peu contact avec les populations autochtones pour leur inspirer confiance et ils deviennent des notabilités respectées.

En l'absence des médecins européens, ils restent au poste pour assurer le service. Certains ont en charge la salle d'opération, d'autres une subdivision sanitaire autour d'un centre de santé rural. Ils accompagnent les médecins européens dans leurs tournées d'hygiène sociale dans les villages de leur ressort et leur donnent des informations qui pourraient leur échapper. Leur entremise est précieuse pour communiquer avec les populations africaines en général, les chefs de village en particulier. Mieux que l'Européen, ils peuvent comprendre toutes les réticences des patients qui ne connaissent que l'ethnomédecine africaine.

Ils organisent les visites médicales dans les écoles[100], visites particulièrement utiles dans les petites classes, où ils s'attachent à obtenir le dépistage précoce des endémies et des maladies sociales dont ils assurent la prophylaxie et le traitement[101]. Ils ont donc un rôle d'éducateur de la population, en opérant la liaison étroite avec les instituteurs d'établissements, leurs anciens camarades d'École normale William-Ponty, qualifiés de « mangeurs de craies » par Jean-Hervé Jézéquel ou de « hussards noirs de la

[98] Entretien avec Louis-Armand Héraut, (83 ans), rencontré à Versailles (France), médecin en chef honoraire des troupes de marine à la retraite, le 4 décembre 2019.
[99] R. Follereau, *op. cit.*, 1959, p. 121.
[100] ANS, 1H105 (163), Instruction générale sur le fonctionnement du service général de l'inspection médicale des écoles dans les chefs-lieux de colonies de l'Afrique française, p. 6.
[101] Cf. *JOS*, 1940, Circulaire n° 762 S.S.M. du 20 mai 1940 au sujet de la lutte contre la mortalité infantile, p. 370.

colonie » par Céline Labrune-Badiane et Étienne Smith, une catégorie de lettrés invitée à prendre part à la constitution de la « bibliothèque coloniale »[102]. Ainsi, si les instituteurs d'écoles doivent enseigner aux élèves les rudiments théoriques d'hygiène, les médecins, quant à eux, doivent profiter de toutes les occasions pour faire à ces mêmes enfants de l'hygiène pratique. C'est pourquoi, ils profitent de ces visites périodiques aux écoles, qui ne sont pas de rapides séances de vaccinations, mais des visites sanitaires complètes, telles que celles pratiquées à Dakar au cours de leurs stages hospitaliers[103]. Ces visites permettent, en effet, de suivre les enfants, de dépister les maladies aiguës, chroniques et sociales, telles que la tuberculose, la syphilis, etc. De surcroît, les médecins auxiliaires visitent les locaux du point de vue hygiénique. Ils font des conférences pratiques sur quelques sujets intéressant particulièrement le pays où ils travaillent, comme la lutte contre le moustique, le rat, la mouche tsé-tsé, la mouche, la vermine, etc.[104].

Pour rendre plus fécondes leurs tâches, ils forment des infirmiers et des infirmières indigènes en leur transmettant des enseignements médicaux[105] indispensables à leur pratique. En plus des préoccupations quotidiennes de médecine qui sont les leurs, ces « hommes de sciences » sont devenus au fil des années ce que Cyrille Dominique Aguessy, diplômé de l'École de médecine et major de la promotion 1927, appelle des « éclaireurs » du service de santé[106]. Cette idée est corroborée par son confrère Fadel Diadhiou, médecin d'État à la retraite, professeur honoraire en gynécologie obstétrique, qui soutient que « les médecins formés à l'École de Dakar avaient non seulement des connaissances, mais des connaissances gestuelles pratiques. Aujourd'hui, on voit des médecins partir en Europe apprendre des techniques très pointues, mais il leur manque une formation de base indispensable à la médecine africaine ordinaire[107]. »

Issus de différentes colonies et parlant le dialecte local, ils ont contribué à favoriser la pénétration de la médecine occidentale en Afrique subsaharienne. Les itinéraires de certains restent exceptionnels pour leur génération. C'est le cas du médecin auxiliaire Dominique Coco Hospice, né en 1902 à Cotonou au Dahomey, sorti major de la première promotion de l'École de médecine.

---

[102] C. Labrune-Badiane & É Smith, *op. cit.*, p. 12.

[103] C. Aguessy, « Rôle du médecin africain et de la sage-femme africaine dans l'Assistance médicale », *Hygiène sociale. Revue médicale internationale (Métropoles, Colonies, Pays chauds)*, Paris, Journées médicales coloniales, n° 62, septembre 1931, p. 193-198.

[104] C. Aguessy (médecin auxiliaire), *op. cit.*, 1931, p. 1162.

[105] *Ibid.*

[106] A. Adjagbé, *La lutte contre le paludisme en Côte d'Ivoire : directives internationales et pratiques médicales (1948-1996)*, Thèse de doctorat d'Histoire, Paris, Université Paris I Panthéon-Sorbonne, 2017, p. 183.

[107] Entretien avec Fadel Diadhiou (76 ans), rencontré au Point-E (à son cabinet médical), médecin d'État à la retraite, professeur honoraire en gynécologie obstétrique, le 20 juin 2011.

Jouissant du privilège accordé aux deux premiers des promotions de choisir leur lieu d'affection, le jeune médecin a le droit de choisir la colonie ou le territoire de son affectation. Il opte ainsi pour le Togo, alors territoire sous mandat de la France, par le besoin de resserrer les liens familiaux et de vivre les fascinations des images de ce pays reçues en son enfance. Il débarque à Lomé, chef-lieu de la colonie, le 25 janvier 1923. Il prend fonction, le 20 février de la même année, à Atakpamé. Figure légendaire parmi les anciens élèves de l'École de médecine, Dominique Coco Hospice a passé toute sa carrière au Togo qu'il a sillonné du Sud au Nord. C'est ainsi qu'il a été invité à présider, le 27 juin 1953, aux côtés du fondateur de l'École de Dakar, le médecin général Aristide Le Dantec, la sortie de la 32e et dernière promotion de cet établissement.

Gaspard Camara, né à Saint-Louis du Sénégal en 1901, est diplômé de l'École de médecine en 1924. À 23 ans, il devient l'un des plus jeunes médecins en exercice en Afrique, au Sud du Sahara. Il a servi d'abord dans les confins du Cayor : Thiès, Tivaouane, Mékhé et Louga, avant d'être réaffecté à Tambacounda, dans le Sénégal oriental, puis à Dakar. Le jeune médecin sillonne plusieurs villages de ces localités pour essayer d'éradiquer la peste bubonique qui sévissait dans ces zones. Ainsi, il a même fait déplacer plusieurs villages sérères du Sine[108] pour les sauver de cette épidémie qui ravage la population, raison pour laquelle il avait beaucoup de chevaux pour pouvoir se rendre par des pistes dans ces lieux très reculés et dépourvus de route. Au cours cette période, Camara s'est forgé une réputation de bon samaritain. Grâce à sa générosité, il est surnommé le médecin des « Miskines[109] », c'est-à-dire des démunis. En 1949, il quitte la blouse de médecin généraliste pour enfiler celle de pédiatre au Centre de PMI de la Médina. Plus tard, il exercera son métier au Centre Repos Mandel[110], avant d'ouvrir son cabinet médical à la Médina en 1958. Il est mis en retraite en 1964, après 40 ans de service ininterrompu. Pendant cette longue carrière, il n'a bénéficié qu'à deux reprises de congés d'une durée de trois mois[111]. Détenant plusieurs distinctions à son actif, le Conseil municipal de Dakar va achever sa noble mission en donnant son nom à un centre de santé vers la fin des années 1980[112] au quartier Sicap Amitié. Parmi ces médecins africains,

---

108 Sine est un ancien royaume précolonial, situé le long de la rive nord du delta du Saloum dans l'actuel Sénégal.

109 Miskine est un terme d'origine arabe. Le terme signifie pauvre.

110 Actuel Hôpital Abass Ndao, en hommage au ministre des Colonies Georges Mandel assassiné, en 1940, en forêt de Fontainebleau par des miliciens.

111 A. Houemavo (épouse Grimaud), *op. cit.*, 1979, p. 50.

112 A. Kane, « Gaspard Kamara : Le médecin des nécessiteux », https://www.senenews.com/art-de-vivre/portrait/gaspard-kamara-le-medecin-des necessiteux_10392.html, (page consultée le 18 juillet 2020).

s'il y a un nom qui a retenu notre attention, c'est celui de Félix Houphouët qui fait partie de cette pépinière d'élites formées à l'École médicale de Dakar.

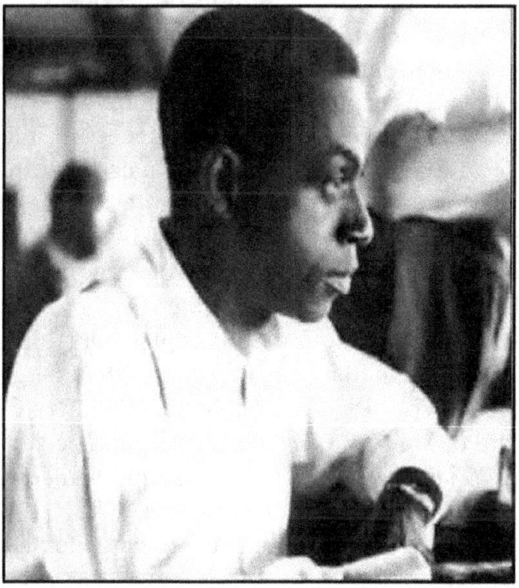

Figure 15 – L'élève médecin Félix Houphouët, au début des années 1920[113]

Sa vie nous est connue par divers écrits d'auteurs contemporains, et elle est exemplaire à plusieurs égards. Né le 18 octobre 1905 dans le cercle ivoirien du Nzi-Comoé, orphelin de bonne heure, appartenant à une famille noble, Houphouët effectue d'abord son cycle d'études primaires à Bingerville, centre intellectuel de la Côte d'Ivoire[114], puis secondaires à l'École normale William-Ponty de Gorée, avant d'être admis à l'École de médecine de Dakar en octobre 1921, où il sort major de la quatrième promotion à 20 ans, le 20 octobre 1925[115]. Comme Dominique Coco Hospice, il décide d'exercer en Côte d'Ivoire chez-lui, comme son suivant de la promotion Jean Isidore Houessou qui décide, lui aussi, d'exercer au Dahomey, sa colonie d'origine.

Le bateau emmène le jeune médecin de troisième classe, Houphouët, à Grand-Bassam en Côte d'Ivoire, où il débarque le 21 novembre de la même

113 Anonyme, « Félix Houphouët en image », https://ww.google.fr/Félix+houphouët-boigny+image, (page consultée le 4 août 2020).

114 Adjamé-Santey est débaptisée, en faveur de celui de Bingerville, en hommage à Louis-Gustave Binger, premier gouverneur de la Côte d'Ivoire française (1893-1895). Voir D. Domergue-Cloarec, *op. cit.*, 1986, p. 101.

115 A. Sékré Gbodjé, « Félix Houphouët-Boigny, médecin, et homme politique », *De l'École africaine de médecine à la faculté de médecine, de pharmacie et d'odontostomatologie*, Dakar, Centenaire de la FMPOS, du 1er au 6 décembre 2018, p. 33.

année. Deux jours après, il est affecté en sous-ordre à l'hôpital d'Abidjan, qui n'est pas encore la capitale du pays laquelle est en concurrence avec Bingerville. Après un an et quelques mois de service, le 27 avril 1927, il est affecté comme chef du service médical du cercle de Guiglo, dans l'Ouest de la colonie, où il restera jusqu'en mai 1929. Le 17 septembre de la même année, il est muté de Guiglo à Abengourou, capitale du royaume de l'Indénié[116], pour occuper le poste vacant après le départ du médecin Callot le 27 avril[117]. Il ressent cette affectation comme une promotion car le poste avait toujours été réservé aux médecins européens[118]. Au début des années 1930, les autorités coloniales découvrent que Houphouët avait fait publier dans une feuille politiquement contestataire de Dakar, « le Progrès colonial », un article : « On nous a trop volés[119] », article diffusé en Côte-d'Ivoire sous le manteau, et qui avait fini par déclencher une grève des petits planteurs refusant de vendre leurs produits à bas prix et même leur cacao aux « traiteurs » grecs et libanais. La sanction tombe le 3 février 1934 et Houphouët est réaffecté à Dimbokro, à 240 kilomètre au Nord d'Abidjan. C'est de cette localité, cette fois à sa demande, qu'il est muté, le 29 janvier 1936, à la circonscription médicale de Toumodi[120], centre du pays et proche de sa région d'origine.

L'arrêté n° 1896 du 8 juin 1939 du gouverneur général de l'AOF, Mondon, place Houphouët en position de « congé hors-cadre », avec pour motif, tout à fait honorable pour chacune des parties, sa nomination à la tête de la tribu des Akoués, cercle de Dimbokro. Sa carrière médicale vient de prendre fin, après 15 années passées dans la Côte d'Ivoire profonde[121]. Il abandonne sa blouse blanche de médecin pour débuter une nouvelle carrière agricole, syndicale puis politique sous le nom de Félix Houphouët-Boigny[122].

Fidèle en son amitié, Houphouët-Boigny invite son professeur Dr Aristide Le Dantec, premier directeur de l'École de médecine, aux festivités de l'indépendance de la Côte d'Ivoire. Dans son discours à l'assemblée, le premier Président ivoirien adresse ce message à son invité personnel : « Et c'est avec beaucoup d'émotion que je cherche dans cette salle un homme, un des vôtres, un des nôtres qui, dans sa jeunesse, m'avait enseigné par l'exemple

---

[116] Indénié est la région des planteurs en Côte d'Ivoire.

[117] J. Le Bras, « Quand les médecins coloniaux notaient le médecin-auxiliaire Félix Houphouët, futur président de la Côte d'Ivoire », *Histoires vécues*, n° 133, 96e année, décembre 2016, p. 52, in « Fraternité-Matin » du 26 octobre 1980.

[118] A. J. A. Brou, *L'évolution du langage à travers les discours politiques en Côte d'Ivoire des présidents Félix Houphouët-Boigny Laurent Gbagbo de 1960 à 2010*, Thèse de doctorat de Traduction & d'Interprétation, Salamanque, Université de Salamanque, [n.d.], p. 43.

[119] A. J. A. Brou, *op. cit.*, p. 44.

[120] J. Le Bras, *op. cit.*, p. 52.

[121] Cf. Cahier du Centenaire de la Faculté de médecine, de pharmacie et d'odontostomatologie : hommage aux disparus, p. 8.

[122] J. Le Bras, *op. cit.*, p. 52.

que vivre c'était se donner, et c'est en m'efforçant chaque jour de faire de cet enseignement la loi de mon action, que j'ai pu rendre quelques services à mon beau pays attaché au vôtre à la fois par la raison et par le cœur[123]. » En 1978, le père de l'indépendance de la Côte d'Ivoire, Nanan Houphouët, exprime en termes chaleureux son indéfectible reconnaissance envers l'École de Dakar et ses maîtres et les officiers du Service de santé d'outre-mer qui, avec tant de courage et de dévouement, ont œuvré au service des populations d'Afrique noire. Ils ont, en cela, honoré la devise de leur école : « Sur mer, au-delà des mers, toujours au service des hommes[124]. »

Contrairement à Félix Houphouët avec sa blouse de médecin, nous avons découvert la personnalité de Joseph Issoufou Conombo[125], né en 1917 à Tampinko dans le cercle de Kombissiri[126] au Sud de Ouagadougou en Haute-Volta. Il a fait ses études élémentaires à Ouagadougou puis à Bingerville. En tant qu'élève médecin, en pleine formation à Dakar, Conombo est appelé sous les drapeaux pendant la guerre de 1939-1945. Dans ses *Souvenirs de guerre d'un « tirailleur sénégalais »*, le médecin auxiliaire, matricule 51084, raconte avec précision les expériences qu'il a vécues dans l'armée française, du débarquement de Provence à la paix et au retour en Afrique, en passant par la bataille de l'Alsace, la Strasbourg libérée, les derniers soubresauts de la guerre en Allemagne. Cette tragédie a conduit sur le sol français de nombreux fils d'Afrique pour participer à la libération de la « Mère-Patrie ». C'est toute l'histoire des évènements qui se sont déroulés avant et pendant le conflit en Afrique d'abord et en Europe ensuite, histoire où alternent des moments pénibles, humiliants et des jours exaltants racontée par Conombo[127]. Dans le dernier chapitre de ses *Souvenirs*, il relate un fait étonnant : à la fin de la guerre, lui et ses camarades de l'École de Dakar (Jérôme Ebagnerin, Guindo Bairé, Alexis Amoussou et Edmond Tété[128]), refusant le rapatriement, font tout pour être démobilisés sur place car des démarches étaient en cours pour leur permettre de s'inscrire à la faculté de médecine de Paris pour poursuivre

[123] F. Houphouët-Boigny, discours du 7 août 1960, cité par A. J. A. Brou, *op. cit.*, p. 203.

[124] H. Baylon (médecin général), « L'œuvre du service de santé des armées en Afrique noire d'expression française », *Bulletin de l'Académie nationale de médecine*, tome 165, n° 4, séance du 31 mars 1981, p. 456 & R. Laroche & B. Maistre, « École du Pharo – Le Pharo », *Médecine tropicale. Revue francophone de pathologie et de santé publique tropicales*, Bimestriel, vol. 71, n° 1, février 2011, p. 19.

[125] Pour plus d'information sur Joseph Issoufou Conombo, nous renvoyons les lecteurs à ses deux livres autobiographiques : J. I. Conombo, *op. cit.*, 1989, 199 p. & J. I. Conombo, *op. cit.*, 2003, 233 p.

[126] Kombissiri est localisé à environ 40 kilomètres au Sud de Ouagadougou.

[127] J. I. Conombo, *op. cit.*, 1989, p. 9, avant-propos par Pierre Pflimlin, ancien ministre, membre et ancien président du Parlement européen.

[128] Ce dernier perd un œil dans la bataille de Lyon, du fait d'un éclat d'obus, et devient le premier médecin-auxiliaire indigène mutilé de guerre.

leurs études[129]. À l'instar de l'université de Londres qui rejette les étudiants de l'École de médecine de Makerere pour insuffisance de niveau[130], le diplôme de Dakar n'est pas encore reconnu par l'université française. Ainsi, des instructions interarmées sont données pour qu'ils servent comme « médecins-convoyeurs des rapatriables », c'est-à-dire les tirailleurs, les prisonniers de la guerre-éclair 1939-1940 et les réformés et infirmes de guerre. Finalement, Conombo est le seul à être embarqué pour Dakar le 6 janvier 1946, un an et un mois après le drame affreux de Thiaroye 1944. Ses camarades sont parvenus, eux, à se cacher en France et ont décroché, plus tard, leur doctorat à la faculté de médecine de Paris[131].

Quelques mois[132] après son arrivée au Sénégal, Conombo est affecté à Batié, à plus de 450 kilomètres au Sud-Ouest de Ouagadougou, en remplacement du médecin africain Coovi Félicien Handemagnon[133], diplômé de l'École de Dakar en 1937. Ce dernier est né le 28 décembre 1914 à Ouidah. À l'examen définitif de sortie de l'École de médecine, il est classé 5e sur 20 élèves médecins. Il a servi au Niger, au Togo, en Haute-Volta et en Côte d'Ivoire. Il est rentré au Dahomey en 1958 avec le rapatriement des étrangers de Côte d'Ivoire. Il a été directeur général adjoint de la santé publique de son pays, de 1960 à 1968, date à laquelle il est admis à la retraite[134].

Quatre années d'enseignement suffisent à l'École de Dakar pour former des médecins indigènes. Force est de noter que les responsables sanitaires ne cherchent pas des praticiens aux diplômes équivalents aux médecins français, mais des auxiliaires de santé ayant acquis la compréhension des méthodes scientifiques, l'esprit d'observation et de généralisation, qualités qui font des jeunes diplômés en matière d'hygiène et de prophylaxie, les plus utiles auxiliaires des médecins européens et des intermédiaires écoutés auprès de la population africaine[135]. Cette formation à l'École de Dakar explique sans doute les limites professionnelles constatées au sein de ces auxiliaires médicaux. D'ailleurs, la reconnaissance implicite de ces limites peut se lire dans les possibilités offertes à eux d'accéder à la fonction de médecin principal, grade qui leur confère une certaine respectabilité dans la

[129] J. I. Conombo, *op. cit.*, 1989, p. 61.
[130] J. Iliffe, *op. cit.*, p. 66.
[131] En effet, le 1er décembre 1944, 1 200 prisonniers de guerre (« tirailleurs sénégalais ») rapatriés de France « se mutinent » selon les autorités coloniales et protestent contre le non-paiement de leurs arriérés de soldes militaires et pensions, primes de combat, etc. qu'ils réclamaient depuis Marseille. Le bilan est terrible, il fait une trentaine de tués, 11 blessés, 45 arrestations et condamnations du côté des tirailleurs ; 1 soldat blessé et 2 officiers contusionnés du côté de l'ordre colonial. Cf. J. I. Conombo, *op. cit.*, 1989, p. 100.
[132] Mai 1946.
[133] J. I. Conombo, *op. cit.*, 1989, p. 99-102.
[134] Voir A. Houemavo (épouse Grimaud), *op. cit.*, 1979, p. 51.
[135] A. Le Dantec, *op. cit.*, 1920, p. 637.

profession[136]. À ce titre, le médecin général François Sorel mentionne dans son rapport annuel de 1930 adressé à l'inspecteur général des Services sanitaires et médicaux que « ... chaque population vit encore assez repliée sur elle-même et ne manifeste aucune attirance vers le médecin indigène... Au dire même des administrateurs (et les cahiers de visite aussi en font foi) peu de malades s'adressent à eux ; la solitude où ils vivent incite donc ces jeunes gens ou ces jeunes filles à de perpétuels repos et aux autres tentations de la vie sédentaire : en tout cas, ce sont des inutiles, qui sont payés à ne rien faire[137]. » Le même raisonnement amène André Bailleul à mentionner dans sa thèse de doctorat d'État que « les médecins auxiliaires formés par l'École de médecine sont en fait des assistants médicaux, à mi-chemin entre le médecin traditionnel et l'infirmier major[138]. » Dans sa lettre, non datée, adressée au ministre des Colonies, le Dr Victor Brochard, administrateur en chef des colonies, parle, lui, des « soi-disant médecins auxiliaires indigènes ». Et l'homme de l'art de poursuivre : « En tournée dans un village, Ahoha, près de Dabou[139], je constate la présence d'un phlegmon volumineux au bras d'un indigène. Il m'apprend qu'il a été "piqué" quelques jours auparavant par un médecin indigène de passage, au même bras. Je l'expédie à l'administrateur, auquel il confirme sa déclaration. Deux jours plus tard, dans un autre centre de village, je rencontre trois autres indigènes, dont une femme, porteurs aussi d'un phlegmon volumineux, toujours au bras droit, et « piqués » par le même fonctionnaire de l'assistance médicale. Deux d'entre eux étaient même dans un état général grave. L'administrateur, saisi, prit les sanctions disciplinaires nécessaires[140]. » Ces accidents étaient la conséquence d'injections par une aiguille mal stérilisée. Le Dr Brochard finit par dire que « l'ignorance, on la vaincrait si l'on se donnait la peine de former de véritables docteurs noirs, non à Dakar, mais dans nos facultés de France. L'esprit du lucre disparaîtrait rapidement au contact de nos grands maîtres. Ce ne sont pas des quarts de médecins qu'il faut former à grand fracas, mais des vrais, contre lesquels aucun de nous n'aurait alors à formuler d'objections. [...] Les mesures d'ensemble, les demi-mesures, les demi-médecins actuels ou futurs ne sont adéquats en aucune manière à la diversité ainsi qu'aux nécessités médicales des colonies du groupe[141]. » Il semble que Brochard partant d'une faute

---

[136] A. Adjagbé, *op. cit.*, p. 183.

[137] ANS, 1H26 (26), Inspection de divers services sanitaires, 1930-1934. Rapport d'ensemble après inspection médicale des colonies de la Côte d'Ivoire, Haute-Volta, Niger et Dahomey (mars, avril, mai 1930), p. 14.

[138] A. Bailleul, *L'université de Dakar : institutions et fonctionnement, 1950-1984*, Thèse de doctorat d'État, Droit, Dakar, Université de Dakar, 1984, p. 17.

[139] Dabou est non loin d'Abidjan en Côte d'Ivoire.

[140] ANS, O163 (31), Le problème des médecins auxiliaires en AOF. Comment le voit le docteur V. Brochard.

[141] *Ibid.*

professionnelle réelle commise par un médecin auxiliaire formé à Dakar généralise exagérément et indûment la faute à l'ensemble de médecins auxiliaires africains qui par d'autres témoignages ont donné entièrement satisfaction. Par ailleurs le fait d'être passé les facultés de médecine françaises métropolitaines et d'avoir obtenu le diplôme universitaire de docteur en médecine n'a pas permis d'éviter ce genre de problème dont Guillaume Lachenal s'est fait l'écho. Toutefois la question de savoir s'il y aurait eu avantage à former des médecins africains en métropole est intéressante à poser : l'avantage pour l'impétrant est indiscutable, mais qu'en aurait-il été pour l'Afrique elle-même ? L'expérience a montré qu'une partie des jeunes médecins africains ayant obtenu leur diplôme en métropole y sont souvent restés au détriment de leur pays d'origine et que ceux qui sont revenus en Afrique n'ont pas voulu servir en campagne à cause des conditions difficiles d'exercice de leur métier auxquelles ils seraient confrontés comme les premiers médecins français de l'AMI, une dizaine d'années auparavant. Ces difficultés montrent la constance des critiques sous la plume d'Aimée Grimaud Houemavo. Dans son mémoire sur *[l]es médecins africains en AOF*, cette historienne souligne que ces agents affectés dans les régions côtières doivent se contenter de vélos pour les tournées, et ceux des centres éloignés des côtes utilisent le cheval, l'âne et parfois le chameau. L'auteure ajoute que quand le privilège du véhicule leur est accordé, le mauvais état des pistes ne leur facilite pas la tâche ; des pannes fréquentes arrivent. Et, étant donné qu'il ne fallait pas manquer les occasions de regroupement de la population, que sont les jours de marché ou les rassemblements autoritairement imposés par le commandant de cercle, les médecins se trouvent souvent dans l'obligation de faire le reste du trajet à pied[142], précise Houemavo.

En dehors des médecins, nous avons les pharmaciens formés à Dakar qui secondent des pharmaciens de troupes coloniales pour le fonctionnement des pharmacies d'approvisionnements, des pharmacies d'hôpitaux et des ambulances les plus importantes, où ils représentent, sous l'autorité du médecin de la formation, le personnel pharmaceutique spécialisé[143].

Formés en petit nombre au Sénégal et affectés au terme de leurs études en Afrique de l'Ouest, ils expédient les médicaments aux différents centres et dispensaires, fabriquent des solutés salés et sucrés dont il est fait un large usage, des ampoules injectables et des médicaments divers, qui servent au

---

[142] A. Houemavo (épouse Grimaud), *op. cit.*, 1979, p. 36.

[143] Ricou, Le fonctionnement des services sanitaires et médicaux de l'AOF. Rapport annuel, 1942, p. 42.

laboratoire de biochimie dans les hôpitaux et aussi dans l'Institut Pasteur de Dakar[144].

Le parcours de Jean-Baptiste Mockey, né le 4 avril 1915 à Nouamou, cercle d'Adiaké, en Côte d'Ivoire, nous est connu grâce à l'article de Joël Le Bras, intitulé « Quand les médecins coloniaux notaient le médecin-auxiliaire Félix Houphouët, futur président de la Côte d'Ivoire », paru en 2016 dans *Histoires vécues*[145]. Après ses études à Grand-Bassam, à l'École primaire supérieure de Bingerville en Côte d'Ivoire puis à l'École normale William-Ponty de Sébikotane au Sénégal et enfin en 1932 à l'École de médecine de l'AOF à Dakar, Jean-Baptiste Mockey est sorti en 1935 avec le diplôme de pharmacien. Le pharmacien auxiliaire devient, durant la dernière guerre mondiale, un compagnon de route politique de Félix Houphouët-Boigny – précédemment évoqué. Sa carrière de pharmacien le fait officier à Abidjan, en Côte d'Ivoire, en 1936, puis Bamako et Kayes au Soudan français. Mobilisé de 1941 à 1947, son talent le fait nommer chef-adjoint à la pharmacie d'approvisionnement de Saint-Louis du Sénégal, puis à celui d'Abidjan de 1948 à 1953[146].

Les appréciations sont rares sur cette catégorie de personnel. En 1930, un pharmacien auxiliaire d'Abidjan est sous le coup d'une poursuite judiciaire pour exercice illégal de la médecine au détriment des indigènes de la région de Tabou auxquels il a fait des injections médicamenteuses ayant entraîné des accidents graves. On envisage même son licenciement. C'est une exception et les appréciations portées sont généralement identiques à celles des médecins. L'évolution numérique de ce personnel médical était fonction des disponibilités en personnel en AOF[147].

Le personnel médical féminin

Concernant les filles, l'École de Dakar forme les sages-femmes et les infirmières-visiteuses. Selon les historiennes Mathilde Dubessset et Michelle Zancarini-Fournel : « La profession de sage-femme, métier du féminin, s'alimente à une réalité très ancienne, au rôle de la femme qui aide ou d'accoucheuse dans la société traditionnelle[148] ». En Afrique subsaharienne sous autorité française, elles sont appelées au début sages-femmes auxiliaires, souvent maîtresses femmes, avant de porter ensuite le nom de sages-femmes

---

[144] *Ibid.*

[145] J. Le Bras, *op. cit.*, p. 54.

[146] J. Le Bras, *op. cit.*, p. 54.

[147] D. Domergue-Cloarec, *op. cit.*, 1986, p. 345.

[148] M. Dubessset & M. Zancarini-Fournel, *op. cit.*, p. 87.

africaines à partir de 1944, et de devenir, plus tard en 1957, sages-femmes d'État[149].

Dans son rapport adressé au Président de la République française, Raymond Poincaré, suivi d'un décret instituant l'École de médecine de l'AOF, en 1918, Georges Clemenceau, celui qui s'était auparavant illustré par son opposition à l'expansion coloniale[150], décrit ainsi la mission de ces sages-femmes : « [l]'action bienfaisante de ces praticiennes diplômées ne tarderait pas à se faire sentir dans les divers centres de la colonie où elles exerceraient leur spécialité, tout en concourant aux services généraux d'assistance. Ainsi serait sans doute abaissé le taux de la mortinatalité et de la mortalité infantile, si élevé dans nos colonies de la côte occidentale de l'Afrique[151]. »

Dès 1921, le gouverneur général de l'AOF, Martial Merlin, affecte les premières sages-femmes diplômées de Dakar en fonction des demandes des responsables des colonies. Trois ans plus tard, en 1924, le ministre des Colonies, Édouard Daladier, leur assigne comme place les dispensaires à partir desquels elles feraient des tournées pour se faire accepter dans les cases, de manière à y pratiquer les accouchements et y introduire des notions de puériculture. Le gouverneur général Jules Carde souhaite les voir faire surtout des tournées[152].

Après trois années de contacts permanents avec leurs enseignants, en majorité européens, elles sont réparties dans toute l'Afrique subsaharienne pour suivre les femmes enceintes et lutter contre la syphilis endémique et l'albuminurie, signe de toxémie gravidique, une maladie potentiellement grave pour la maman comme pour le bébé, qui causent de nombreux avortements et accouchements prématurés occasionnant souvent la mort du fœtus[153]. Contre la mortinatalité, elles conseillent et surveillent l'application des règles possibles d'hygiène de la femme enceinte qui a pour but de placer cette dernière dans les meilleures conditions pour le bon développement de sa grossesse. Les sages-femmes font une délivrance simple, combattent certaines hémorragies, prennent les mesures hygiéniques nécessaires pour éviter au nouveau-né le tétanos ombilical[154]. Ces jeunes diplômées de Dakar surveillent et dirigent l'allaitement maternel et surtout l'allaitement artificiel, en donnant

149 N. Guèye, *op. cit.*, p. 88.

150 J.-P. Dozon, *Frères et sujets. La France et l'Afrique en perspective*, Paris, Éditions Flammarion, 2003, p. 35.

151 Bulletin officiel du ministère des colonies, 32e année, 1918, Paris, Imprimerie nationale, 1919, p. 193-196. Cité par P. Barthélémy, *op. cit.*, 2004, p. 122.

152 D. Domergue-Cloarec, *op. cit.*, 1986, p. 353.

153 Dr Rossi, *Puériculture et pathologie du nourrisson*, Rufisque, Imprimerie du gouverneur général, 1944a, p. 279.

154 Dr Crozat, « Protection de l'enfance en AOF », *Hygiène sociale. Revue médicale internationale (Métropoles, Colonies, Pays chauds)*, Paris, Journées médicales coloniales, n ° 62, septembre 1931, p. 980.

les conseils d'hygiène appropriés pour éviter ou tout au moins diminuer les accidents dus au paludisme, aux maladies de l'appareil respiratoire et de l'appareil digestif[155]. Elles assistent, en outre, les médecins européens et africains dans les accouchements[156] difficiles.

Force est de reconnaître qu'à l'époque, il n'y avait pas d'antibiotiques. Les sulfamides n'avaient pas été découvertes (1938), de sorte que la terrible infection puerpérale causait la mort de nombreuses parturientes[157]. Les sages-femmes donnent des soins sommaires aux femmes atteintes d'affections gynécologiques, traitent également les nourrissons atteints de bronchopneumonies et enseignent aux mères comment préserver leurs enfants de l'ankylostomose[158] et du paludisme[159], maladie causant l'avortement et l'accouchement prématuré. Notons que les consultations de nourrissons leur permettent de vacciner ces derniers contre la variole, de donner à leurs mères tous conseils utiles sur la manière de les allaiter et de les nourrir, afin d'éviter des complications pour l'enfant et l'abcès du sein chez la maman. Les sages-femmes adressent un rapport au médecin pour soins à donner à tous ceux dont l'état l'exige[160].

Il convient de souligner au passage la façade et l'envers du décor des colonies d'Afrique subsaharienne. En effet, si la médecine des villes côtières ou des agglomérations situées le long des voies ferrées avec des établissements hospitaliers et de meilleurs médecins constitue la façade, la zone rurale, avec la rareté du personnel et la misère de l'équipement de dispensaires, représente l'envers du décor. À ce sujet, notre interlocuteur Ahmédoune Fall, infirmière d'État à la retraite, très critique à l'égard de la médecine moderne, soutient que « l'action du service de santé sur la masse est pratiquement nulle en dehors des centres urbains, l'administration coloniale ne s'intéressait qu'aux grands bourgs ; à Sakal[161], par exemple, il n'y avait aucune mesure sanitaire prise vis-à-vis de la femme enceinte. D'ailleurs, peu

---

155 Dr Crozat, *op. cit.*, 1931, p. 1202.

156 Anonyme, « Revue de l'Assistance médicale indigène en AOF », *Bulletin médical de l'AOF*, Ed. GAAOF, tome 1-FASC. 1, [1ère année, 1er trimestre], 1942, p. 31.

157 Entretien avec Louis-Armand Héraut, (83 ans), rencontré à Versailles (France), médecin en chef honoraire des troupes de marine à la retraite, le 4 décembre 2019.

158 L'ankylostomose est une maladie parasitaire de l'intestin, due à l'ankylostome. C'est un petit ver de la famille des nématodes, de 2 à 3 mm de long appelé ankylostome. Après avoir traversé la peau et rejoint les poumons par voie sanguine, il finit par se fixer sur la paroi intestinale et entraîne une anémie dont témoigne la pâleur des muqueuses et une bouffissure du visage.

159 Anonyme, « La mortalité infantile dans nos colonies de l'Ouest africain », *Bulletin de l'Agence générale des colonies*, non numéroté, p. 322-323 ; M. Vaucel, *Médecine tropicale*, Paris, Éditions médicales Flammarion, 1952, p. 665-666.

160 Dr Crozat, *op. cit.*, 1931b, p. 1156-1557.

161 Sakal ou Sakkal est une localité situé à 200 kilomètres de Dakar dans la région de Louga.

de femmes visitaient le service de santé du village. Elles préféraient accoucher chez elles[162]. » Ce fait est avéré par notre interlocutrice Yally Bathily, native d'Aroundou, village situé à plus de 650 kilomètres de Dakar, au confluent du fleuve Sénégal et de la rivière Falémé[163], à la jonction entre le Sénégal, le Mali et la Mauritanie. Cette octogénaire est allée jusqu'à soutenir qu' « … on a connu la médecine moderne après l'indépendance du Sénégal. […] Avant, l'enfant naissait toujours devant les vieilles dames [les matrones traditionnelles] ; elles sont meilleures que les sages-femmes qui pratiquent la médecine des ''Toubabs'' ; aller à l'hôpital c'était aller rencontrer la mort, voire anticiper celle-ci[164]. » Ce phénomène est similaire en Europe jusqu'au milieu des années 1930, où « il était plus sûr d'accoucher à domicile que dans les hôpitaux »[165], d'après Anne Cornet, spécialiste de l'histoire coloniale belge.

Danielle Domergue-Cloarec résume fort bien la situation quand elle écrit que « [d]ès le départ […], les efforts ont été axés sur le développement des formations sanitaires preuves plus tangibles d'une action sanitaire qu'une médecine préventive »[166]. Selon l'historienne « [c]ertains médecins dénoncent d'ailleurs cette politique sacrifiant l'utile au spectaculaire. C'est la population urbaine qui a été finalement la grande bénéficiaire de ce type de médecine[167]. » La vaste étendue des colonies n'a pas permis aux Européens de porter les secours de la médecine très loin des centres où les praticiens résident.

Devenues des auxiliaires indispensables, voire des collaboratrices éclairées des médecins, les sages-femmes les renseignent sur l'évolution des nouveau-nés pendant les premiers mois de la vie (allaitement, sevrage et dentition) et apportent des contributions aux connaissances sur les phénomènes physiologiques et pathologiques chez les bébés africains[168]. À Dakar, elles sont chargées de la vaccination par le BCG[169]. Dans la bouche de notre interlocutrice, Marie Touré Ngom, dite « Marie du Sahel », diplômée de l'École de médecine en 1952 : « les sages-femmes ont en charge les maternités isolées, mais aussi les centres de PMI dont le but général est la sauvegarde de

---

[162] Entretien avec Ahmédoune Fall, 67 ans (né en 1944 à Sakal), rencontré aux Parcelles Assainies (Plateau médical, Unité 25), infirmier d'État à la retraite, le 6 mai 2011.
[163] Affluent du fleuve Sénégal, réputé au Moyen-âge pour son or alluvial. Il marque la frontière entre le Sénégal et le Mali, tandis qu'en aval le lit du fleuve Sénégal constitue la frontière avec la Mauritanie.
[164] Entretien avec Yally Bathily, 84 ans (née en 1926) rencontrée à Aroundou (Bakel) le 28 juillet 2010.
[165] A. Cornet, *op. cit.*, 2005, p. 716.
[166] D. Domergue-Cloarec, *op. cit.*, 1986, p. 1197.
[167] *Ibid.*
[168] *Ibid.*
[169] ANS, 2G39-12, Dakar et Dépendances (Circonscription de). Service de santé (partie administrative et partie médicale). Rapports annuels.

l'enfant depuis sa conception jusqu'à l'adolescence. Elles exercent aussi bien dans les villes que dans les campagnes. Elles accompagnent les médecins dans les tournées régulières hebdomadaires, même en zones rurales, où 80 % de la population vit, accouche et meurt, sans assistance de personnel qualifié[170]. »

Cette opinion de Marie du Sahel illustre bien le parcours de son homonyme Marie dite Aoua Kéita[171], diplômée, elle aussi de l'École de Dakar en novembre 1931. La jeune fille débarque à Gao, cité des Sonni et des Askia, merveilleuse ville du Sahel de l'Afrique du l'Ouest, situé à plus de 1 150 kilomètres de Bamako, le 22 décembre 1931 au petit jour, au grand dam de sa mère qui voit d'un mauvais œil qu'une jeune femme célibataire effectue un tel voyage et habite seule aussi loin de sa famille. Auxiliaire féminin de l'accouchement, la jeune sage-femme a mis sur pied une maternité dans le royaume de Soni Ali Ber. Après trois bons mois de tâtonnements, elle arrive à organiser son emploi du temps, auquel les premières heures de la matinée sont consacrées aux soins à domicile (accouchées et bébés), le reste du temps consacré au travail du dispensaire (injections de toutes sortes, soins gynécologiques, traitements des nourrissons) ; et l'après-midi, aux consultations prénatales, consultations gynécologiques, pesées des nourrissons, trois fois par semaine. Les autres après-midis de la semaine sont réservés au dépistage des femmes enceintes[172]. Par la suite, Aoua est envoyée dans différents postes de la colonie par mesure disciplinaire : Tougan, Kayes, Niono, Kokry, Markala, Nara et plus tard au Sénégal où elle passe deux années[173]. Au cours de la même période, sa collègue Marie Delesse dite « Mme Zinsou » va parcourir à pieds ou en hamac les campagnes et villages environnants de la Côte d'Ivoire au secours des mères et des bébés. Cette sage-femme diplômée de l'École de Dakar en 1925 accepte avec empressement ses multiples affectations : Man, Aboisso, Abidjan, Grand-Bassam, Grand-Lahou, Toumodi, Séguéla, Tiassalé, Bingerville, Abidjan[174].

---

[170] Entretien avec Marie Touré Ngom, 82 ans (née en 1929), rencontrée à Reubeuss (Dakar) le 28 avril 2011.

[171] Voir les mémoires de cette sage-femme : La vie d'Aoua Kéita Marie, sage-femme auxiliaire, racontée par elle-même, p. 606-613. En dehors de sa carrière médicale, Marie dite Aoua Kéita s'est lancée dans la politique à la suite de son mariage, en 1935, avec le jeune médecin auxiliaire, Daouda Diawara, qu'elle avait rencontré à l'École de médecine de Dakar. Militante active de l'Union soudanaise du RDA (USRDA) à partir de 1946, elle est envoyée dans différents postes par mesure disciplinaire (Niono, Kokry, Markala, Gao) et notamment au Sénégal où elle passe deux années. Son retour au Soudan est marqué par son engagement au sein d'associations féminines comme le « Mouvement des femmes de Nara » ou le « Mouvement intersyndical de femmes de Kati » qu'elle contribue à créer. Élue au bureau politique de l'USRDA en 1958, elle est la première femme africaine députée du Mali indépendant en 1959. Voir P. Barthélémy, *op. cit.*, 2009a, p. 545.

[172] A. Kéita, *op. cit.*, p. 32.

[173] *Ibid.*

[174] D. Domergue-Cloarec, *op. cit.*, 1986, p. 1469.

Vu leur faible nombre pour une population nombreuse (14 millions d'habitants en 1939, soit une auxiliaire de santé pour 30 000 habitants[175]), les sages-femmes auxiliaires sont parfois suppléées par les infirmières-visiteuses ou par des matrones traditionnelles dans les centres trop éloignés. Ce phénomène est décrié par Marie-André du Sacré-Cœur, Sœur missionnaire de Notre-Dame d'Afrique, qui constate qu'« il n'y a pas [...] deux cents sages-femmes auxiliaires dans toute l'AOF[176]. »

En dehors de leur faible quantité, le médecin lieutenant-colonel François-Pierre Crozat, directeur de l'École de médecine de 1935 à 1939, n'a pas manqué de souligner le bagage scientifique et thérapeutique limité de ce personnel médical féminin : « elles ne sauront pas faire la thérapeutique des dystocies, ni celle des maladies confirmées des nourrissons ; elles ne sont capables que de prophylaxie. De plus, la population indigène sous l'influence des sorciers et matrones, des croyances et coutumes, et se défiant, en outre de leur jeunesse, ne leur fait pas un accueil toujours sympathique. [...] Il faut enregistrer la défection de quelques-unes qui se sont laissées aller à une douce paresse ou à un commerce de leurs charmes plus lucratif que la solde administrative, etc.[177]. » De plus, les médecins européens trouvent que les sages-femmes ne font pas beaucoup d'effort pour améliorer leurs connaissances. Ainsi, dans son rapport annuel de 1930 adressé à l'inspecteur général des Services sanitaires et médicaux, le médecin général François Sorel écrit qu'« ... une dizaine [les sages-femmes] sont devenues des inutiles et gênantes pour le service ; si elles ne s'amélioraient pas après les avertissements et application des sanctions disciplinaires prévues par l'arrêté qui crée leur corps, il y aurait à mon sens obligation morale à les traduire devant un conseil d'enquête pour incapacité professionnelle et incompréhension totale de leurs fonctions[178] » et « [n]on surveillées, quelques-unes deviennent paresseuses, et ont une fâcheuse tendance à s'occuper davantage de leur ménage régulier ou irrégulier, que de leur service. Presque toutes mariées à des fonctionnaires, leur mutation est le plus souvent un difficile problème qui vient expliquer encore les congés de maternités[179]. »

Conscient que les infirmiers qui travaillent dans les services hospitaliers et dispensaires ouverts à la population autochtone ne touchent qu'une partie de

---

[175] P. Barthélémy, « La professionnalisation des Africaines en AOF (1920-1960) », *Vingtième siècle. Revue d'histoire*, 2002/3 (n° 75), p. 38.

[176] *Ibid.*

[177] Dr Crozat, *op. cit.*, 1931, p. 1202.

[178] ANS, 1H26 (26), Inspection de divers services sanitaires, 1930-1934. Rapport d'ensemble après inspection médicale des colonies de la Côte d'Ivoire, Haute-Volta, Niger et Dahomey (mars, avril, mai 1930), p. 14.

[179] ANS, 1H26 (26), Inspection de divers services sanitaires, 1930-1934. Remarques générales sur le personnel.

la population féminine indigène, le gouverneur général Jules Carde décide en 1926 de créer un corps particulier d'infirmières appelées visiteuses d'hygiène sociale, infirmières coloniales ou infirmières-visiteuses, destinées à compléter l'action des médecins et des sages-femmes parmi les populations rurales[180]. Leur rôle est pris en charge par les autorités médico-administratives avec l'ouverture à leur intention d'une section de formation à l'École de Dakar[181].

À la fin de la formation, qui dure deux ans, les infirmières-visiteuses diplômées sont vouées plus à la puériculture et à la prévention qu'au traitement des malades. Ainsi, elles servent de trait d'union entre la maternité et les populations africaines, qui, au début éprouvent des réticences vis-à-vis de la « médecine des Blancs ». Comme son nom l'indique (visiteuses), leur mission est d'ordre extérieur[182], c'est-à-dire aller vers les populations, visiter les patients dans les lieux d'habitation. Elles doivent également convaincre les mères de la nécessité d'un suivi médical et éduquer les femmes, gardiennes du foyer et gestionnaires du quotidien, à devenir des mères, à s'initier à un modèle de maternité[183]. Ainsi, auprès de la population féminine, les visiteuses sont chargées non seulement d'appliquer les mesures de prophylaxie, d'hygiène et de dépistage des maladies dites sociales et contagieuses, mais aussi de diriger tous les malades vers les formations sanitaires fixes[184] ; en somme, « un rôle d'information et de sensibilisation auprès d'une population prédisposée à écouter et faire confiance à la fille du pays »[185], écrit Papa Ibrahima Seck.

D'abord réticentes, les populations – rurales notamment – qui les perçoivent comme les premiers soldats ou les agents fiscaux c'est-à-dire des « hommes du Blanc » finissent par les apprécier. À ce sujet, le médecin général Louis Couvy, directeur de l'École de médecine, de 1925 à 1931, dit que « les infirmières-visiteuses sont reçues au début avec quelques réticences par une population que surprenait ce geste inusité d'altruisme, elles sont finalement accueillies avec empressement, peut-être même avec reconnaissance, par la population indigène de Dakar et de la banlieue ; leurs interventions sont fructueuses et leurs conseils sont souvent écoutés[186]. » Si elles aident leurs consœurs sages-femmes dans la protection de l'enfance, les

[180] ANS, 2G30-58, L'École de médecine indigène de l'AOF, p. 5.
[181] A. Ndiaye, *op. cit.*, 1997, p. 1195.
[182] Couvy (médecin général), *op. cit.*, p. 1200.
[183] A. Cornet, *op. cit.* 2005, p. 714.
[184] Couvy (médecin général), *op. cit.*, p. 1200.
[185] P. I. Seck, *op. cit.*, p. 169.
[186] *Ibid.*

visiteuses sont pour les médecins européens des agents d'information et d'exécution dans la lutte contre les maladies sociales[187].

Affectées dans les quatre coins de l'Afrique de l'Ouest, leur vocation de sillonner le territoire est sans cesse réaffirmée. L'entreprise médicale dans les colonies est, de temps en temps, une action de masse ; et les visiteuses constituent une véritable passerelle entre les dispensaires et les cases des villages. Elles donnent, en effet, aux femmes enceintes des conseils pratiques d'hygiène concernant la grossesse et l'accouchement. Elles apprennent, également, aux mères les principes essentiels de la puériculture et suivent avec soin l'état de santé des nourrissons, en provoquant toutes mesures utiles pour les mettre à l'abri des maladies « évitables » et en assurant leur croissance normale. Ainsi, elles renseignent le médecin et la sage-femme du dispensaire sur l'état de santé des mères et des enfants[188].

En ville, les jeunes diplômées épaulent le dépistage des malades, en particulier ceux atteints de la tuberculose et des affections vénériennes[189]. Elles veillent au suivi à domicile de ces patients qu'elles amènent à la consultation. Elles interviennent dans la prophylaxie du tétanos ombilical, qui est fréquent à cause de l'usage des techniques locales d'accouchement. Les visiteuses sont donc amenées dans les villages à considérer le tétanos comme ombilical, parce que supposé dangereux. Ainsi, leur rôle est d'informer, d'éduquer et d'appliquer leur enseignement en joignant l'outil à la parole : pratiquer les soins elles-mêmes[190]. Elles font, en outre, une action dans la PMI. Ainsi, un service de vaccination du BCG à domicile s'étend à tous les nouveau-nés africains de l'agglomération de Dakar et sa banlieue[191]. Au Sénégal, pour faciliter leurs déplacements, elles sont pourvues de bicyclettes[192]. Elles sont ainsi les premières femmes à pédaler dans les villages, entraînant une évolution qui va se développer dans toute l'Afrique subsaharienne. Au Congo belge, la bicyclette est un instrument de travail indispensable des infirmiers et infirmières africains mais aussi un marqueur de l'appartenance à une classe moyenne « évoluée »[193].

Auxiliaires du médecin inspecteur des écoles, ces jeunes filles jouent un rôle non négligeable dans l'inspection médicale des établissements scolaires

---

[187] Cazanove (médecin général), « L'assistance médicale », *Hygiène sociale. Revue médicale internationale (Métropoles, Colonies, Pays chauds)*, Paris, Journées médicales internationales, n° 63, octobre 1931, p. 1192.

[188] ANS, 1H31 (26), Programme de l'enseignement à donner aux infirmiers sanitaires et aux infirmières-visiteuses et aux matrones traditionnelles, p. 2.

[189] S. Sarr, *op. cit.*, p. 50.

[190] P. I. Seck, *op. cit.*, p. 170.

[191] Couvy (médecin général), *op. cit.*, p. 1200.

[192] ANS, 2G39-14, Rapport annuel, p. 105.

[193] N. R. Hunt, *A Colonial Lexicon of birth, ritual, medicalization and mobility in the Congo*, Durham, Duke University Press, 1999, 475 p. cité par P. Barthélémy, *op. cit.*, 2010, p. 194.

de la fédération. Lors de ces visites, elles pointent les absences et les irrégularités. Elles s'occupent également des élèves malades envoyés dans les dispensaires. À cet effet, elles récupèrent les fiches de renseignement en fin de traitement et à la sortie des élèves malades dans les dispensaires. Dans certains cas, elles sont amenées à faire des visites quotidiennes à domicile afin de donner d'utiles renseignements sur le milieu où vit l'élève. Elles donnent des conseils d'hygiène et de prophylaxie des maladies contagieuses aux sujets scolaires et établissent pour eux le carnet sanitaire, livret médical où sont consignés mensuellement les progrès et les régressions dans l'état sanitaire de l'enfant, en ce qui concerne les affections qui l'ont atteint, comme la redoutée rougeole ou la coqueluche[194]. Dans l'intervalle de ces visites, elles assurent ainsi une liaison entre le Service général de l'inspection médicale des écoles (SGIME)[195] et la direction des établissements scolaires de l'AOF.

Assistantes, les visiteuses se retrouvent au bas de la hiérarchie médicale[196], mais en première ligne. Force est de reconnaître que cette profession suscite peu d'enthousiasme et leur section disparaît de l'École de médecine en 1938. Ainsi, à partir de 1946, les fonctionnaires qui le désirent, peuvent faire l'objet d'un reclassement comme sages-femmes après concours et stage à l'École de Dakar[197].

L'historien Samuël Coghe, dans son article publié en 2020 sur « Contrôle des maladies et santé publique en Afrique coloniale » mentionne que « De nombreux rapports médicaux avertissaient qu'on ne pouvait pas faire entièrement confiance aux intermédiaires africains, en particulier aux infirmières peu qualifiées : sans contrôle strict, ils se tourneraient vers l'extorsion ou d'autres formes d'abus de pouvoir ou retourneraient à leurs anciennes pratiques de fétichisme et de charlatanisme »[198]. À cela, il faut ajouter que les visiteuses sont toujours accusées de ne pas savoir « les langues du pays et sont très mal vues des populations africaines auprès desquels elles jouent à la dame, elles ignorent tout de leur rôle et leur rendement est

[194] ANS, 1H105 (163), Instruction générale sur le fonctionnement du service général de l'inspection médicale des écoles dans les chefs-lieux de colonies de l'Afrique française, p. 6.
[195] C'est par l'arrêté n° 3521/SSM du 7 octobre 1942 que le gouverneur général Pierre Boisson crée le SGIME en AOF et au Togo chargé d'intégrer dans la liste de ses prérogatives l'obligation de la vaccination et de la revaccination pour tout élève et maître fréquentant les établissements scolaires. Il s'y ajoute le contrôle de l'éducation physique et sportive. Pour toute information supplémentaire sur cet organisme, nous vous renvoyons à notre mémoire de maîtrise d'histoire, déjà cité, p. 125-128.
[196] P. Barthélémy, *op. cit.*, 2010, p. 30.
[197] ANS, 1H98 (163), Arrêté du 14 août 1944 portant organisation et réglant le fonctionnement l'EAMP de Dakar, p. 27.
[198] S. Coghe, « Contrôle des maladies et santé publique en Afrique coloniale », *Oxford Research Encyclopodia of African History*, Disease Control and Public Health in Colonial Africa | Oxford Research Encyclopedia of African History, (page consultée le 19 avril 2021).

absolument nul[199]. » Sur le plan de l'efficacité, on leur préfère les infirmières et les infirmières-visiteuses du cadre local qui ont plus facilement des contacts avec la population parce qu'elles parlent les langues du pays. À vrai dire, il faut apporter quelques précisions sur ce point, car la diversité des langues vernaculaires dans chaque colonie ne permet pas à chaque maternité d'avoir une infirmière autochtone et il n'est donc pas rare de voir une infirmière-visiteuse être obligée de se servir d'un interprète comme cela est le cas pour les médecins[200].

Mais il faut reconnaître que les tâches de cette catégorie médicale ne sont pas aisées. La première difficulté à surmonter est la barrière de la langue du pays d'affectation. La plupart de ces jeunes filles ignorent les langues de la sous-région ouest-africaine (wolof, bambara, dioula, mandingue, soussou, fon, haoussa, peulh, soninké, sérères, etc.). Or, si certains hommes parlent un peu la langue française, il n'en est pas de même de leurs femmes ; alors que les visiteuses ont surtout affaire aux femmes. Ce phénomène est comparable en Algérie, à la même période, où les « visiteuses » venues de la France ignorent le berbère ou l'arabe, langues locales de la colonie de peuplement. L'historienne Claudine Robert-Guiard note que les jeunes filles, qui doivent aller dans les douars, pénétrer au besoin dans les gourbis, pour médicamenter les malades, vacciner et donner des conseils d'hygiène, sont toutes attirées vers les villes (Alger, Oran, Constantine) ; et au bout de quelques mois de résidence à l'intérieur, elles invoquent des raisons de santé ou de famille pour quitter l'arrière-pays[201].

En somme, en AOF, ce corps n'a pas rendu les services attendus par les responsables sanitaires. Ces jeunes filles ont, en effet, une instruction générale de base élémentaire ! Ce qui n'est pas sans entraîner une gêne sérieuse, non seulement dans le développement progressif de leurs qualités professionnelles, mais en même temps dans l'exécution de leur service[202].

Il est intéressant de mentionner ici la naissance, en 1932, de la profession d'assistante sociale en France, comme la volonté d'en finir avec le « médico-social » et de trancher nettement dans la confusion des attributions en faveur du « social ». En ce sens-là, les années 1930 sont une charnière et les infirmières-visiteuses, un corps de « transition ». Faut-il rappeler que les deux professions fusionnent en France en 1938, date de la disparition du corps en marquant quelque peu symboliquement la disparition des infirmières-

[199] ANS, 1H26 (26), Inspection de divers services sanitaires, 1930-1934. Remarques générales sur le personnel.
[200] D. Domergue-Cloarec, *op. cit.*, 1986, p. 574.
[201] C. Robert-Guiard, *Des Européennes en situation coloniale. Algérie 1830-1939*, Aix-en-Provence, Presses universitaires de Provence, 2009, p. 41-45.
[202] ANS, O163 (31), Lettre n° 143 EM du 27 juillet 1932 du directeur général de l'École de médecine de l'AOF relative au recrutement des élèves.

visiteuses en métropole[203] et en AOF. En neuf promotions, elles ne sont que 62 récipiendaires affectées dans les quatre coins de l'Ouest-africain français. C'est très peu pour toute la fédération ! À partir de 1943, les assistantes sociales vont prendre le relais.

Conclusion

En somme, on peut affirmer à la lumière des informations recueillies que le système d'enseignement à l'École de médecine depuis sa création a oscillé en permanence entre plusieurs tendances. La plus constante est celle d'un enseignement adapté au milieu avec un but d'utilité pratique immédiate. Les autorités coloniales voulaient des études peu ambitieuses, adaptées aux réalités locales et susceptibles d'être plus largement appliquées. Ce système de non équivalence avec l'enseignement médical en métropole demeure inchangé jusqu'à la Conférence de Brazzaville en 1944. Il produit une minorité de médecins, pharmaciens, sages-femmes et infirmières visiteuses auxiliaires qui ne peuvent prétendre à une éducation en France métropolitaine et laisse une majorité de la population africaine par manque de moyens financiers et humains, sans instruction[204]. À Dakar, capitale de l'AOF, le passage des élèves d'une année à une autre est subordonné à un examen de fin d'année portant sur les matières enseignées. Cette préparation, sanctionnée par un examen de fin d'année, s'effectue dans l'ambiance studieuse de promotions peu nombreuses[205] pour tout l'Ouest africain français, sous la direction des professeurs de l'établissement. Elle tient les élèves en haleine par de multiples contrôles, des classements semestriels et annuels et un arsenal de sanctions qui va jusqu'à l'exclusion. Tout concorde donc pour que la formation soit efficace. L'école est, à ce titre, une machine à évaluer.

L'objectif est de former une élite minimale qui sert de collaboratrice précieuse et qui exerce un contrôle sur la population autochtone. La Seconde Guerre mondiale a eu de considérables répercussions sur la formation des élèves à Dakar.

Sortant de l'École de médecine, les récipiendaires reçoivent le titre de « médecin, pharmacien, sage-femme ou infirmière-visiteuse auxiliaire »,

---

[203] D. Dessertine, *Enfance, santé et société. Chrétiens et sociétés. Documents et mémoires*, Lyon, LARHRA, 2013, p. 211-224.

[204] M. Gielblat, S. Fournier & L. Link, *La fabrique d'une élite colonisée, focus sur l'Afrique occidentale française*, Mémoire de master 2 de Géostratégie, défense et stratégie et sécurité internationale, Aix-en-Provence, Sciences Po, 2018, https://etudesgeostrategiques.com/2018/11/26/la-fabrique-dune-elite-colonisee-focus-sur-lafrique-occidentale-francaise/, (page consultée le 7 avril 2020).

[205] Les promotions varient de 7 à 31 élèves médecins, de 1 à 3 élèves pharmaciens, de 7 à 23 élèves sages-femmes et de 4 à 12 élèves infirmières-visiteuses. Voir Annexe 3 : Les promotions sortantes de l'École de médecine, p. 293-312.

diplômes réservés à une minorité d'élèves sélectionnés sur concours. Ils sont affectés dans toutes les colonies de l'AOF au service de l'AMI, en exerçant auprès des populations les plus diverses. Les élites formées à l'École de Dakar doivent servir d'intermédiaires indispensables au fonctionnement de l'administration coloniale. Mais les qualifications professionnelles de ces auxiliaires de santé n'ont aucune validité en dehors de l'Afrique subsaharienne française. Ils représentent les éléments d'exécution essentiels, dont l'action auprès des populations africaines est incessante, pour faire pénétrer les notions d'hygiène, appliquer les méthodes de prophylaxie et lutter contre les maladies épidémiques et sociales. Par leurs affinités de « race » et de langue, par leur connaissance des habitudes et des traditions, les diplômés de Dakar représentent le moyen d'éducation et de pénétration le plus sûr. Ils sont censés seconder les docteurs diplômés en médecine mais rapidement leurs prérogatives deviennent plus larges et ils se voient attribuer la responsabilité des secteurs sanitaires ruraux, restant sous une surveillance, seulement théorique, du médecin de la circonscription médicale. Selon le Dr Marc Sankalé : « c'est grâce à eux que la médecine moderne parvient jusqu'aux confins les plus reculés[206]. »

Toutefois, leurs connaissances professionnelles sont jugées insuffisantes. Ce qui est signalé de manière récurrente par les médecins européens. Nous avons compris que c'est lorsque le personnel qualifié européen faisait défaut, que le dispositif est confié à des personnes sans formation médicale approfondie. De plus, il convient de mentionner que des régions ouest-africaines restent encore d'une couverture médicale insuffisante. Ce déficit est immédiatement corrélé à l'insuffisance des promotions d'élèves diplômés qui sortent de l'École de médecine et qui ne comblent pas les besoins de l'AOF. Comment faire mieux avec peu de moyens ? Sur cette base ancienne, la Conférence de Brazzaville en janvier février 1944 va chercher des solutions.

[206] M. Sankalé, *op. cit.*, p. 39.

Conclusion de la première partie

Les autorités coloniales sont convaincues que le meilleur moyen de maîtriser la transmission du savoir médical en Afrique subsaharienne est de le confier aux élites locales. L'École de médecine de l'AOF est fondée en 1918, sur le modèle des écoles indigènes fonctionnant déjà à Pondichéry, Tananarive et Hanoï avec un corps professoral issu du Service de santé des troupes coloniales. À son ouverture, elle comprend une section d'élèves-médecins et une section d'élèves sages-femmes. En octobre 1919 est créée une section d'élèves vétérinaires et en novembre 1920 une section d'élèves pharmaciens. L'organisation de l'école subit par la suite deux modifications importantes. En 1925, la section vétérinaire est supprimée, car une école vétérinaire autonome, dépendant des services de l'agriculture, est créée à Bamako. En 1930, la section des infirmières-visiteuses a vu le jour.

L'École de médecine assure le recrutement des élèves médecins, pharmaciens, sages-femmes et infirmières-visiteuses nécessaires au fonctionnement de l'AMI, qui proviennent en majorité de la section préparatoire de la prestigieuse École normale William-Ponty, mais aussi du lycée Faidherbe de Saint-Louis et du Cours secondaire de Dakar, sans oublier les candidats fonctionnaires qui ne passent pas par une section préparatoire. Enfin, à partir de 1940, on délaisse les sections préparatoires autres que Ponty et l'on recrute dans les établissements secondaires. Les élèves sages-femmes sont recrutées directement dans les EPS et dans les établissements privés, en particulier les orphelinats de métisses. Les premières élèves en provenance de l'École normale des jeunes filles de Rufisque sont arrivées en 1941.

La durée des études est de quatre ans pour les élèves-médecins, trois ans pour les élèves pharmaciens et les élèves sages-femmes et deux ans pour les élèves infirmières-visiteuses, qui sont nourris, logés et blanchis. L'École de médecine offre des enseignements théorique et pratique aux élèves, qui sont toujours mis en contact avec les malades. Ce qui est relativement facile puisque l'institution, dépendant des services sanitaires et médicaux, travaille en étroite collaboration avec l'HCII et ses annexes (maternité indigène et polyclinique de l'Institut de médecine sociale), centres d'instruction des étudiants, d'où l'importance donnée aux exercices pratiques et aux interrogations et, dès 1922, le recours au cinéma pour soutenir l'enseignement. D'autre part, au cours de l'année scolaire, des conférences sur un sujet d'actualité médicale ou scientifique sont faites au sein de l'établissement.

À côté de cette formation théorique et pratique, sont accomplis, chaque année à Dakar, des stages de réimprégnation scientifique pour éviter la déliquescence des savoirs et l'acquisition de connaissances nouvelles.

Durant les premières années de fonctionnement de l'établissement, le niveau des élèves n'est pas suffisant pour qu'ils puissent suivre avec profit des cours de médecine dès leur entrée à l'établissement. La première année de formation est donc consacrée entièrement à l'instruction générale avec une insistance sur les sciences (physique, chimie et histoire naturelle) pour relever le niveau de base des études. De plus, il est très difficile de réaliser, dans un premier temps, ce programme minimum, en premier lieu parce que le degré d'instruction de base par les élèves, surtout les jeunes filles, est très limité, ensuite parce que les familles et les clans africains expriment leurs réticences à la scolarisation à cause des règles coutumières : le rôle traditionnel de la femme t trop perturbé par ce système. Bien vite on constate que les espérances des promoteurs ne peuvent entièrement se réaliser. Les conditions nécessaires pour assurer la solidité d'un enseignement ne sont pas réunies ; il manque surtout la scolarisation de base suffisante.

Les médecins, pharmaciens, sages-femmes et infirmières-visiteuses diplômés en fin d'études ne peuvent exercer leur art que dans les limites territoriales de l'AOF. Ils assument la surveillance médicale d'un vaste territoire administratif sur lequel sont dispersés des centres médicaux et de nombreux dispensaires, où ils assument des responsabilités de diagnostic et de traitement.

Notons que la politique scolaire de la France n'a jamais visé à créer en Afrique subsaharienne l'équivalent exact de ce qui existe en métropole. Les autorités françaises utilisent ces élites médicales comme relais de certaines informations sur les masses indigènes. Elles espéraient également qu'elles guideraient par leur exemple l'évolution de leur société dans la voie de l'association, du rapprochement, voire de la « fusion des races »[1].

Après quelques années d'exercice sur le terrain en qualité de médecins, pharmaciens, sages-femmes et infirmières-visiteuses de première classe de l'AOF, les auxiliaires médicaux sont tenus d'accomplir, à partir de l'expiration de la deuxième année de service effectif dans cette classe, un stage de réimprégnation professionnelle de six mois qui se déroule dans un premier temps dans l'hôpital du chef-lieu de leur territoire d'affectation sous la direction effective du médecin-chef d'exercice et dans un second temps à Dakar, quartier général de l'École de médecine. Ce stage, en cas

[1] G. Pervillé, « La notion d'élites dans la politique indigène de la France en Algérie », dans S. Guillaume, *Les élites fins de siècles – XIXe et XXe siècles*, Pessac, Éditions de la Maison des sciences de l'homme d'Aquitaine, 1992, p. 181.

de succès, permet l'accession au grade supérieur du cadre administratif, le principalat, et donc de devenir médecin auxiliaire principal.

La porte du doctorat et des études de type français est cependant fermée aux élèves de l'École de Dakar et leurs revendications vont dans le même sens que celles des instituteurs. Ils réclament une formation semblable à celle qui est donnée en France. Ils n'obtiennent cependant pas satisfaction avant la Conférence de Brazzaville en 1944[2], année de la création de l'École africaine de médecine et de pharmacie.

[2] P. Désalmand, *op. cit.*, p. 202-203.

Seconde partie

De l'École africaine de médecine et de pharmacie à l'Institut universitaire de Dakar (1944 – années 1950)

Une phase de transformation et d'intensification de l'action médicale

Introduction de la seconde partie

C'est à la fin de la Seconde Guerre mondiale qu'est réunie une Conférence à Brazzaville, au Congo français, du 30 janvier au 8 février 1944. Cette conférence, convoquée par le général Charles de Gaulle et Félix Éboué (1884-1944)[1], gouverneur général de l'AEF – le plus haut rang jamais atteint par un homme de couleur dans l'administration coloniale –, a pour but de définir une nouvelle doctrine coloniale française en Afrique. Au cours de cette rencontre, le secteur de la santé fait l'objet d'un inventaire d'où il ressort que le domaine de la prophylaxie demeure faible et il apparait nécessaire d'accroître les politiques d'hygiène, facteur devant favoriser la démographie africaine. Un effort est annoncé pour la formation médicale qui doit atteindre les masses en leur apprenant à mieux vivre et aboutir à une sélection d'élites médicales[2].

Brazzaville semble donc marquer le coup d'envoi de nouvelles politiques sanitaires dans les colonies françaises d'Afrique. C'est dans ce contexte que « l'École africaine de médecine et de pharmacie » (EAMP) de Dakar est instituée par le décret du 11 août 1944. Elle est habilitée à recevoir et à former en internat les élèves médecins, pharmaciens et sages-femmes qui concourent au Service de l'Assistance médicale africaine (AMA), qui fait suite à l'AMI, en AOF, en AEF, au Cameroun et au Togo. Cette nouvelle institution remplace l'École de médecine de l'AOF et le Centre d'instruction d'Ayos, supprimés le 1er novembre 1944. La Conférence pousse vers une adaptation inéluctable au nouveau contexte qui doit résulter de la guerre. Cette préparation des peuples colonisés à l'autonomie au sein de la « Grande France » se matérialise par l'institution, en 1946, de l'Union française[3]. Ainsi, il est promis aux Africains un accroissement rapide du rythme de leur scolarisation, la création en nombre d'écoles normales et d'établissements secondaires et spécialités nécessaires à la formation des élites indigènes. Des cours d'enseignement primaire sont créés ou réalisés afin que tous les élèves puissent accéder au certificat d'études. Les horaires et les programmes sont alignés sur ceux de la métropole[4]. Désormais, la France forme avec les peuples d'outre-mer une union fondée sur l'égalité des droits et des devoirs sans distinction de « race » ni de religion. Outre la suppression du régime de

---

[1] J.-P. Rioux, M. Michel, « Médecins et pharmaciens », dans J.-P. Rioux (dir.), *op. cit.*, 2007, p. 145-148.

[2] R. Bourgi, *Le général de Gaulle et l'Afrique noire 1940-1969*, Paris, Dakar & Abidjan, Librairie générale de droit et de jurisprudence & Nouvelles Éditions africaines, 1980, p. 119-120.

[3] Avec l'institution de l'Union française, l'Empire français disparaît.

[4] D. Bouche, « L'école rurale en Afrique occidentale française de 1903 à 1956 », *Historical Reflections / Réflexions historiques*, vol 7, n° 2/3, The Making of Frenchmen: Current Directions in the History of Education in France, 1679 – 1979 (Summer-Fall/Été/Automne 1980), p. 216.

l'indigénat et du travail forcé, l'institutionnalisation de la représentation des colonies au Parlement et la création des Assemblées locales, la transformation des pratiques coloniales est également visible sur le plan de la santé[5].

Simultanément, le cadre fédéral des médecins, pharmaciens et sages-femmes auxiliaires devient le « cadre général africain »[6] – nous y reviendrons. L'État colonial place une véritable politique de fabrique de l'élite médicale dans toute l'Afrique subsaharienne. On assiste à une élévation progressive du niveau de recrutement des élèves. L'éducation et la santé doivent désormais participer non seulement au développement des populations colonisées, mais également répondre à leurs aspirations[7].

Cette période qui s'ouvre au lendemain du second conflit mondial est une ère d'effervescence, et de maturation politique et sociale[8]. Les élites africaines ont repris les aspirations et les revendications de leurs aînés et les bouleversements internationaux contraignent le gouvernement français à des réformes profondes. En ce qui concerne les programmes de l'enseignement et les diplômes délivrés, leur contenu devient ceux de la métropole[9], décisions assimilationnistes qui suscitent de nombreux débats entre le ministre de l'Éducation nationale, représenté à Dakar par Jean Capelle, directeur général de l'Enseignement public en AOF, et certains représentants de l'administration coloniale[10] française qui cherche à freiner le processus.

Pour appuyer le développement de l'enseignement, le Fonds d'investissement pour le développement économique et social (FIDES), créé par la loi du 30 avril 1946, réserve deux chapitres de son programme à l'institution[11] (1946-1952 et 1953-1957)[12]. Cela permet d'importantes réalisations scolaires grâce auxquelles les effectifs des élèves se sont considérablement accrus à l'École médicale. Dans la foulée, l'enseignement secondaire, sanctionné par le baccalauréat, acquiert droit de cité dans l'Ouest-africain français. L'enseignement supérieur colonial commence à être assuré

[5] Première loi Lamine Guèye du 7 mai 1946 sur la citoyenneté. Abolition partielle par décret du 22 décembre 1945 du système de l'indigénat. Décrets de 1946 sur la liberté d'association et de réunion et surtout abolition du travail forcé le 5 avril 1946. Voir D. Domergue-Cloarec, *op. cit.*, 1986, p. 499.
[6] ANS, O56 (31), Remise des diplômes aux élèves de la promotion 1950 de l'École de médecine.
[7] A. Adjagbé, *op. cit.*, p. 178-179.
[8] H. Charton, *La genèse ambiguë de l'élite kenyane : origines, formations et intégrations, de 1945 à l'indépendance*, Thèse de doctorat d'Histoire, Paris, Université Paris VII-Denis Diderot, 2002, p. 7.
[9] C. Coulon, *op. cit.*, p. 29.
[10] P. Barthélémy, *op. cit.*, 2010, p. 72.
[11] P. M. Diop, *op. cit.*, 1997, p. 1081-1096.
[12] ANS, 2H145 (26), Note n° 01728/SP. Tech. AD du 4 avril 1957 sur le troisième plan quadriennal du FIDES, p. 1.

à partir de 1948, avec l'institution en 1950, de l'Institut des hautes études de Dakar (IHED) ; les sections médecine et pharmacie de l'École de médecine y sont transférées et seule la section « sages-femmes » y reste jusqu'en 1953. Cette année-là, la dernière promotion de médecins africains obtient un diplôme et la section « sages-femmes » est supprimée, remplacée par une École des sages-femmes africaines. La réforme est justifiée par la création d'une faculté de médecine au sein de l'université de Dakar et par l'ouverture, en 1957, d'une École des sages-femmes d'État qui délivre un diplôme reconnu en France[13].

Ici, il s'agit d'étudier une phase d'intensification de l'action médicale approfondie au lendemain de la Conférence de Brazzaville (1944-années 1950), avec l'ouverture de l'École interfédérale africaine de médecine et de pharmacie de Dakar. Cette étude a suscité une démarche méthodologique s'appuyant sur les archives collectées aux ANS, les sources imprimées, les ouvrages généraux, les témoignages oraux et la webographie.

Cette seconde et dernière partie de notre travail abordera la période de l'après-guerre aux indépendances. Le chapitre IV évoquera la création de l'École africaine de médecine et de pharmacie de Dakar et les évolutions de la politique sanitaire après 1944. Le chapitre V analysera l'évolution du recrutement et de l'évaluation des élèves. Quant au chapitre VI, il étudiera l'adaptation du système scolaire colonial au modèle métropolitain dans les ultimes années de la colonisation et les prémisses de la mise en place d'un enseignement médical universitaire.

[13] P. Barthélémy, *op. cit.*, 2010, p. 76.

Chapitre IV

La constitution d'une nouvelle élite médicale à l'échelle interfédérale Une généralisation précipitée du modèle métropolitain ?

Initialement limité à l'AOF et au Togo, le statut de l'École de médecine de Dakar est modifié par le décret du 14 août 1944, pour en faire l'établissement d'enseignement médical commun à l'AOF, à l'AEF, au Cameroun et au Togo. L'établissement de Dakar voit désormais sa base de recrutement élargie. En plus des élèves régulièrement entrés dans l'institution viennent s'ajouter les étudiants et étudiantes du Centre d'instruction d'Ayos du Cameroun, supprimé le 1er novembre 1944 et de l'École normale Édouard Renard de Brazzaville (Moyen-Congo), seul établissement d'enseignement supérieur en AEF[1], qui organise en 1945 une section préparatoire aux études médicales à l'École de Dakar[2], comparable à celle existant déjà à la célèbre École normale William-Ponty[3]. Autour des élèves, c'est donc un monde nouveau qui se constitue au Sénégal, nécessaire pour répondre aux exigences de l'enseignement (théorique mais aussi clinique), et de l'encadrement dans des internats. Au regard du nombre de candidatures présentées aux épreuves, la sélection à l'entrée est de plus en plus rigoureuse.

Au lendemain de la Conférence de Brazzaville, l'ambition des autorités coloniales est de former vite une élite de praticiens indigènes acquis à la médecine occidentale, praticiens qui, triés sur le critère de l'éducation, appuieraient les médecins européens dans leur mission de médicalisation. L'immensité de la tâche à accomplir, la pénurie des ressources et l'indigence des moyens rendent inévitable l'orientation professionnelle dirigée, instruction générale écourtée et professionnelle accélérée. Pour ce faire, la formation médicale est répartie sur une durée minimale de quatre ans pour les élèves médecins et de trois ans pour les élèves pharmaciens et sages-femmes, le niveau de base étant celui des études primaires supérieures, complétées par une préparation spéciale à l'hôpital central africain d'instruction, à la

---

[1] Les élèves des différentes écoles régionales, après le certificat d'études, préparent pendant deux ans le concours d'entrée à l'École Édouard Renard où le cycle des différentes études est de trois ans. Cette école comporte différentes sections et forme des moniteurs d'enseignement, des expéditionnaires-comptables (le cadre supérieur des agents indigènes de l'administration), des aides de santé, des moniteurs d'agriculture etc. Elle compte également des sections professionnelles, ateliers du fer et du bois, ateliers de reliure. Voir M. Perlstein, « L'enseignement en Afrique équatoriale française », *Africa: Journal of the International African Institute*, vol. 14, n° 3, (Jul., 1943), p. 131.

[2] ANS, 1H98 (163), Arrêté du 14 août 1944 portant organisation et réglant le fonctionnement l'EAMP de Dakar, p. 17.

[3] En 1937, l'École normale de garçons est transférée de Gorée à Sébikotane en pleine campagne, à quelques kilomètres de Rufisque. Cf. Pascale Barthélémy, *op. cit.*, 2010, p. 155-171.

polyclinique de l'IHS, à l'Institut Pasteur, à la maternité africaine de Dakar, qui élève le niveau des connaissances générales[4]. C'est au cours de cette période que les paradoxes du système colonial deviennent flagrants.

Le cadre enseignant à l'École de Dakar est fourni en quasi-totalité par les médecins et pharmaciens titrés des troupes coloniales, et par l'arrivée de quelques professeurs appartenant à l'université française. La formation d'un cadre de docteurs en médecine aurait nécessité des études plus longues avec un niveau élevé de connaissances en sciences fondamentales, ce qui n'était pas encore possible dans l'immédiat, compte tenu du degré de culture de la jeunesse africaine, de la charge budgétaire annuelle et de la nécessité d'une action rapide[5]. En 1944, l'AOF, l'AEF, le Cameroun et le Togo ont beaucoup souffert de la guerre augmentant les disparités entre les territoires ; les écoles primaires et secondaires ont difficilement fonctionné entre 1939 et 1945. Les priorités étaient ailleurs et d'abord survivre aux pénuries.

Ce chapitre se consacre à la Conférence de Brazzaville comme instigatrice de l'École africaine de médecine et de pharmacie de Dakar, à la constitution de nouvelles élites masculines et féminines ainsi que de l'élite provenant de l'AEF et du Cameroun.

La Conférence de Brazzaville, un tournant dans la politique sanitaire de la France en Afrique subsaharienne

La « France libre » avec le général Charles de Gaulle a fait entrer une partie de l'Empire colonial français dans la Seconde Guerre mondiale. De ce fait, le Comité français de Libération nationale a été amené à se préoccuper des problèmes des colonies. En juillet 1943, de Gaulle décide de réunir une conférence impériale où tous les gouverneurs seraient convoqués afin de « confronter les idées et les expériences[6] » et de déterminer les bases sur lesquelles serait fondée une Communauté française englobant les territoires d'Afrique subsaharienne en remplacement du système d'administration directe[7]. C'est la célèbre Conférence de Brazzaville, tenue au Congo français du 30 janvier au 8 février 1944, qui constitue un tournant dans l'histoire de la politique sanitaire de la France en Afrique subsaharienne. C'est la première fois, sur le sol même d'un territoire colonial, que se trouvent rassemblés, sous la présidence d'un commissaire, les chefs de toutes les colonies françaises

---

[4] C. Chippaux, « Le service de santé des troupes de marine », *Médecine tropicale. Revue française de pathologie et de santé publique tropicales*, Le Pharo – Marseille, novembre-décembre 1980, vol. 40, n° 6, p. 623-624.

[5] C. Chippaux, *op. cit.*, p. 623-624.

[6] J. R. (de) Benoist, *L'Afrique occidentale française de la Conférence de Brazzaville (1944) à l'indépendance (1960)*, Dakar, Les Nouvelles Éditions Africaines, 1982, p. 25.

[7] D. Domergue-Cloarec, *op. cit.*, 1986, p. 494.

d'Afrique, en présence d'une importante délégation de l'Assemblée consultative provisoire et de représentants du gouverneur général de l'Algérie et des résidents du Maroc et de Tunisie[8]. Cette conférence a pour but la définition de la doctrine coloniale française vis-à-vis de ses colonies.

Dans son discours d'ouverture, de Gaulle déclare : « En Afrique française, comme dans tous les autres territoires où des hommes vivent sous notre drapeau, il n'y aura aucun progrès qui soit un progrès, si les hommes sur leur terre natale, n'en profitent pas moralement et matériellement [...] c'est le devoir de la France de faire qu'il soit ainsi[9]. » Ce propos se réfère, d'après Hines Mabika Ognandzi, à la nécessité de consulter les troupes et les hauts fonctionnaires en charge des colonies françaises d'Afrique, sur le sort à réserver au « continent noir » après cette nouvelle contribution de ses fils à la libération de la métropole. Réunion de planification à la nouvelle donne, Brazzaville n'en est pas moins une conférence d'affinement de la stratégie de négociation française pour le maintien de son monopole économique et politique dans les territoires colonisés[10]. Joseph Ki-Zerbo, dans son *Histoire de l'Afrique noire d'hier à demain*, note qu'il s'agit d'une rencontre d'exploration, à caractère unilatéral, et visant à préparer un réaménagement des liens entre la France et son empire colonial, mais aussi dans le but d'asseoir l'autorité française à l'égard de ses partenaires[11]. En dehors du gouverneur Félix Eboué, il n'y a que des Européens et pas d'Africains.

En envisageant dans le détail les problèmes d'assistance médicale et d'hygiène, la Conférence milite en effet en faveur des initiatives visant à apporter aux populations africaines une meilleure condition sanitaire. Néanmoins, on retrouve dans le préambule et dans le rapport du médecin général inspecteur Marcel Augustin Vaucel (1894-1969), directeur du Service de santé au ministère des colonies, des idées déjà connues : « [l]e développement de la race étant le point de départ de la discussion... le problème de l'assistance aux colonies n'est pas seulement d'ordre technique. C'est aussi et peut-être avant tout un problème social et d'évolution politique et économique[12]. » Vaucel ne fait que reprendre des idées vieilles de plus de vingt ans sur le développement des « races » que le ministre des Colonies Albert Sarraut avait déjà énoncées dans son livre fondamental *La mise en valeur des colonies françaises*, publié en 1923. Cet ouvrage pionnier avait pour objectif de cerner la politique sanitaire de la France, au sortir de la Grande

[8] Anonyme, « Recommandations adoptées par la Conférence », *La Conférence africaine française : Brazzaville 30 janvier-8 février 1944*, Paris, ministère des Colonies, 1945, p. 7.
[9] J. R. (de) Benoist, *op. cit.*, 25.
[10] H. Mabika Ognandzi, *op. cit.*, 2017, p. 180-181.
[11] J. Ki-Zerbo, *Histoire de l'Afrique noire d'hier à demain*, Paris, Hatier, 1978, p. 500.
[12] Extrait du programme général de la Conférence de Brazzaville, Janvier 1944, ANSOM cart. 101, Conférence de Brazzaville, cité par D. Domergue-Cloarec, *op. cit.*, 1986, p. 494.

Guerre, en insistant sur « la nécessité en un mot de conserver et d'augmenter le capital humain pour pouvoir faire travailler et fructifier le capital argent[13] » ; et jusqu'en 1958, la plupart des discours coloniaux y font référence[14]. Face à ce constat, Guillaume Lachenal souligne que « [l]'humanisme colonial, mêlant obsession démographique, invocation à la générosité française et confiance dans la technique, inspirait la prose du plan Sarraut, le fameux slogan du gouverneur de l'AOF, Jules Carde, « Faire du Noir en qualité et en quantité »[15], ou encore les appels des médecins coloniaux à la mobilisation générale pour « sauver la race noire »[16] ; de la même manière qu'en France, les politiques de lutte contre les maladies infantiles et les épidémies, amorcées dès le XIXe siècle, sont fortement accentuées avec les progrès de la biomédecine, notamment de la bactériologie et de la vaccinologie[17]. Ces initiatives visant à apporter aux populations africaines une meilleure condition sanitaire, aboutissent à la Conférence de Brazzaville.

À Brazzaville, symbole de la France libre en outre-mer, plusieurs mesures sont discutées. La Commission d'hygiène et de santé publique rappelle le principe concernant l'hygiène et la santé publique. Elle reconnaît que l'amélioration des conditions sanitaires et la solution des problèmes démographiques ne sont pas seulement d'ordre technique, mais sont fonction du progrès économique, social et politique du continent. Elle dresse ainsi le tableau de la situation sanitaire des populations africaines, diverses endémo-épidémies qui les menacent, constituant autant de fléaux qu'il faut combattre de la manière la plus énergique[18]. Parmi les différentes causes du faible accroissement de la population, on y note comme avant le paludisme, la syphilis, la trypanosomiase... ce qui appelle un effort en matière de prophylaxie. Pour les services spécialisés, il est recommandé de transformer le service de la maladie du sommeil et de visiter fréquemment la population dans les lieux les plus éloignés des cercles administratifs et médicaux, et d'établir le diagnostic des autres endémies sévissant en Afrique subsaharienne. Toutefois, l'idée de créer un personnel médical impérial ne

[13] A. Sarraut, *op. cit.*, 1923, p. 94-95 ; A. Ndiaye, « La formation du personnel médical en AOF : un aspect d'intégration sanitaire », dans *Atelier : santé, population, social, école*. Colloque « L'AOF : esquisse d'une intégration africaine », Dakar, 16-23 juin 1995, Direction des archives du Sénégal, p. 136.

[14] J. Martin, *Lexique de la colonisation française*, Paris, Dalloz, 1988, p. 296.

[15] J. Carde, *Instructions relatives à l'orientation des Services de l'Assistance médicale indigène*, Gorée, GGAOF, 1926, p. 2.

[16] G. Lachenal, « Le médecin qui voulut être roi. Médecine coloniale et utopie au Cameroun », *Annales Histoire, sciences sociales*, janvier-février 2010, n° 1, p. 121-156.

[17] J.-P. Dozon, *op. cit.*, p. 169-170.

[18] D^{r}. Sasportas, « L'organisation du Service de santé en Afrique noire française d'après les recommandations de la Conférence de Brazzaville (Janvier 1944) », *La Presse médicale. Articles originaux,* Masson et Cie, n° 5, février 1945, p. 66.

parait pas urgente[19]. Or avec le début de la guerre d'indépendance de l'Indochine (1946-1954), une partie de ces personnels médicaux appartenant au Service de santé des troupes coloniales combattantes se trouvera mobilisée.

L'action médicale, exercée jusqu'en 1944, doit cependant être renforcée par des méthodes nouvelles et des efforts concentrés. Un certain nombre de recommandations prises à Brazzaville donnent un nouveau départ à la politique sanitaire de l'Afrique subsaharienne. Les Africains, leurs aspirations, leurs faiblesses et leurs besoins sont au centre des débats[20]. La conférence souhaite la mise en place d'un système efficace de lutte contre les maladies tropicales et l'amélioration générale et effective des conditions sanitaires, sans oublier l'amélioration du statut administratif des médecins africains. Elle recommande dans ce but la création d'un Service autonome d'hygiène mobile et de prophylaxie composé du plus grand nombre possible de groupes mobiles polyvalents, divisés eux-mêmes en sections d'importance et de composition variables adaptées à la « dominante pathologique de la région prospectée ». C'est la transformation du Service général autonome de la maladie du sommeil (SGAMS) qui va devenir polyvalente. Il s'agit de s'appuyer sur cette expérience de la trypanosomiase humaine, qui ne sera pas la seule priorité, pour développer une compétence plus large. La Conférence, en classant les fléaux par ordre décroissant de gravité, s'est prononcée pour la création en Afrique d'un Institut d'hygiène sociale et de recherches, commun à toutes les colonies, d'une fédération ou encore d'un gouvernement général, divisé en sections par affection sociale et doté de laboratoires auxquels sera affecté un personnel suffisant et spécialisé d'entomologistes[21], de botanistes, d'ingénieurs sanitaires et comprenant différentes sections (paludisme, tuberculose, lèpre, syphilis, trypanosomiase, etc.). Dans sa thèse sur *Les femmes dans les services de santé du Gabon*, Aurélie Ayéni note que « l'hygiène sociale est une immense entreprise d'investigation et d'encadrement de la population, notamment des couches sociales les plus menacées : dépistage, prévention, prophylaxie, tels ont donc été les mots clés de la nouvelle morale sociale[22]. »

---

[19] R.-M. Lemesle, *La Conférence de Brazzaville de 1944 : contexte et repères. Cinquantenaire des prémices de la décolonisation*, Paris, CEAM, 1994, p. 69-71.

[20] D. M. Kodia-Manckessi, *La politique sanitaire à Brazzaville de 1906 à 1960*, Mémoire de maîtrise d'Histoire, Brazzaville, Université Marien Ngouabi, 2011, p. 58.

[21] Spécialiste d'entomologie, qui est une partie de la zoologie s'intéressant aux insectes (moustiques et autres vecteurs de maladies).

[22] A. Ayéni, *Les femmes dans les services de santé du Gabon des années 1950 aux années 1980. De leur formation à l'École de santé de Libreville à leurs expériences professionnelles*, Thèse de doctorat d'Histoire, Marseille, Université de Provence Aix-Marseille I, 2007, 371 p. 48.

Sur les instances du médecin colonel Vaucel, la méthode Jamot[23], de monovalente, doit devenir polyvalente, c'est-à-dire s'adresser non seulement à la maladie du sommeil, mais aussi à la prophylaxie et au traitement des autres graves endémies existantes. Ainsi, l'année 1944 a vu se mettre en place d'importantes réformes et des innovations dans le domaine de la santé publique. En application des recommandations de la Conférence de Brazzaville, le décret du 15 juin 1944[24], promulgué en AOF par arrêté du 31 décembre de la même année, institue pour l'AOF un Service général autonome d'hygiène mobile et de prophylaxie (SGHMP)[25], qui remplace le SGAMS, créé par l'arrêté du 30 janvier 1939[26], couvrant les deux fédérations d'AOF et d'AEF, le Cameroun et le Togo, disposant chacun d'un service d'hygiène et de prophylaxie ayant la même finalité. Son siège se trouve à Bobo-Dioulasso en Haute Côte-d'Ivoire (alias Haute-Volta puis Burkina Faso). Les directives sont communes. La trypanosomiase n'est plus le seul but exclusif de la prospection et du traitement, les grandes endémies ou endémo-épidémies et les maladies sociales comme la lèpre, le paludisme, la syphilis, la méningite

[23] Nous avons déjà souligné plus haut qu'à propos du thème et de l'œuvre du Dr Jamot, les historiens et les médecins ont écrit de façon convaincante sur ce médecin colonial, le lecteur voudra bien se référer à J.-P. Bado, *op. cit.*, 1995, p. 149-168, J.-P. Bado, *op. cit.*, 1999, p. 237-268, G. Lachenal, *op. cit.*, 2017, p. 353-376, Danielle Domergue-Cloarec, *op. cit.*, 1986, p. 1511-1517, L. Lapeyssonnie, *op. cit*, 1987, 198 p.

[24] ANS, 2H47 (26), Santé publique en AOF : budget de grands travaux, 1944-1946.

[25] Cet organisme fédéral crée cinq sections : trypanosomiase, syphilis et pian, paludisme, lèpre et tuberculose. À partir de 1946, les crédits du FIDES permettent de multiplier les actions. Le SGHMP comprend une direction, une pharmacie d'approvisionnement, des laboratoires de recherche, une école d'infirmiers à Bobo Dioulasso, un institut de lèpre à Bamako, un institut d'ophtalmologie tropical de l'AOF à Bamako, des secteurs spéciaux (dont quatre au Sénégal) et annexes (dont trois au Sénégal) répartis dans toute la fédération. Chaque secteur est dirigé par un médecin et comporte des équipes mobiles de dépistage, de traitement et de contrôle ; des centres d'hospitalisation ; des centres de traitement de « brousse » à partir desquels des infirmiers effectuent des circuits de traitement. À chaque tournée, le médecin est accompagné d'une sage-femme (pour les consultations prénatales, les pesées des nourrissons) et d'un garde sanitaire assermenté qui s'assure, en visitant tous les carrés du village, que les règlements d'hygiène sont respectés et rend compte des informations méritant avertissements ou procès-verbaux. En effet, l'application de la « Loi-cadre » du 23 juin 1956, dite loi Gaston Defferre, transforme les structures du SGHMP qui cesse d'être un organisme fédéral. La direction technique était maintenue. Tous les secteurs sont territorialisés et le SGHMP est devenu le Service de lutte contre les grandes endémies. Les campagnes de masses, entreprises par les groupes sanitaires mobiles du SGHMP sont poursuivies par le Service territorial d'hygiène mobile et de prophylaxie (STHMP), créé par délibération de l'Assemblée territoriale n° 58.089 du 24 juillet 1958. Ce nouveau service a pour but de lutter contre les grandes endémies intéressant la collectivité : trypanosomiase, lèpre, paludisme, tréponématose, onchocercose, etc. Son action s'exerce sur toute l'étendue du territoire de la colonie du Sénégal. Voir M. Kanté, *op. cit.*, 2011, p. 53-54.

[26] Cf. *JOS*, 1939, Arrêté n° 342 S.S.M. portant création d'un service autonome de la maladie du sommeil, p. 162-164.

cérébro-spinale, la peste, la variole, les tréponématoses (le pian est une tréponématose comme la syphilis) sont aussi concernées, sans oublier les vaccinations, en général mixtes antivarioliques et antiamariles, dont bénéficie l'ensemble de la population de l'Afrique subsaharienne sous domination française[27] (deux vaccins : un vaccin français dit de Dakar créé par le Dr Jean Laigret et le vaccin américain, 17 D, dit Rockefeller[28]). Toutefois, un tel plan suppose d'adjoindre aux effectifs de l'époque du Corps de santé colonial, plusieurs centaines de médecins à recruter dans la métropole ainsi que l'accroissement de l'effectif des médecins indigènes[29]. Le problème est toujours le même : les moyens ne sont pas en adéquation avec les ambitions et les médecins civils en France ne sont pas volontaires pour venir faire carrière en Afrique subsaharienne. Mais en 1945, après la Libération, quelques médecins et étudiants en médecine civils français qui avaient eu des sympathies pour le maréchal Pétain et le régime de Vichy vont partir vers l'outre-mer pour se faire oublier[30].

C'est dans un tel contexte qu'est instituée une grande École médicale interfédérale africaine dont le siège est fixé à Dakar, pour recevoir et former, à l'exclusion de tout autre établissement, des élèves médecins, des pharmaciens ainsi que des sages-femmes efficaces et dévouées qui concourent au Service de l'assistance médicale dans les territoires de l'AOF, de l'AEF, du Cameroun et du Togo. Le nouvel établissement, creuset de la formation de l'élite médicale africaine, s'appuie sur la fondation de l'ancienne École de Dakar.

La Conférence de Brazzaville se prononce sur le fonctionnement d'un service de santé nécessitant la présence constante en Afrique subsaharienne française d'environ 600 médecins. En tenant compte des obligations militaires en métropole et aux colonies, l'effectif total des médecins du corps de santé colonial devra être porté à 1 500 unités. Si l'on devait renoncer à l'utilisation des médecins militaires, il y aurait lieu d'envisager la création d'une École de santé coloniale, conçue sur le modèle de l'École de Bordeaux, fonctionnant au sein d'une université coloniale, attirant les jeunes gens dès le début de leurs études médicales et génératrice, avec la foi et l'enthousiasme, de la discipline et du désintéressement absolument nécessaires à la pratique de la médecine coloniale[31]. Le développement des services de la santé publique demeure lié, non seulement à l'augmentation numérique des médecins indigènes, mais

[27] C. Chippaux, *op. cit.*, p. 618.
[28] Entretien avec Louis-Armand Héraut, (83 ans), rencontré à Versailles (France), médecin en chef honoraire des troupes de marine à la retraite, le 4 décembre 2019.
[29] R.-M. Lemesle, *op. cit.*, p. 69-71.
[30] Entretien avec Louis-Armand Héraut, (83 ans), rencontré à Versailles (France), médecin en chef honoraire des troupes de marine à la retraite, le 4 décembre 2019.
[31] Anonyme, *op. cit.*, 1945, p. 48-49.

aussi à l'élévation de leur valeur technique et « morale » ajoute-t-on. Il est aussi indispensable de porter de 700 à 2 500, le nombre de jeunes médecins africains. L'accroissement jusqu'à ce chiffre égal au nombre des sages-femmes indigènes favorisera grandement le développement tant souhaité des œuvres de protection maternelle et infantile. De même, devront être doublés les effectifs des infirmiers et infirmières-visiteuses, destinés à collaborer avec les organismes médicaux envisagés[32]. Ceux-ci seront formés dans trois écoles : à Dakar, Tananarive et Ayos[33].

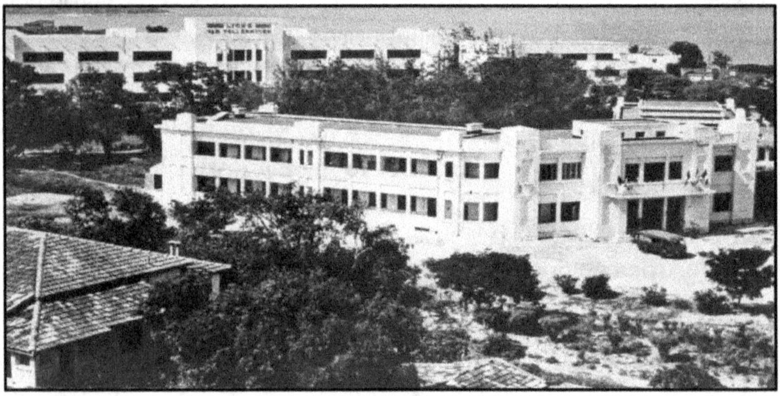

Figure 16 – L'École africaine de médecine et de pharmacie de Dakar[34]

L'accroissement de l'effectif des sages-femmes indigènes, le recrutement et la formation dans les écoles locales d'un corps d'infirmiers et infirmières visiteuses est la condition obligée de l'application du plan ambitieux d'hygiène sociale proposé. Force est de souligner que ce programme n'est pas plus novateur que celui de Marius Moutet, ministre des Colonies dans le gouvernement socialiste de Léon Blum en 1936**,** il manifeste beaucoup plus une volonté d'action qu'une volonté de changement. S'adressant aux gouverneurs généraux dans une circulaire du 24 juin 1936, Marius Moutet dénonçait la passivité de l'administration et décidait de lutter contre les famines. Un mois plus tard, il avait convoqué en conférence des gouverneurs généraux : « pour discuter des grands problèmes que pose l'administration de nos territoires d'outre-mer »[35], écrit Jacques Marseille. Dans cette circulaire,

[32] Dr Sasportas, *op. cit.*, 1945, p. 66.
[33] R.-M. Lemesle, *op. cit.*, p. 69-71.
[34] Anonyme, « Sénégal, Dakar, l'École de médecine by photographie originale », https://www.bing.com/images/search?view, (page consultée le 18 juin 2020).
[35] J. Marseille, « La Conférence des gouverneurs généraux des colonies (novembre 1936) », *Le mouvement social*, n° 101, octobre-décembre 1977, p. 61-84.

Moutet assigne comme but au gouvernement dans les colonies de « faire régner la justice et la solidarité sociale et relever le niveau matériel des masses par des réformes appropriées »[36]. Mais Danielle Domergue-Cloarec, dans sa « Santé en Côte d'Ivoire », soutient qu'« [a]ucun des gouvernements successifs ne propose donc une politique sanitaire originale. De Sarraut à de Gaulle, la continuité fut assurée et de façon remarquable d'autant plus facilement que le personnel en place était le même[37]. »

Compte tenu de ce qui précède, la Conférence de Brazzaville recommande la création d'une grande École de médecine de plein exercice, réplique en Afrique de l'École de Hanoï pour l'Extrême-Orient, et destinée à alimenter un cadre commun de médecins pour servir en n'importe quel point des possessions africaines de la France. La nécessité est d'atteindre l'ensemble des populations pour leur donner des connaissances utilitaires et « réflexes » par « les impératifs professionnels moraux traditionnels en occident et symbolisé par le serment d'Hippocrate, le grand médecin de l'Antiquité ». Les candidats médecins d'AEF et du Cameroun seront instruits à l'École de Dakar dont le prestige et l'efficacité ne sont pas contestés[38].

La formation une nouvelle élite masculine, une évolution non linéaire

Jusqu'en 1945, l'enseignement comporte essentiellement un enseignement primaire et des écoles professionnelles. L'enseignement primaire dure six ans. Seules les écoles régionales délivrent le CEPE. Au chef-lieu de chaque colonie, une école primaire supérieure conduit en trois ans au diplôme d'études primaires supérieures, permettant d'accéder aux emplois administratifs et aux écoles professionnelles : Écoles normales, dont la plus célèbre William-Ponty, École de médecine de Dakar, École vétérinaire et École technique supérieure de Bamako. L'enseignement secondaire proprement dit se réduit aux deux lycées de Dakar et de Saint-Louis que fréquentent surtout les enfants de la population européenne. Ce système est considéré, avec raison, par les Africains comme un « enseignement au rabais » et l'institution d'un système identique à celui de la métropole constitue l'une des revendications majeures du mouvement nationaliste[39].

Après la Conférence de Brazzaville, les autorités coloniales se préoccupent de développer l'enseignement en Afrique au sud du Sahara. Selon le programme retenu après la conférence, les besoins sont de 55 élèves médecins

---

36 D. Domergue-Cloarec, *op. cit.*, 1986, p. 492-495.

37 *Ibid.*

38 Anonyme, *op. cit.*, 1945, p. 48-49.

39 L. Thanh Khôi (dir.), *L'enseignement en Afrique tropicale*, Paris, Presses universitaires de France, 1971, p. 16-17.

par an, jusqu'en 1962[40]. L'estimation semble très faible compte tenu des réels besoins du moment, mais encore faut-il trouver des candidats de bon niveau et aussi fournir un nombre suffisant des cadres enseignants de qualité. Le nombre d'élèves à admettre chaque année dans les deux sections masculines, médecine et pharmacie, est fixé par colonie ou par groupe de colonies, par arrêté du commissaire aux colonies. Précisons qu'il s'agit toujours d'un concours et non d'un examen. Le texte de l'arrêté ministériel du 14 août 1944 stipule que les candidats admis à l'École de médecine de Dakar doivent être citoyens ou sujets français, âgés de dix-huit au moins et de 25 ans[41] au plus au 1er janvier qui suit la date d'entrée à l'établissement[42]. Ils doivent avoir déjà suivi les cours préparatoires de l'École normale William-Ponty et de l'École des cadres supérieurs de Brazzaville[43]. Ce qui donne à penser que l'on essaie de mettre véritablement en œuvre pour une élite le volet pratique de la formation qu'on ne parvient pas à dispenser à l'ensemble des étudiants, trop nombreux. Les candidats doivent, à défaut, être titulaires du brevet élémentaire ou brevet du 1er cycle ou du 2e degré. Une troisième voie est offerte par le biais de l'organisation d'un examen spécial d'admission à l'établissement instauré dans les lycées, collèges et cours normaux[44]. Le dispositif de recrutement reste cependant inchangé, à deux modifications près : le CEPE est désormais obligatoire et la visite médicale doit être effectuée par un médecin européen[45]. Rappelons que les médecins et les sages-femmes diplômés de l'École de Dakar ne sont habilités à prodiguer leurs soins médicaux ou obstétricaux qu'aux populations africaines[46]. Mais ces enfants, « nés Africains », candidats à l'École de médecine, sont appelés à vivre en internat désormais avec des Européens. Cela explique cette exigence des autorités coloniales, une manière, comme l'avait souhaité Mme Nogue, directrice de l'internat, en 1923, « [p]our contribuer à cette transformation profonde, [...] à réaliser toutes les mesures propres à faire marcher de front vers l'évolution de nos étudiants vers notre culture, notre civilisation et nos mœurs[47]. »

En 1945, sur les 38 candidats ayant concouru en AOF, les 34 premiers sont admis à entrer à l'école ayant chacun une note supérieure à la moyenne qui est

---

40 ANS, 1H98 (163), École africaine de médecine et pharmacie, de sa fondation en 1918 à l'année 1947, p. 51-52.

41 Les années de service militaire viendront réduire cet âge limite.

42 ANS, 1H98 (163), Arrêté du 14 août 1944 portant organisation et réglant le fonctionnement l'EAMP de Dakar, p. 11-12.

43 *Id.*, p. 11-12.

44 A. Adjagbé, *op. cit.*, p. 181.

45 P. Barthélémy, *op. cit.*, 2010, p. 76.

46 Ils peuvent être autorisés à donner des soins aux Européens dans les localités dépourvues de médecins exerçant au titre français.

47 Nogue Madame (directrice de l'internat de sages-femmes), *op. cit.*, p. 23-35.

de 190 points. Parmi eux, quatre se portent volontaires à l'École vétérinaire de Bamako. Il s'agit d'Issaka Koki (8e), d'Abdourahmane Sow (25e), de Soumano Gouro (29e) et de Gouro Sidibé (32e)[48]. En revanche, l'École vétérinaire de Bamako n'a pas le prestige de l'École de médecine de Dakar, son recrutement est difficile et les promotions sont souvent maigres, souligne Paul Désalmand. Les élèves de l'École normale William-Ponty n'y vont qu'avec réticences et l'on est amené à recruter directement à la sortie des EPS. L'enseignement est, comme dans les autres écoles, à dominante pratique ; il comporte en particulier des tournées de vaccinations et un stage d'un mois dans un établissement d'élevage[49].

La première étape d'admissibilité à l'École médicale de Dakar est composée des épreuves écrites comprenant les mathématiques (résolution de deux problèmes en arithmétique, en système métrique ou en géométrie), la composition française (dictée et questionnaire portant sur la connaissance de la langue, l'intelligence du texte et les racines grecques et latines), les sciences physiques et chimiques, l'histoire naturelle (botanique, zoologie, physiologie) et l'orthographe, composée d'une dictée et d'un questionnaire subdivisé en cinq questions, c'est-à-dire trois sur la connaissance de la langue et l'intelligence du texte et deux sur les racines grecques et latines. La note attribuée à la dictée, de 0 à 10, est celle attribuée aux questionnaires. La note cotée de 0 à 10 est additionnée pour former la note d'orthographe. Une note de mérite, de 0 à 20, est attribuée par le conseil des professeurs[50]. Comment peut-on donner une note au mérite quand on ne connait pas le candidat ? Ces épreuves écrites ne servent cependant pas à sélectionner les meilleurs candidats destinés à poursuivre une carrière médicale à Dakar (rien ne change à ce niveau).

C'est la seconde étape du concours qui est indispensable à la sélection, avec les épreuves orales qui permettent de mieux apprécier non seulement l'intelligence, mais aussi le raisonnement des futurs médecins africains destinés à rester des auxiliaires des médecins coloniaux européens. Elle est sanctionnée par une nouvelle note sur vingt, comprenant l'explication d'un

48 Ce dernier candidat est toutefois admis avec 183,25 points sans atteindre la barre de la moyenne qui est de 190 points. Soulignons que la profession vétérinaire ne plait pas aux candidats. La preuve, le gouverneur général de l'AOF a, plusieurs fois, lancé des appels aux lieutenant-gouverneurs sur l'intérêt pour les colonies qui ont besoin de médecin vétérinaires auxiliaires, d'envoyer à l'École normale William-Ponty des jeunes désireux de suivre cette carrière. ANS, O163 (31), Liste de tous les élèves par ordre de mérite et les notes correspondantes & ANS, O 163 (31), Circulaire du gouverneur général de l'AOF, Jules Carde, en date du 20 avril 1925, adressé aux lieutenant-gouverneurs.

49 L'école est réorganisée en 1946. La durée des études est portée à 5 ans et l'école est dotée d'un corps d'enseignants qualifiés. Voir P. Désalmand, *op. cit.*, p. 204.

50 ANS, 1H98 (163), Arrêté du 14 août 1944 portant organisation et réglant le fonctionnement l'EAMP de Dakar, p. 25-26.

texte de français et les interrogations en mathématiques, en physique et en chimie. La moyenne définitive est de 10. À l'issue du concours, une liste supplémentaire peut être prévue[51]. Les élèves composent durant une journée par exemple à Conakry, Ouagadougou, Bingerville[52], Niamey[53], Porto-Novo, Bamako, Dakar, Saint-Louis, Libreville, Port-Gentil, Brazzaville, Douala, Yaoundé, Bangui, Fort-Lamy[54] (actuel N'Djaména), etc. Les candidats sont répartis dans les sections médecine, pharmacie et vétérinaire par le conseil des professeurs qui tient compte de l'ordre de mérite établi par la liste d'admission et des besoins prévus par les colonies[55].

Le jury du concours comprend l'inspecteur général civil de l'enseignement, un médecin ou un pharmacien professeur à l'École de médecine et des professeurs de la section préparatoire de l'École normale William-Ponty pour corriger les épreuves. Le nombre d'élèves à admettre par année est fixé par le ministre de la FOM sur proposition du gouverneur général de l'AOF qui tient compte des besoins exprimés par les colonies[56]. Les candidats admis exercent leur droit d'option pour les sections de médecine ou de pharmacie de Dakar ou vétérinaire transféré, en 1925, à Bamako. Ce transfert s'explique par le fait qu'il n'existe pas de troupeau à Dakar pour les exercices pratiques. C'est un centre d'élevage important où le laboratoire de recherches constitue un excellent établissement d'instruction pratique. Rappelons que l'importance des promotions d'élèves médecins est fonction du nombre d'élèves recrutés par l'École normale William-Ponty de Sébikotane où les futurs auxiliaires médicaux font deux années d'études. Le nombre d'élèves recrutés par cet établissement est à son tour fonction du nombre d'élèves des écoles primaires supérieures de chaque colonie et évidemment de la valeur de ces écoliers puisque l'accès à l'École de Sébikotane se fait par voie de concours. Et jusqu'à la veille de la Conférence de Brazzaville, le Service de l'enseignement n'a pu fournir que des promotions médicales de 20-25 personnes – sur lesquelles il a fallu prélever des élèves destinés à devenir des vétérinaires auxiliaires[57].

La Conférence de Brazzaville approuve les propositions de la commission présidée par le directeur du Service de santé au commissariat aux colonies

---

[51] ANS, 1H98 (163), Arrêté du 14 août 1944 portant organisation et réglant le fonctionnement l'EAMP de Dakar, p. 25.
[52] Bingerville, détrônée par Abidjan, reste cependant le centre intellectuel.
[53] P. Barthélémy, *op. cit.*, 2010, p. 53.
[54] Chef-lieu d'une circonscription dite du Bas-Chari fondé par l'explorateur et administrateur français Émile Gentil, en souvenir du commandant François-Joseph-Amédée Lamy, chef militaire de la Mission saharienne, né à Mougins (Alpes-Martimes), le 7 février 1858 et tué au combat du Chari (Afrique centrale), le 22 avril 1900. Cf. A. Vivien, *op. cit.*, p. 30-48.
[55] ANS, 1H98 (163), Organisation générale de l'école, p. 6.
[56] *Id.*, p. 6.
[57] Voir Annexe 3 : Les promotions sortantes de l'École de médecine, p. 293-312.

demandant un accroissement massif du nombre des médecins auxiliaires[58]. Ainsi, pour la première fois, depuis la fondation de l'École de Dakar, ils sont au nombre de 36 élèves médecins, la promotion la plus étoffée, à faire leur entrée à l'institution en 1945[59]. Mais la période suivante est marquée par une réduction sensible du nombre d'admis, et ce jusqu'à la disparition de la section d'élèves médecins en 1950 avec l'ouverture à leur intention d'une École préparatoire de médecine et pharmacie au sein de l'Institut des hautes études de Dakar (IHED). Ainsi, ils ne sont que 24 admis en 1946 et 13 en 1949. Les élèves pharmaciens, quant à eux, ont toujours formé un petit nombre, un minimum et quatre au maximum depuis 1918, date de la création à Dakar de l'École de médecine. En effet, en 1945, ils sont trois à faire leur entrée à l'établissement. Il s'agit d'Ibrahima Wone du Sénégal, d'Abdou Sidikou du Niger et de Willy Komi Adakpo du Togo[60]. Il est important de souligner que les archives restent muettes sur les promotions entrantes.

Il faut noter que le dépouillement des différents répertoires des Archives nationales du Sénégal, sur lesquels figurent, pour quelques élèves, le lieu de naissance, permet de souligner que les trois quarts des élèves sont originaires des capitales, des villes côtières ou des agglomérations situées le long des voies ferrées. Il s'agit entre autres de Dakar, de Gorée, de Rufisque, de Saint-Louis, de Thiès, de Kaolack, de Koungheul, de Gossas, de Ziguinchor… (Sénégal), de Porto-Novo, de Cotonou, d'Abomey, de Grand-Popo, de Ouidah, de Savalou, de Savé… (Dahomey), de Bamako, de Kayes, de Koulikoro, de Toukoto, de Nioro, de Mopti, de Tombouctou, de Djenné, de Gao, de Katibougou, de Ségou, de Sikasso, de Mahina, de Koutiala… (Soudan français), de Conakry, de Fouta Djallon, de Mamou, de Dabola, de Kouroussa, de Kankan, de Macenta… (Guinée), de Niamey… (Niger), de Lomé… (Togo), de Grand-Bassam, de Bingerville, d'Abidjan, d'Agboville, de Dimbokro, d'Abengourou… (Côte d'Ivoire), de Ouagadougou, de Bobo-Dioulasso, de Dédougou, de Fada N'Gourma… (Haute-Volta), de Yaoundé, de Douala, d'Abong-Mbang, Garoua, Ngaoundéré… (Cameroun), Brazzaville, Pointe-Noire… (Congo français), Libreville, Franceville, Port-Gentil… (Gabon), etc. Ce qui fait dire à Denise Bouche que « les écoles se trouvaient surtout dans les villes et les chefs-lieux de cercle[61]. » Et l'ouvrage

[58] ANS, O15 (31), Note n° 735/C., en date du 21 avril 1944, du médecin général inspecteur Ricou, directeur de la santé publique de l'AOF pour le directeur général des services économiques (inspection générale de l'élevage).
[59] ANS, O14 (31), O15 (31), O16 (31), O17 (31), O18 (31) et O56 (31), École de médecine de Dakar.
[60] ANS, O15 (31), Note n° 735/C., en date du 21 avril 1944, du médecin général inspecteur Ricou, directeur de la santé publique de l'AOF pour le directeur général des services économiques (inspection générale de l'élevage).
[61] D. Bouche, « Quatorze millions de Français dans la fédération de l'Afrique occidentale française ? », *RFHOM*, 69, 1982, p. 100.

de Pascale Barthélémy – *Africaines et diplômées à l'époque coloniale* – montre aussi que rares sont les élèves qui viennent de petits villages et les futures élites médicales font partie des privilégiés de la ville coloniale où se concentrent le pouvoir et l'activité économique, lieu de vie de la majorité des Européens[62]. Cette situation est concomitante en Afrique de l'Est britannique où les étudiants en médecine de Makerere venaient souvent de couches privilégiées de la société coloniale. À la fin des années 1940, ils étaient le principal élément de l'élite éduquée de l'Afrique de l'Est. Peu d'étudiants en médecine venaient de familles ayant des traditions médicales autochtones[63], souligne John Iliffe.

Comme l'ancienne École de médecine de l'AOF, les élèves médecins et pharmaciens parcourent en une scolarité, respectivement, de quatre et trois années, un programme théorique et pratique. Comme leurs consœurs sages-femmes, la matinée des élèves médecins est consacrée au stage hospitalier dans les divers services de l'hôpital central africain d'instruction et ses annexes : la maternité et la polyclinique de l'IHS. L'après-midi est consacrée aux cours et aux travaux pratiques dans les amphithéâtres de l'école, chaque jour sauf le dimanche[64]. La rigueur de la discipline passe d'ailleurs largement par ce travail intense. Dans tous les cas, aucune notion nouvelle n'est donnée sans que le professeur ne se soit assuré par une interrogation que l'élève possède à fond par compréhension et non par mémoire les notions acquises[65] précédemment évoquées. Les élèves pharmaciens, quant à eux, effectuent chaque matin un stage pratique à la pharmacie de l'hôpital central africain d'instruction et ses annexes, où ils préparent tous les médicaments des services sanitaires et médicaux. Les travaux pratiques et les cours ont lieu l'après-midi au laboratoire de chimie de l'école[66].

Au cours de leur stage hospitalier, les étudiants médecins notent des observations médicales, assurent les soins, aident aux anesthésies chirurgicales, etc. Ils reçoivent un enseignement clinique simple. Les professeurs s'attachent, en présence de chaque cas, à mettre en évidence les symptômes primordiaux, ceux qui permettent de parvenir d'une façon précise au diagnostic d'où découle le traitement. Tous les symptômes sans intérêt, toutes les recherches biologiques qui n'ont pas fait la preuve de leur utilité clinique et toutes les pathogénies sans assises solides sont volontairement

[62] P. Barthélémy, *op. cit.*, 2010, p. 107.
[63] J. Iliffe, *op. cit.*, p. 67.
[64] Le dimanche, tous les élèves, sauf ceux du service de garde, sont autorisés à sortir en ville, de 8 heures à 17 heures sauf s'ils sont punis.
[65] Anonyme, « L'École de médecine de Dakar », *Presses médicales*, n° 33, vol. d'annexes, Masson & Cie, 1921, p. 587.
[66] ANS, 1H98 (163), École africaine de médecine et pharmacie, de sa fondation en 1918 à l'année 1947, p. 40.

omis[67]. Cet enseignement médical est assuré par les professeurs auxquels il leur est recommandé de ne pas faire de longs discours sur un sujet, mais plutôt des « causeries » sur plusieurs malades au cours de la visite hospitalière ou la consultation de la polyclinique de l'IHS, d'exposer d'une façon simple, claire, la nature de l'affection, son évolution probable, son pronostic, son traitement, tout en rappelant toujours les traits caractéristiques de la maladie, d'éliminer, dans la discussion du diagnostic, toute citation de maladie exceptionnelle en Afrique subsaharienne, enfin d'entrecouper le tout d'examens directs de malades par les élèves, et de poser à ces derniers les nombreuses interrogations pour s'assurer toujours qu'ils ont compris[68] la leçon. Les premiers au classement deviennent « externes de l'hôpital » puis « internes de l'hôpital » et touchent une solde supérieure aux autres élèves. Comparativement au règlement antérieur, il n'y a pas de changements. Ces enseignements sont similaires à l'École de médecine de Makerere en Ouganda où les élèves-médecins effectuent de nombreuses opérations telles que circoncisions, curetage de passage de bougies et de cathéters et donnent de nombreuses anesthésies. Ils assistent également aux opérations majeures et en effectuent même quelques-unes sous surveillance. En cas d'urgence et lorsqu'un médecin n'est pas disponible, ils doivent être en mesure d'entreprendre des travaux chirurgicaux tels que l'amputation des membres, les opérations de soulagement de la sténose infranchissable et de l'extravasation d'urine, l'application de forceps obstétriques et doivent faire un bon effort pour traiter des cas de hernie étranglée, cela peut réduire le traumatisme entourant la dissection et l'autopsie[69].

À Dakar, le nombre de consultations quotidiennes, à la polyclinique de l'IHS, oscille entre 80 et 100, celle-ci desservant une immense clientèle indigène du quartier de Médina. En effet, ces consultations ont plusieurs objectifs : éduquer les mères et protéger l'élément le plus précieux de la population : les enfants en bas âge[70].

Ainsi, il a été donné 359 985 consultations pour 85 349 consultants en 1948 et 391 525 consultations pour 92 257 consultants en 1949. Pour les dix premiers mois de l'année 1950, ont été enregistrées 369 146 consultations pour 91 312 consultants. Les consultations prénatales sont suivies par 1 981 femmes enceintes avec 29 411 consultations en 1948 et 35 806 consultations sont données à 2 711 femmes enceintes en 1949. Quant aux consultations gynécologiques, elles groupent, en 1948, 3 070 consultantes ayant donné lieu à 21 484 consultations. En 1949, 5 992 consultantes ont enregistré 35 821

---

[67] P. Vallery-Radot, *op. cit.*, p. 291-292.

[68] ANS, 1H98 (163), École africaine de médecine et pharmacie, de sa fondation en 1918 à l'année 1947, p. 43.

[69] J. Iliffe, *op. cit.*, p. 75.

[70] ANS, 1H57 (163), La polyclinique Roume, novembre 1950, p. 3.

consultations. Les consultations des nourrissons, de leur côté, se chiffrent par les résultats suivants : en 1948, 20 615 consultants et 77 773 consultations ; en 1949, 31 329 consultants et 87 804 consultations[71]. À côté de ce bilan, force est de souligner la répugnance des femmes africaines à se soumettre à des examens spéciaux dans les centres de santé[72].

Toutefois, le succès de ce service de santé est en grande partie dû au fait que les consultations sont des lieux de distribution de layettes et autres dons (riz, sucres, savons, boubous), grâce à la contribution de l'Association des Dames françaises de la Croix-Rouge de Dakar. Rappelons que ladite association assure, tous les jeudis, de 09 heures à 11 heures, la distribution de lait, de sucre, de farine, de savon et de vêtements pour les enfants indigènes. À cela, nous pouvons ajouter qu'une place y est réservée à la Goutte de lait, œuvre privée de la Croix-Rouge, destinée à donner aux mères incapables d'allaiter leurs enfants au-delà de trois mois une portion de lait journalière pour assurer leur survie. Elle trouve l'occasion d'exercer son activité à la polyclinique de l'IHS, sous forme de visites de nourrissons, de distribution de nourritures (lait, sucre, farine de mil pilé), de savons et de vêtements pour les enfants[73], les indigents, les aveugles, les familles nombreuses[74]. Rappelons que, quelques années auparavant, le 9 octobre 1926, André Hesse, ministre des Colonies, justement inquiet des ravages causés en AOF par la mortalité infantile, convoque à son cabinet les principaux représentants du commerce africain et leur demande de créer une œuvre qui aurait pour tâche de sauver de la mort la petite enfance noire : ce fut l'origine du « Berceau africain ». Œuvre privée, son but est d'assurer dans les colonies la protection matérielle et morale des mères indigènes et de leurs nourrissons et de contribuer à leur donner les secours de toute nature dont ils peuvent avoir besoin. Grâce à l'ampleur des dons qu'il reçoit, il approvisionne les consultations de nourrissons en lait, en petits vêtements, en couvertures et autres objets de première nécessité[75]. De nombreux travaux montrent que des processus similaires se rencontrent dans d'autres lieux.

Au Congo belge, Nancy Rose Hunt a documenté comment une croisade pour lutter contre les préjugés qui séparent les époux (c'est-à-dire réduire l'abstinence post-partum et la lactation prolongée) a été lancée dans les années 1930, à la fois dans les limites des composés miniers où l'alimentation des nourrissons était étroitement contrôlée, et plus largement à travers le réseau

---

[71] *Ibid.*

[72] *Ibid.*

[73] ANS, 1H57 (163), La polyclinique Roume, novembre 1950, p. 1.

[74] M. Rinkenbach, « L'œuvre de l'Association des dames françaises de la Croix-Rouge en Afrique occidentale française à Dakar », *Bulletin de l'Association de dames françaises*, 45e année, n° 5, septembre 1935, Paris, p. 145.

[75] ANS, 1H102 (163), Protection de l'enfance en Afrique occidentale française, 1932, p. 2-3.

des maternités missionnaires et des centres de protection de l'enfance où les missionnaires étaient bien connus pour combattre la coutume en conseillant aux couples de reprendre les commerces conjugaux un certain temps après la naissance[76]. Claire Fredj, quant à elle, parle de plusieurs œuvres de bienfaisance se consacrant aux soins aux mères et aux enfants indigènes d'Algérie. D'après elle, certaines sont laïques comme la Tasse de lait, créée à Alger en 1934 et qui a pour but de distribuer un aliment d'appoint aux enfants pauvres de la population musulmane de Belcourt (actuel Belouizdad). De même, le Berceau indigène distribue des secours en nature et propose également une fois par semaine des cours de puériculture élémentaires aux femmes afin de les initier aux premières notions de l'hygiène[77]. Spécialiste de la colonisation de Gold Coast, Anne Hugon de son côté, mentionne que les mères qui amènent régulièrement leur enfant à la pesée ou au centre de PMI se voient offrir du savon, du lait en poudre, du talc, voire des vêtements. Plus directes, les femmes médecins responsables des centres de PMI envoient des lettres de rappel aux chefs de communautés dont les femmes ont manqué une consultation[78].

Pour adapter l'enseignement à la durée des études médicales et au but poursuivi qui est de doter le cadre de l'assistance de praticiens le plus rapidement « utilisable », les enseignants de l'École de Dakar se sont efforcés, d'année en année, de rendre l'enseignement concret, orienté le plus possible vers la pratique courante, et adapté aux affections de l'Ouest-africain. Ainsi, il est recommandé aux professeurs de multiplier des démonstrations et de rendre les leçons aussi actives que possibles, c'est-à-dire « de faire des classes vivantes plutôt que des cours magistraux[79] » pour obliger « les élèves à la réflexion et non de faire de leur cerveau un simple appareil enregistreur ». Comme, par exemple, l'enseignement de l'anatomie par la dissection des cadavres et les travaux pratiques de médecine opératoire. Le programme prévoit, par semaine, une séance de travaux pratiques de bactériologie ou parasitologie, comportant la technique des prélèvements à faire pour les envois au laboratoire (sang, crachats, matières fécales, etc.). Rappelons qu'un certain nombre de cours dont la place est grande dans le programme des élèves de troisième année (hygiène, médecine préventive, épidémiologie) ont spécialement pour but de préparer les futurs médecins à l'un de leurs rôles les

---

[76] N. R. Hunt, « ''Le bébé en brousse'': European Women, African Birth Spacing and Colonial Intervention, in Breast Feeding in The Belgian Congo », *International Journal of African Historical Studies,* 21, 1988, p. 407.

[77] C. Fredj, *op. cit.*, 2011, p. 181.

[78] A. Hugon, *op. cit.*, 2004, p. 159.

[79] C'est le fait de dicter même des résumés très clairs devant servir de mémento aux médecins africains le long de leur carrière, de commenter ces résumés et enfin de consacrer à des interrogations une partie importante du temps dont ils disposent pour l'enseignement.

plus essentiels, celui de faire, ainsi qu'on le leur rappelle le plus souvent, de l'hygiène et de la médecine sociale, capables d'étendre leur action à la collectivité entière[80].

En France, l'enseignement à l'École d'application des troupes coloniales de Marseille au Pharo se veut polyvalent avec un programme précis, calqué sur une médecine de « brousse » en situation d'isolement et de précarité, lors d'une première affectation. Il privilégie l'apprentissage de gestes techniques élémentaires (chirurgie d'urgence, obstétrique, laboratoire voire mécanique et équitation), tout en renseignant sur le contexte historique, ethnologique voire socioéconomique des postes[81].

Au Sénégal, le service de garde et de réception des malades de l'hôpital d'instruction est assuré par les deux élèves médecins classés premier et deuxième à la fin de la troisième année d'études et l'élève pharmacien classé premier en deuxième année (comme précédemment). Ces élèves, au cours de l'année, remplissent les fonctions d'interne. Les trois premiers de la deuxième année sont nommés externes[82] et assurent, à tour de rôle, le service de garde de l'hôpital d'instruction sous le contrôle du médecin résident[83]. Concluons qu'à côté des deux sections masculines (médecine et pharmacie), l'École de médecine assure la formation des sages-femmes africaines, auxiliaires indispensables du médecin européen.

Le façonnage d'une nouvelle élite féminine, une endogamie des diplômées

Discipline plus ancienne, constituée comme savoir et profession à la fin du XIXe siècle, l'histoire est, pendant des décennies, une histoire des hommes écrite par des hommes. Mais depuis quelques décennies, on voit des écrits faits par des femmes sur les femmes. L'histoire des femmes, telle que nous la connaissons aujourd'hui, ne surgit en effet que dans les années 1970, dans un contexte intellectuel favorable à l'émergence de nouveaux questionnements en sciences humaines et sociales, et dans un contexte politique marqué par des contestations multiples et l'affirmation d'un nouveau mouvement féministe qui lui donne une impulsion décisive. Dirigées par une génération pionnière (Yvonne Knibiehler, Michelle Perrot, Madeleine Rebérioux, Rolande Trempé), les recherches inaugurent alors un ambitieux projet de remémoration et de visibilité, c'est-à-dire redécouvrir le passé des femmes et donner une

---

[80] ANS, 1H98 (163), École africaine de médecine et pharmacie, de sa fondation en 1918 à l'année 1947, p. 51-52.

[81] R. Laroche (médecin général des armées), « Centenaire du Pharo. École du Pharo 1905-2005 : Formation en médecine tropicale », *Med Trop*, 2005, n° 65, p. 222.

[82] ANS, 1H98 (163), Organisation générale de l'école, p. 6.

[83] *Ibid.*

mémoire à celles d'aujourd'hui[84]. Cette histoire des femmes, par les femmes et sur les femmes suscite de nombreuses recherches. Et, il est tout à fait significatif que ce soit surtout des historiennes occidentales qui se soient penchées sur cette question. Il s'agit entre autres de Pascale Barthélémy[85], d'Hélène Charton, d'Anne Cornet, de Claire Fredj, d'Anne Hugon[86], de Laurence Monnais. Ces historiennes du temps présent ont montré de façon convaincante le rôle des « auxiliaires féminines », nécessaires au bon fonctionnement des Empires français, britannique ou belge. Pour cette présente partie, il s'agit d'étudier les élèves sages-femmes formées au Sénégal de 1944 à 1953, date de la disparition de l'institution.

Dès le lendemain de la Conférence de Brazzaville, le médecin général inspecteur Peltier, directeur général de la santé publique en AOF, prévoit un recrutement annuel de 30 élèves sages-femmes jusqu'en 1962. L'École africaine de médecine et de pharmacie de Dakar a pour vocation de recevoir et de former, en dehors des élèves médecins et pharmaciens, des étudiantes sages-femmes, pendant trois années, destinées à concourir au Service de l'assistance médicale autonome dans les territoires de l'AOF, de l'AEF, du Cameroun et du Togo – comme précédemment évoqué. Dans la foulée, un arrêté ministériel en date du 14 août 1944 précise les conditions d'admission prévues à l'article 18 du titre III « portant organisation et réglant le fonctionnement de la nouvelle École médicale de Dakar »[87]. Le recrutement de l'élite féminine n'est pas subordonné à des études préliminaires dans une école spéciale. Mais quelques-unes viennent de l'École normale de Rufisque[88], comprenant une section préparatoire d'une durée minimale de trois années. Située en bord de mer à une vingtaine de kilomètres de Dakar, commune de plein exercice depuis 1880[89], cité commerçante de longue date, capitale de l'arachide, considérée comme les Champs-Élysées de l'AOF, Rufisque prépare, en dehors des futures institutrices, les candidates à la section sage-femme de l'École de médecine. Paul Désalmand n'a pas manqué de souligner les difficultés de l'École de Rufisque, qui doit héberger des militaires au début des hostilités en septembre 1939 ; une cohabitation avec

---

[84] F. Thébaud, « Sexe et genre », dans M. Maruani (dir.), *Femmes, genre et sociétés. L'état des savoirs*, Paris, Éditions La Découverte, 2005, p. 60.

[85] P. Barthélémy, « Sages-femmes africaines diplômées en AOF des années 1920 aux années 1960. Une redéfinition des rapports sociaux de sexe en contexte colonial », dans A. Hugon (dir.), *Histoire des femmes en situation coloniale. Afrique et Asie, XXe siècle*, Paris, Éditions Kartala, 2004b, p. 119-144.

[86] A. Hugon (dir.), *op. cit.*, 2004a, 240 p.

[87] Le nombre d'élèves à admettre chaque année à l'EAMP est fixé par colonie ou par groupe de colonies par arrêté du commissaire aux colonies.

[88] ANS, O16 (31), Note n° 1559/0 en date du 24 juillet 1944 du médecin général, inspecteur Ricou, directeur général de la santé publique en AOF adressée au gouverneur général de l'AOF.

[89] P. Barthélémy, 2010, *op. cit.*, p. 156.

une population masculine peu propice aux études. La guerre est aux portes de Rufisque. Dans *L'Africaine blanche*[90], François-Xavier Freland écrit que « le soir, on entend les raids de l'aviation alliée et les coups de canon gronder aux alentours de Dakar. L'étau se resserre autour de la capitale de l'AOF, sous le joug des troupes gaullistes. Plusieurs navires militaires, avec à leur bord des soldats britanniques et français, sont au large des côtes[91] ». L'horizon du tout nouvel établissement de Rufisque s'obscurcit !

Dans ce contexte, les responsables coloniaux songent sérieusement à transférer l'institution en Côte d'Ivoire. Les choses vont même assez loin puisque la directrice de l'établissement, Germaine Le Goff, va à Bingerville, le 23 octobre 1942, et réussit à s'entendre avec les autorités pour une installation dans cette ville. Mais la situation se stabilise avec le ralliement du Sénégal à la « France libre », le débarquement des Alliés à Dakar, la démission du gouverneur général de l'AOF, Pierre Boisson, remplacé par Pierre-Charles Cournarie. Le transfert de l'école est définitivement annulé[92] et les [legoffiennes] continuent d'être formées à Rufisque[93], lieu de rencontre des jeunes filles africaines surnommées les « abeilles d'or » ou les « gazelles »[94] ou les « demoiselles frigidaires » ou bien encore les « précieuses ridicules »[95].

C'est après trois années de formation de tronc commun, que ces élèves, âgées en moyenne de 15 à 20 ans, choisissent, selon le classement, l'École de médecine. Si le nombre d'admises par colonie est fixé par le gouverneur général de l'AOF, la majorité des élèves sont originaires du Dahomey, du Sénégal, de la Côte d'Ivoire, du Soudan français et de la Guinée. Rappelons que la première promotion des élèves sages-femmes, venant de Rufisque pour l'École médicale de Dakar, date de 1941[96]. Cette section préparatoire n'a cependant existé que pendant neuf ans, c'est-à-dire de 1938 à 1947, année où les candidates à l'École médecine ne passent plus par Rufisque, mais par des collèges[97].

Le concours annuel a lieu dans les principaux centres des territoires de l'AOF, de l'AEF, du Cameroun et du Togo, à une date fixée par le gouverneur général de l'AOF et publiée au *Journal officiel* de l'AOF[98]. Dans chaque

---

[90] X.-F. Freland, *op. cit.,* 154 p.
[91] *Id.*, p. 107.
[92] *Id.*, p. 118.
[93] P. Désalmand, *op. cit.*, p. 208.
[94] J. M. Cissé, *La fille du Milo*, Paris, Présence africaine, 2009, p. 48.
[95] F.-X. Freland, *op. cit.*, p. 114.
[96] ANS, 2G40-27, École de médecine Jules Carde Dakar. Rapport annuel, année scolaire 1939-1940, p. 8.
[97] N. Guèye, *op. cit.*, p. 38.
[98] À l'occasion de cette présente recherche, nous avons dépouillé tous les journaux officiels de l'AOF à l'Assemblée nationale du Sénégal pour avoir toutes les promotions entrantes et

centre d'examen, les épreuves se déroulent sous la surveillance d'une commission de trois membres désignés par décision de la colonie ou du territoire intéressé. Le concours comporte des épreuves écrites qui sont les mêmes pour tous les centres d'examen, choisies par le directeur général de l'instruction publique en AOF, dans le programme des deux premières années des écoles primaires supérieures et adressées en temps utile aux présidents des commissions de surveillance. On s'en doute que les plis contenant ces épreuves sont ouverts devant les candidates par le président du jury le jour de l'examen, au fur et à mesure que s'effectuent les compositions. L'anonymat des copies est scrupuleusement respecté[99].

Les connaissances des candidates doivent correspondre à celles des élèves métropolitains ayant passé avec succès l'examen du brevet élémentaire ou du CEPE, diplôme que certaines élèves de l'Afrique subsaharienne obtiennent avec un retard d'âge d'un, deux ou trois ans par rapport à l'âge normal (douze ans) et leur niveau n'est pas comparable à celui des jeunes filles qui se destinent aux mêmes professions en France, où le brevet élémentaire ou le certificat d'études secondaires sont obligatoires[100]. Pascale Barthélémy mentionne que jusqu'en 1944, le CEPE n'est pas exigé à l'entrée à l'École de médecine, mais sa détention permet de bénéficier de dix points supplémentaires[101]. Le concours comporte des épreuves d'orthographe, de calcul et de sciences. La composition d'orthographe comprend une dictée d'une quinzaine de lignes suivie de trois questions relatives à la connaissance de la langue française et à l'intelligence du texte ; 45 minutes sont accordées aux candidates pour répondre au questionnaire. La dictée est notée sur 20, tout comme le questionnaire. Une épreuve de composition française, d'une durée de deux heures, est quant à elle notée sur 40. L'épreuve de mathématiques, notée sur 20, comporte la résolution de deux problèmes dont l'un se rapportant à l'économie domestique, pour une durée deux heures. Une épreuve d'écriture (sur 20) est incluse dans l'épreuve d'orthographe. L'épreuve de sciences de 2 heures comporte des questions simples sur le corps humain, l'hygiène générale et infantile. Ces épreuves ont lieu dans la même journée, dans l'ordre suivant : à 7 heures 30, orthographe ; 9 heures, composition française ; 14 heures, calcul ; 16 heures 30, sciences[102]. Pour l'instant, force est de

sortantes de l'établissement, mais les promotions ne sont pas publiées dans tous les journaux, contrairement aux écrits des responsables sanitaires.

[99] Cf. *JOAOF*, Extrait n° 2.305, en date du 30 août 1947, p. 1-2.

[100] ANS, 1H98 (163), Arrêté du 14 août 1944 portant organisation et réglant le fonctionnement l'EAMP de Dakar, p. 13-14.

[101] P. Barthélémy, *op. cit.*, 2010, p. 54.

[102] ANS, 1H98 (163), Arrêté du 14 août 1944 portant organisation et réglant le fonctionnement l'EAMP de Dakar, p. 13-16.

reconnaître qu'il n'y a pas de grandes différences avec ce qui existait déjà avant 1944.

Pascale Barthélémy précise qu'en France, l'examen d'entrée des Écoles des sages-femmes repose sur les mêmes matières qu'en AOF à l'écrit, mais que des épreuves de sciences physiques et naturelles, ainsi que d'histoire-géographie figurent à l'oral[103]. En ce qui concerne les modalités d'admission, rien n'a changé depuis 1935 et ce, jusqu'à la fermeture de l'établissement[104].

Après 1944, le nombre d'admises dans l'établissement augmente considérablement. En 1945, l'effectif des élèves, passe de 177 à 212 avec une augmentation de 35 élèves. Ceci pose le problème aigu du logement[105], car les internats ne suffisent pas toujours pour recevoir tous les élèves. Il faut s'organiser avec les moyens du bord. C'est au mois de juillet de la même année, après le départ des Britanniques à proximité du lycée Van Vollenhoven, que les garçons déménagent aux baraques rendues disponibles au camp de la RAF et que l'on voit les filles occuper les locaux libérés par leurs camarades masculins[106]. Ce ne sont encore que des logements bien rudimentaires !

En 1946, elles sont 40 jeunes filles à faire leur entrée dans l'établissement. Mais le nombre de candidates diminue brusquement et ne remonte que légèrement dans les années suivantes. Ainsi, elles sont 24 en 1947, 30 en 1948, 32 en 1949 et 26 en 1950[107]. Il paraît difficile d'envisager une extension du nombre de candidates sans une augmentation des crédits. En AOF comme ailleurs, les autorités françaises voient grand, mais ils réalisent petit pour des raisons d'économie budgétaire. C'est le cas au Congo-Brazzaville, où les capitaux pour la réalisation de la « mission civilisatrice » ne semblent pas au rendez-vous. Et, l'inspecteur des colonies Lassalle-Séré le fait remarquer en ces termes : « l'argent a toujours manqué [dans les colonies] par faute d'une politique financière étroite de la métropole, politique à courte vue »[108], l'argent, mais aussi des hommes, les hommes mais aussi l'infrastructure. Le discours et la réalité diffèrent.

Parmi les admises de l'année 1946 à l'École de Dakar, figure Virginie Joséphine Pessou, fille de Madeleine Mathieu, diplômée en 1921, sage-femme

[103] P. Barthélémy, 2010, *op. cit.*, p. 54.

[104] ANS, O411 (31), La décision n° 0984 du 22 mai 1949 du gouverneur général adressée aux gouverneurs des Colonies & Cf. *JOAOF*, Extrait n° 2 305, en date du 30 août 1947, p. 3.

[105] ANS, O16 (31), École de médecine Jules Carde : promotions entrantes et sortantes affectations : nominations, affaires diverses1945-1946.

[106]ANS, 1H98 (163) École Africaine de médecine et de pharmacie. Rapport annuel, année scolaire, 1945-1946.

[107] ANS, O14 (31), O15 (31), O16 (31), O17 (31), O18 (31) et O56 (31), École de médecine de Dakar.

[108] Note de l'inspecteur des colonies Lassalle-Séré, relative à la Conférence de Brazzaville (1944) cité par H. Mabika Ognandzi, *op. cit.*, 2017, p. 105.

à l'Ambulance d'Abidjan, épouse du pharmacien Michel Pessou, diplômé de 1922, pharmacien africain de première classe en service à l'Ambulance de Ouagadougou[109]. Ces derniers établissent par leur éducation des contacts avec le colonisateur et sont intermédiaires entre le pouvoir colonial et leur fille, ce qui leur assure une bonne situation de vie ; ils vivent donc dans un milieu favorable à la formation de Virginie Joséphine. C'est l'endogamie des diplômées ! Dans sa requête n° 1738, en date du 21 août 1946, adressée au gouverneur général de l'AOF, Michel Pessou sollicite pour sa fille (élève au Cours supérieur de jeunes filles du Dahomey, candidate au dernier concours de recrutement des élèves sages-femmes) qui vient de se présenter au concours d'entrée à l'École de médecine des élèves sages-femmes de Dakar et pour le cas où elle ne serait pas reçue à ce concours, une place dans cette école en qualité d'auditrice libre[110]. À la suite du concours, même si la jeune fille a obtenu un nombre suffisant de points, la mention « refusée pour raison de santé » figure sur le procès-verbal de la commission d'un examen d'entrée à l'École de médecine. Cette admission repose sur un paradoxe, car l'article 18 de l'arrêté du 14 août 1944 portant organisation et réglant le fonctionnement de l'École de Dakar, stipule que, pour être admise, la candidate doit produire un certificat médical délivré par un médecin européen constatant qu'elle est saine, robuste et bien constituée. Les responsables de l'établissement veulent en effet rentrer dans leurs frais, c'est-à-dire présenter les élèves susceptibles de réussir et de revenir exercer durablement leur métier dans n'importe quel territoire de l'AOF, de l'AEF, du Cameroun ou du Togo.

Ce qui est frappant, c'est que cette mesure draconienne n'a pas pu empêcher Virginie Joséphine Pessou d'intégrer la section sage-femme[111], avec l'intercession de ses parents. Elle sort diplômée de l'École de médecine en 1949 et classée neuvième sur les trente jeunes diplômées[112]. Ce qui montre les limites de la fabrique de l'élite médicale féminine, c'est cette irrégularité qui pèse sur le recrutement. Cela fait dire à Pascale Barthélémy que « les exigences scolaires préalablement définies ne sont pas toujours respectées ; des décisions arbitraires permettent, à toutes les étapes du recrutement, d'écarter une élève au profit d'une autre, scolairement moins brillante, mais dont le profil social est apprécié ou la provenance géographique valorisée par l'administration [...] comme qualités morales voire physiques des

[109] Rappelons qu'une partie de la Haute-Volta est rattachée à la Côte d'Ivoire en 1932 et reconstituée en 1947.
[110] ANS, O16 (31), Note n° 1738 de Michel Pessou, en date du 21 août 1946, adressée au gouverneur général de l'AOF.
[111] ANS, O16 (31), Note n° 3783/C., en date du 18 octobre 1946, du médecin général inspecteur Peltier adressée au directeur général de l'instruction publique, de l'éducation générale et des sports à Dakar.
[112] Voir Annexe 3 : Les promotions sortantes de l'École de médecine, p. 293-312.

candidates[113]. » Ce que le gouverneur général de l'AOF résume par cette formule : « d'excellents sujets, provenant de bonnes familles[114]. » Quelques décennies plus tôt, en 1917, Georges Hardy, inspecteur de l'Enseignement en AOF de 1912 à 1919, abondait dans le même sens : « Il s'agit [...] de faciliter l'accès de carrières administratives à ceux dont la famille a toujours secondé avec honneur notre œuvre civilisatrice et mis son prestige héréditaire au service de nos intentions[115]. » Nous avons donc compris que les autorités coloniales ne cherchent pas des « génies », mais des auxiliaires susceptibles de servir et participer efficacement à la politique coloniale.

Par ailleurs, les rapports de la fin des années 1940 soulignent le manque de préparation et les lacunes des élèves. En effet, en 1950, la commission chargée de juger les épreuves (provenant des centres de Porto-Novo[116], de Bingerville[117], de Dakar[118], de Saint-Louis[119] et de Ouagadougou[120]) du concours d'entrée à la section sage-femme de l'École de médecine signale la grande faiblesse du niveau général des filles, comme nous l'avons évoqué plus haut. Sur 107 copies d'orthographe, 20 zéros éliminatoires, maintenus après délibération de la commission. Sur les 107 copies de composition françaises, 36 atteignent une note égale ou supérieure à la moyenne. Sur 106 copies de sciences, 5 seulement ont été notées de 10 à 12 sur 20. Sur les 106 copies de mathématiques, 7 zéros éliminatoires maintenus par la commission, 10 notes égales ou supérieures à la moyenne. Sur 106 copies d'épreuves complètes, corrigées, 16 élèves, seulement, parviennent à obtenir un total de points égal ou supérieur à 70, total exigible pour l'admission au présent concours[121]. Ces résultats montrent la constance des critiques sous la plume du personnel enseignant de l'établissement. Ce phénomène est comparable au Rwanda, ancienne colonie allemande confiée sous mandat à la Belgique par la Société des Nations (SDN), où « l'enseignement est plus dur avec les filles qu'avec les garçons », souligne le missionnaire Josué Honoré[122].

Venues apprendre un métier au Sénégal, les jeunes filles sont entraînées dès la première année à la formation infirmière. Réparties par roulement, elles

[113] P. Barthélémy, *op. cit.*, 2010, p. 56.
[114] Circulaire du gouverneur général au sujet des résultats scolaires, JOAOF, 1923, p. 698 citée par P. Barthélémy, *op. cit.*, 2010, p. 57.
[115] G. Hardy, *Une conquête morale : l'enseignement en AOF*, Paris, Armand Colin, 1917, p. 19.
[116] 56 candidates ont composé.
[117] 28 candidates ont composé, dont 1 n'a pas composé en mathématiques et ni sciences.
[118] 14 candidates ont composé.
[119] 7 candidates ont composé.
[120] 1 candidate a composé.
[121] ANS, O56 (31), Procès-verbal du concours d'entrée à l'École de médecine de Dakar (section sage-femme), année 1950.
[122] A. Cornet, *op. cit.* 2005, p. 716.

sont tantôt dans un service de femmes de l'hôpital central africain d'instruction, tantôt dans une des consultations de la polyclinique de l'IHS, où elles travaillent sous la direction et le contrôle d'infirmières européennes chargées spécialement de leur instruction technique[123].

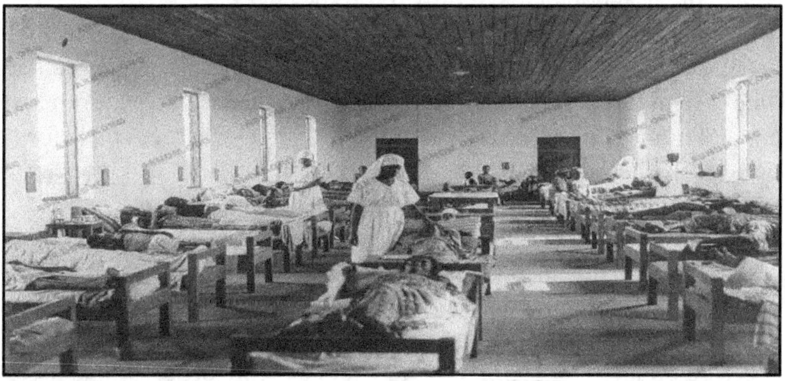

Figure 17 – Visite des élèves à Hôpital central d'instruction à Dakar[124]

Elles suivent en outre des cours et des séances pratiques d'anatomie, de physiologie élémentaire, d'hygiène et de puériculture. Au cours des deux dernières années de leur formation, les futures sages-femmes effectuent alternativement leur stage à la maternité africaine de Dakar, à la consultation des femmes enceintes et de gynécologie afin qu'elles soient plus tard non seulement des auxiliaires féminines de l'accouchement, mais aussi des professionnelles de santé capables à leur tour de tenir une consultation de nourrissons et de répandre les principes d'hygiène dans le milieu indigène où elles sont appelées à vivre. Ces enseignements visent, en effet, à acquérir des rudiments indispensables pour soigner les malades en l'absence du médecin. C'est pourquoi, il est fréquemment rappelé aux élèves l'importance primordiale attachée au stage hospitalier et chaque professeur de clinique y veille strictement[125]. À l'issue de ces stages, les présentations de malades et des examens de laboratoire clinique ont lieu quotidiennement, les élèves

[123] ANS, 1H98 (163), École africaine de médecine et pharmacie, de sa fondation en 1918 à l'année 1947, p. 42.

[124] ASNOM – Association Amicale Santé Navale et d'Outre-Mer, « Présentation de l'œuvre humanitaire des corps de santé naval et colonial français », http://www.asnom.org, (page consulté le 6 octobre 2018).

[125] ANS, 1H98 (163), École africaine de médecine et pharmacie, de sa fondation en 1918 à l'année 1947, p. 42.

reçoivent des enseignements qui comptent pour une large part dans les classements des examens semestriels[126].

Il est intéressant de mentionner ici que les deux élèves sages-femmes de troisième année, exerçant à la maternité les fonctions de monitrices d'accouchement, reçoivent à ce titre 200 francs par mois et assurent à tour de rôle le service de la maternité sous le contrôle de la sage-femme européenne[127]. Le règlement est très strict à l'internat, où une surveillance[128] vigilante est assurée par une directrice européenne, Mme Carrera, et son adjointe, « femmes dures, mais très compétentes[129] », chargées de la formation morale des jeunes filles pendant la première moitié des années 1940. L'attention requise de ces enseignantes est définie comme immédiate et continue. Elles sont présentes à côté des élèves nuit et jour, suivent leurs progrès, travaillent de façon permanente à les former. C'est une alchimie complexe qui laisse des traces dans les esprits, et permet de mieux comprendre le comportement ultérieur des sages-femmes. Le professeur Pasteur Vallery-Radot écrit à ce sujet, en 1936, qu'« au cours de leurs observations des élèves internes, elles s'évertuent à corriger certains défauts du caractère indigène : chez les unes, la tendance à la brusquerie envers les malades, chez les autres la vanité, chez beaucoup l'instabilité et le manque de méthode[130]. » La discipline est stricte. En dehors de ces mesures, on demande aux enseignants d'aider, par une action incessante, lors de tous les incidents pouvant prêter à une leçon morale, c'est-à-dire à structurer le caractère des élèves, et à inculquer des qualités nécessaires à la sage-femme, comme au médecin, non seulement le dévouement et le désintéressement de soi, mais aussi la patience et la bonté. Ainsi, la vie en internat doit contribuer à leur donner des habitudes d'ordre, de régularité, de correction dans la tenue[131]. Cette situation est concomitante à l'École normale William-Ponty. Jean-Hervé Jézéquel renseigne que la direction, en s'intéressant à la formation des esprits, apporte aussi une attention particulière à l'incorporation, qui passent notamment par

---

[126] *Ibid.*
[127] *Ibid.*
[128] ANS, 1H98 (163) Arrêté du 14 août 1944 portant organisation et réglant le fonctionnement l'EAMP de Dakar, p. 10-11 ; ANS, O14 (31), Lettre, n° 12, E.M. du 31 janvier 1938 adressée au gouverneur général de l'AOF.
[129] Entretien avec Marie Touré Ngom, 82 ans (née en 1929), rencontrée à Reubeuss (Dakar) le 28 avril 2011.
[130] P.Vallery-Radot, *op. cit.*, p. 292.
[131] ANS, 1H98 (163), École africaine de médecine et pharmacie, de sa fondation en 1918 à l'année 1947, p. 53.

l'imposition de pratiques vestimentaires et par l'inculcation d'une hygiène spécifique[132].

Les futurs auxiliaires médicaux doivent servir d'intermédiaires indispensables, ayant pour fonction de faciliter les rapports entre les autorités coloniales et les populations autochtones, une fois sur le terrain.

À partir de 1952, après un colloque sur l'enfance, organisé à Brazzaville au Congo français[133], l'enseignement des sages-femmes est orienté dans le sens de la formation médico-sociale. En effet, lors de cette rencontre, la formation des cadres locaux est à l'ordre du jour. Il appartient au Dr Jean Sénécal (1916-2012)[134], un des rares professeurs civils de l'École de médecine, chef du service de pédiatrie de l'hôpital central africain d'instruction et par ailleurs délégué de cette conférence, de développer en AOF la formation d'un personnel spécialisé. Étant donné le rôle que jouent les sages-femmes en matière de PMI (c'est sur elles en effet que reposent les consultations prénatales et de nourrissons), J. Sénécal estime que cet enseignement doit surtout s'adresser à celles-ci : elles constituent la base[135] en Afrique occidentale et équatoriale française[136]. Si en métropole, l'action à la PMI est limitée à un rôle préventif s'exerçant auprès de la femme enceinte, puis auprès de l'enfant qu'elle suit depuis sa naissance jusqu'à 6 ans, époque à laquelle l'Inspection médicale scolaire se substitue à la PMI, Sénécal soutient qu'en Afrique, elle doit prendre en charge les enfants de 6 à 14 ans non scolarisés, c'est-à-dire huit à neuf enfants sur dix et, faute de services spécialisés, assurer des soins aux enfants malades et les sages-femmes

---

132 J.-H. Jézéquel, « L'éthique sous les tropiques : réflexions sur la formation du « bon enseignant » dans la République coloniale », dans J.-F. Dupeyron & *al.*, *Éthique et déontologie dans l'Éducation nationale*, Armand Colin / « Recherches », 2013, p. 23.

133 Le colloque est organisé par le Centre international de l'enfance, du 8 au 13 décembre 1952 sur « Les problèmes de l'enfant dans les milieux tropicaux ». Cf. Y. Denéchère, « L'action du Centre international de l'enfance dans l'espace colonial français en Afrique (1949-1960) », dans Y. Denéchère & P. Marcilloux (dir.), *Le Centre international de l'enfance. Des archives à l'histoire*, Rennes, Presses universitaires de Rennes, 2016, p. 141-154.

134 Le Dr Jean Sénécal arrive à Dakar en 1951, après avoir été chef de Clinique à la faculté de médecine de Paris (1946), puis professeur à la faculté de médecine de Kaboul (1947-1950). Réalisant en Afghanistan et au Sénégal l'adaptation des enseignements prodigués dans les facultés aux terrains du Tiers-monde, il entend aller vers la population dans un concept de pédiatrie communautaire. Dans un témoignage sur son action, il précise qu'il devint « assez naturellement le correspondant du Centre international de l'enfance en Afrique », et plaida pour une délocalisation encore plus grande des cours en Afrique, au plus près des besoins. Il organisa ainsi des cours à Bamako, à Ouagadougou et dans d'autres « pays africains francophones ». Il emploie également le terme de « pays sous-équipés », qu'il préfère à pays en développement. Il demeure à Dakar, où il participe à la création de la faculté de médecine, jusqu'en 1961. Cf. Y. Denéchère, *op. cit.*, p. 141-154.

135 N. Guèye, *op. cit.*, p. 39.

136 Voir Annexe 1 : Les cartes des colonies d'Afrique subsaharienne sous domination française, p. 291.

constituent la base très large du service de PMI[137]. C'est en ce sens qu'il disait à son élève et disciple Marie Touré Ngom, dite « Marie du Sahel », sage-femme africaine, diplômée de l'École de médecine en 1952 : « À quoi ça sert de se former comme vous l'êtes, et bien, quand vous n'êtes même pas capable de suivre l'enfant dans les six premiers mois de sa vie[138] ? » Mais la formation de ce personnel médical « nouveau » doit se faire à l'École des sages-femmes africaines ouverte en 1953 et dans le service de la pédiatrie sous forme de stage, grandement facilitée par la création du Centre de PMI de Dakar la même année[139]. C'est la naissance de la pédiatrie sociale en AOF[140], dont l'instigateur principal est Sénécal, professeur réputé de l'École de médecine de Dakar qui devient le centre de rayonnement du Centre international de l'enfance (CIE) en AOF et au-delà. Avec l'aide de l'Organisation mondiale de santé (OMS), du Fonds d'urgence international des Nations unies pour l'enfance (UNICEF), de l'Organisation des Nations unies pour l'alimentation et l'agriculture (FAO), galaxie onusienne, et le soutien personnel du Dr Robert Debré (1882-1978)[141], médecin français et père du Premier ministre (Michel Debré) de la Ve République, de 1958 à 1962, considéré comme l'un des fondateurs de la pédiatrie moderne, toujours présent sur le terrain[142].

Formées au début uniquement à la pratique des accouchements, les sages-femmes africaines voient une amélioration de leur formation scolaire, qui permet de leur confier un rôle plus large dans la médecine sociale. Elles peuvent, désormais, participer à la protection des enfants et à l'éducation des mères. Pour leur apprendre ces nouvelles tâches, un cours de perfectionnement a été organisé à leur intention à Dakar, avec l'aide du CIE. Ce cours, répété annuellement depuis 1953, permet aux ministres de la santé, selon Sénécal, de disposer d'un personnel qualifié et efficace[143]. Cette extension du domaine de la sage-femme se fonde sur la nécessité de connaître pour reconnaître

---

[137] J. Sénécal, « La protection maternelle et infantile en Afrique occidentale française », *Bulletin de l'Académie nationale de médecine*, 121e année, 3e série, tome 141, n° 34, séance du 17 décembre 1957, p. 781-784.

[138] Marie Touré Ngom, entretien du 16 juin 2002 à Reubeuss, 16 rue Mangin X Reims, citée par N. Guèye, *op. cit.*, p. 39.

[139] *Ibid.*

[140] Auparavant, des médecins africains se rendaient à Paris pour pouvoir suivre les cours de pédiatrie sociale.

[141] Un hôpital dans le 19e arrondissement de Paris porte son nom, ainsi que le CHU de Reims, le pôle enfant du CHU d'Angers, l'hôpital d'Amboise. Pour toute information supplémentaire, voir l'article de son petit-fils : P. Debré, « Témoignages. Robert Debré et le rayonnement de la médecine française », dans Y. Denéchère & P. Marcilloux (dir.), *op. cit.*, p. 15-23.

[142] Y. Denéchère, *op. cit.*, p. 141-154.

[143] J. Sénécal, *op. cit.*, 1957, p. 784.

l'accouchement contre-nature ou laborieux et les risques afférents[144] – nous y reviendrons plus largement dans un paragraphe ultérieur.

L'ouverture à l'Afrique équatoriale française et au Cameroun

Les possessions françaises d'Afrique équatoriale, au début, ne comprennent que deux colonies, le Gabon et l'Oubangui, administrées par un commissaire général. En 1908, quatre territoires sont créés : il s'agit du Gabon, du Moyen-Congo, de l'Oubangui-Chari et du Tchad. Ce dernier est placé sous administration militaire. Et en 1910, un décret organise le gouvernement général de la fédération. Les territoires sont divisés en régions, elles-mêmes subdivisées en districts[145], avec comme chefs-lieux successifs Libreville au Gabon puis Brazzaville au Congo français[146]. Le Cameroun a été rattaché dans les mêmes conditions que le Togo à l'AEF après la Première Guerre mondiale[147]. Quatre fois plus vaste que la France, ce territoire s'étire du désert tchadien au Nord à la forêt tropicale gabonaise et congolaise au Sud[148].

En 1944, se tient la Conférence de Brazzaville, dont le but est d'arriver au recrutement global de 2 500 médecins, pour assurer le bon fonctionnement de l'assistance médicale sur l'ensemble des territoires de l'Afrique française, comme précédemment évoqué. Ce but ne sera jamais atteint (à sa fermeture en 1953, en trente-et-une promotions, l'École de médecine n'a formé que 581 médecins). En théorie, l'École de Dakar recrute dans les huit territoires de l'AOF ainsi qu'au Togo, sous mandat de la SDN. Le projet de l'École médicale interfédérale de l'Ouest-africain français à Dakar est déjà prêt dès le mois de juin 1944. Ainsi, à la rentrée de novembre, en dehors des élèves régulièrement entrés à l'ancienne école de médecine, viennent s'ajouter les élèves du Centre d'aide de santé d'Ayos du Cameroun, établissement d'instruction médicale pour la formation des générations d'infirmiers camerounais et africains venus des autres colonies françaises d'Afrique[149], qui ferme ses portes le 1er novembre 1944. Les élèves en cours de formation sont transférés à Dakar, siège du chef-lieu de l'AOF, direction de la santé publique, lieu d'application des décisions sanitaires, situé à plus de 4 500 kilomètres d'Ayos.

---

[144] N. Sage-Pranchère, *op. cit*, p. 309-350.
[145] *Id.*, p. 379.
[146] S. Dulucq, J.-F. Klein & B. Stora (dir.), *op. cit.*, p. 14.
[147] M. Perlstein, *op. cit.*, p. 130-131.
[148] B. Phan, *Colonisations et décolonisations françaises depuis 1850*, Paris, Armand Colin, 1999, p. 40.
[149] G. Lachenal, *op. cit.*, 2017, p. 36.

Avant leur admission à Dakar, chaque élève doit être muni d'un certificat d'aptitude physique établi par deux médecins, de l'acte de naissance ou du jugement supplétif en tenant lieu, d'une déclaration d'engagement à servir pendant dix ans dans le cadre des médecins signée par lui et par son père ou tuteur, d'un extrait du casier judiciaire et d'un certificat de bonne vie et mœurs[150]. La cohorte d'élèves, au nombre de 21, dont un décédé au Cameroun quelques jours avant le départ au Sénégal, est arrivée à l'École de médecine en trois groupes échelonnés du 7 au 31 décembre 1944. Mais aucun renseignement sur les années d'études accomplies n'est alors parvenu. En attendant, ils sont répartis provisoirement dans les différents niveaux d'études, tout en tenant compte uniquement de leurs déclarations. C'est plus tard que certains renseignements sont fournis par le Cameroun. Dans la foulée, ces étudiants passent, du 26 au 27 janvier 1945, les examens d'entrée à l'École de Dakar prévus à l'article 13 de l'arrêté du 14 août 1944, devant les responsables de direction de l'institution afin de s'assurer qu'ils possèdent une pratique suffisante de la langue du colonisateur et les connaissances scientifiques médicales indispensables pour suivre les cours avec profit. À la suite de ces évaluations, onze élèves de première année sont admis en deuxième année et un seul est autorisé à redoubler sa première année. Trois élèves de deuxième année sont admis en troisième année et cinq étudiants de troisième année sont admis en quatrième[151]. Il est intéressant de souligner que ces résultats aux examens, dont les épreuves figurent au programme de leur établissement d'origine, montrent qu'ils ont bien été entraînés à la clinique, mais que leurs connaissances théoriques sont superficielles, le cycle des études étant de seulement trois ans. D'ailleurs, la direction de l'EAMP n'a pas manqué de leur tresser des lauriers : « Ces élèves qui se montrent appliqués pourraient suivre d'une façon générale les études de l'École africaine de médecine[152]. »

À la suite de l'incorporation, deux d'entre eux sont toutefois reconnus physiquement inaptes à entrer à l'EAMP, les conditions d'aptitude étant celles exigées par le service militaire. Il s'agit d'André Gaston Issola, élève de la première année, et Joseph Bonny, élève de la troisième année. Ce dernier, tuberculeux pulmonaire, a été l'objet au Cameroun d'un pneumothorax thérapeutique. Même s'il présente un bon état général de santé général, il ne répond évidemment pas aux conditions d'aptitude militaire exigées. Major de

[150] ANS, O16 (31), Lettre n° 697, du 1er octobre 1946, du directeur de l'École de médecine adressée au gouverneur général de l'AE, S/C du médecin général inspecteur, directeur général de la santé publique en AOF.

[151] ANS, 1H98 (163), Lettre n° 1827 Colalg/SS, du 2 août 1944, du médecin général inspecteur Vaucel directeur du Service de santé colonial à MM. les gouverneurs généraux de l'AOF et de l'AEF, du Cameroun et du Togo, p. 1.

[152] ANS, O16 (31), Rapport du 2 février 1945 sur les élèves médecins provenant de l'École d'aide de santé d'Ayos.

sa promotion et particulièrement brillant à l'examen d'entrée à l'EAMP, il serait dommage qu'il interrompe ses études. Quant à André Gaston Issola, il est atteint de néphrite chronique albuminurique et il ne peut être, lui non plus, admis dans l'institution. En conséquence, ces deux écoliers devraient théoriquement être renvoyés dans leur pays d'origine en application des règlements de l'établissement de Dakar, formels sur la nécessité d'une excellente aptitude physique[153].

Saisi d'une demande émanant de ces deux élèves, le gouverneur du Cameroun décide aussitôt de leur accorder une bourse d'études au titre d'élèves libres externés et de les employer plus tard en qualité de médecins contractuels[154]. Finalement, même s'ils ne figurent pas sur la décision n° 436 du gouverneur général de l'AOF en date du 8 février 1945 nommant les élèves originaires du Cameroun à l'École de médecine de Dakar, ils sont admis dans l'établissement comme élèves internes. Un an après, le conseil de perfectionnement de l'école, chargé de l'élaboration des programmes d'études et de la distribution de l'enseignement, dans sa séance du 17 mai 1946, souligne qu'« [I]ls ont accompli une année scolaire 1945 satisfaisante au point de vue des résultats intellectuels. Leur état de santé est en voie d'amélioration sans qu'il permette cependant de les considérer actuellement comme physiquement aptes à entrer dans le cadre des médecins africains[155]. » En 1947, André Gaston Issola figure sur la liste des médecins diplômés du Sénégal, mais inapte. Et on perd la trace de Joseph Bonny.

Simultanément, l'École normale William-Ponty reçoit dans sa section préparatoire à l'École de médecine des élèves provenant des Écoles primaires supérieures du Cameroun et de l'AEF[156]. Rappelons que les conditions d'admission à l'EAMP sont définies par l'article 13 de l'arrêté ministériel du 14 août 1944[157], qui précise que les élèves à admettre, chaque année, doivent avoir satisfait à l'examen de sortie des sections préparatoires de l'établissement. Parmi ces sections préparatoires aux études médicales, figure l'École des cadres supérieurs de Brazzaville, d'où sortent les élèves de l'École normale Édouard Renard[158].

---

153 ANS, O16 (31), Rapport du 2 février 1945 sur les élèves médecins provenant de l'École d'aide de santé d'Ayos.

154 ANS, O17 (31), Extrait du procès-verbal. Séance du 17 mai 1946 du conseil du perfectionnement de l'École africaine de médecine et de pharmacie.

155 *Ibid.*

156 ANS, 1H98 (163), Arrêté du 14 août 1944 portant organisation et réglant le fonctionnement l'EAMP de Dakar, p. 14.

157 Cf. *Supra.*, les conditions de recrutement des élèves médecins africains.

158 Cette école comporte différentes sections et forme des moniteurs d'enseignement, des expéditionnaires-comptables (le cadre supérieur des agents indigènes de l'administration), des aides de santé, des moniteurs d'agriculture, etc. Elle comporte également des sections professionnelles, ateliers du fer et du bois, ateliers de reliure. L'école dispose d'un internat.

Lors du concours d'entrée de la session de 1945, la commission constate l'insuffisance des notes obtenues par les élèves originaires d'AEF et du Cameroun. D'après l'arrêté organisant le concours d'entrée à l'EAMP, aucune liste supplémentaire n'a pu être établie, étant donné que le nombre des places mises au concours est supérieur au nombre des élèves remplissant les conditions d'admission. Le président de la commission fait remarquer que parmi ces élèves, deux ont des notes inférieures à 05 en mathématiques, physique, chimie et histoire naturelle ; deux autres ont des notes inférieures à 05 en mathématiques et physique et deux autres en mathématiques seulement[159]. Sur les quatorze candidats qui ont concouru, quatre sont admis à l'entrée à l'EAMP avec des notes supérieures à la moyenne (190 points)[160]. Il s'agit de Joseph Bowen (209 points), de Simon Pierre Abolo (208,5), de Barla Moukoko (197,25 points) et d'Ekoué Dayas (194,5 points), tous originaires du Cameroun[161], ancienne colonie allemande prospère qui avait gardé sous l'administration française un système éducatif de qualité. Fait étonnant, tous les élèves originaires des quatre territoires de l'AEF (Gabon, Moyen-Congo, Oubangui-Chari et Tchad) ont échoué à l'examen d'entrée à l'École de Dakar. Ce qui fait dire à Hines Mabika Ognandzi qu'« ils n'eurent que rarement accès à l'École de médecine de Dakar pour devenir médecins africains[162]. » L'AEF est comme toujours loin à la traîne. « L'autorité française n'était pas encline de former les populations locales, surtout pas médecine et santé »[163]. Un exemple parmi d'autres, en 1936, lorsque l'organisation d'une section de médecine à l'École Édouard Renard destinée à former des médecins auxiliaires, des infirmiers, infirmières et sages-femmes a lieu à Brazzaville, la formation fait long feu, notamment, concurrencée par le Centre d'aide de santé d'Ayos du Cameroun, où l'on forme des infirmiers spécialistes de la lutte contre la maladie du sommeil et les grandes endémies. Ognandzi prolonge cette interprétation en résumant ainsi le retard de l'AEF par rapport à l'AOF : « Si, comme nombre de leurs confrères d'ailleurs en Afrique noire sous domination française, les premières générations de médecins [aefiens] étaient des infirmiers formés sur le tas par les médecins des troupes coloniales, puis par ceux des troupes d'outre-mer, ils n'eurent que rarement accès à l'École de médecine de Dakar pour devenir médecins

Mais les parents doivent prendre l'engagement que leurs enfants serviront dix ans dans l'administration. M. Perlstein, *op. cit.*, 131-132.

159 ANS, O163 (31), Concours d'entrée à l'École de médecine de Dakar et à l'École vétérinaire de Bamako, p. 1.

160 Les élèves suivants : Issaka Koné (8e), Abdourahmane Sow (25e), Soumano Gouro (29e), Gourot Sidibé (32e) sont candidats volontaires à l'École vétérinaire de Bamako. Cf. ANS, O163 (31), Liste de tous les élèves par ordre de mérite et les notes correspondantes.

161 ANS, O163 (31), Liste de tous les élèves par ordre de mérite & les notes correspondantes.

162 H. Mabika Ognandzi, *op. cit.*, 2017, p. 248-249.

163 *Ibid.*

africains [et] les ressortissants du Sénégal et ceux de l'AOF avaient des meilleures chances de formation[164]. »

En 1946, la commission se désole de l'insuffisance des notes obtenues par les élèves originaires d'AEF. Ces derniers sont placés, selon les instructions du département, directement en troisième année de la section préparatoire aux études médicales de l'École de Sébikotane sans avoir suivi les programmes de première et de deuxième années. Selon les membres de la commission, « [l]es lacunes considérables qu'ils présentent sont imputables de toute évidence au fait que leur scolarité a été incomplète au Congo[165]. » En 1947, il n'y a qu'un seul admis (Emmanuel Asset) ; l'année suivante, en 1948, ils sont quatre à faire leur entrée à l'École[166]. Cela pousse la direction de l'établissement à soutenir que « ces colonies sont incapables de fournir à l'École de médecine un nombre important d'élèves candidats[167]. » En 1948, un centre d'examen est ouvert à l'École des cadres supérieurs de Brazzaville pour le concours d'entrée à l'EAMP de Dakar. Les épreuves écrites de ce concours sont composées de composition française, d'études de texte, d'orthographe (dictée et questions), de mathématiques, de sciences (physique, chimie et histoire naturelle) et les épreuves orales comprennent l'explication d'un texte en français, des interrogations de mathématiques, de physique, de chimie et d'histoire naturelle. Sur les douze candidats qui ont concouru à l'examen de sortie, seuls quatre (Bernard Galiba, Gaston Moussa, Sylvestre Pita et Benoît Loembé) sont déclarés admissibles et ayant obtenu une moyenne égale ou supérieure à 10 pour l'ensemble des épreuves[168]. Force est de souligner que la présence des élèves de l'Afrique centrale renforce le caractère composite des promotions[169], malgré leur petit nombre, qui connaîtra une hausse au cours de l'année scolaire 1944-1945. Cette année-là, ils sont quinze à faire leur entrée en troisième année de la section préparatoire aux études médicales de l'École normale William-Ponty[170]. Dans ce contingent, figurent de brillantes étudiantes pour avoir été majors de leurs promotions. C'est le cas d'Abbey Ettah et de Marguerite Épée, originaires du Cameroun, arrivées à Dakar deux mois et demi après l'ouverture des classes, et qui se classent respectivement première

164 *Ibid.*

165 ANS, O16 (31), Concours d'entrée à l'École africaine de médecine et de pharmacie et à l'École vétérinaire, session du 24 juin 1946, procès-verbal de l'examen.

166 Les archives restent muettes concernant les noms de ces élèves. ANS, O18 (31), Procès-verbal sur le concours d'admission à l'École de médecine de Dakar, session 1948.

167 ANS, 1H98 (163), Organisation générale de l'école, p. 6.

168 ANS, O18 (31), Procès-verbal du concours d'admission à l'École de médecine de Dakar, session 1948.

169 P. Barthélémy, *op. cit.*, 2010, p. 101.

170 ANS, O16 (31), Concours d'entrée à l'École africaine de médecine et de pharmacie et à l'École vétérinaire, session du 24 juin 1946, procès-verbal de l'examen.

et deuxième à l'examen de fin d'année[171]. Et en 1946, après trois années de formation au Sénégal, elles se classent en tête[172] de la promotion de sortie des diplômées sages-femmes. Mises à la disposition du Cameroun, leur territoire d'origine qui a supporté les frais de leurs études. Abbey Ettah se rendra plus tard en France pour poursuivre ses études dans une École des sages-femmes[173].

Conclusion

La Conférence de Brazzaville a été marquée par l'affirmation de grands principes et a introduit des changements dans la politique coloniale française et dans les domaines de l'éducation et de la santé en particulier. Elle aboutit à la mise sur pied à Dakar d'une École interfédérale africaine de médecine et de pharmacie, qui remplace de fait l'École de médecine de l'AOF, créée en 1918. Les années d'après-guerre apparaissent comme des années décisives, de brassage et de refonte partielle des enseignements.

Le concours de sélection vise à recruter une élite médicale disposant de compétences « rares » à l'époque. Les conditions requises pour l'admission deviennent plus rigoureuses et les caractéristiques des élèves se diversifient (origines géographiques : AOF, AEF, Cameroun et Togo). Ce mode de sélection est lié au fait que la formation médicale vise à produire des auxiliaires médicaux africains qui pourront exercer dans les dispensaires ruraux, dans les formations hospitalières, dans les services médicaux spécialisés (services d'hygiène ou de trypanosomiase). Les listes de promotions, qui précisent le territoire dans lequel a été passé le concours, ne livrent que des données partielles et l'accès à l'établissement demeure le droit d'une minorité de colonisés suffisamment instruits.

L'enseignement médical est basé sur l'admission d'un nombre limité d'élèves et sur un encadrement d'un corps professoral, permettant d'éviter les échecs qui sont des pertes pour les autorités coloniales pour ne pas augmenter le nombre de médecins européens et étrangers qui leur coûtent cher et dont le recrutement est lui aussi limité. C'est aussi une façon de gérer au mieux la pénurie des moyens budgétaires de la France qui sort du deuxième conflit mondial complètement épuisée par l'occupation allemande à la suite de la défaite militaire de 1940. L'enseignement de base est celui des études primaires et celui du brevet élémentaire avec un complément de connaissances générales. Il prépare les élèves à la pratique de la pathologie médicale, c'est-à-dire celle qui concerne les maladies intéressant les colonies, qu'on appelle

[171] ANS, O15 (31), Procès-verbal de la séance du conseil des professeurs du 29 juin 1944, p. 2.
[172] Abbey est classée 1ère et Marguerite 3e.
[173] ANS, O16 (31), Note n° 455/SP-C., en date du 20 janvier 1947, du gouverneur général de l'AOF adressée au ministre de la FOM.

sociales et particulièrement des régions tropicales. On reprend les programmes antérieurs à la guerre mais pour les Africains cela ne correspond plus du tout à leurs nouvelles aspirations médicales et politiques.

Les espérances des autorités sanitaires ne peuvent entièrement se réaliser. Les conditions nécessaires pour assurer la solidité d'un enseignement médical ne sont pas réunies. Il manque surtout la scolarisation de base suffisante des filles. C'est une formation hétéroclite. Si grande qu'ait été l'élasticité des programmes, c'était une gageure de vouloir articuler la formation de personnel médical de ce niveau, sur la base d'un enseignement primaire. On constate la généralisation précipitée du modèle métropolitain et pour certains, l'erreur a été, à ce moment-là, de vouloir aller trop vite.

Chapitre V

L'évolution des compétences scolaires et l'affectation des jeunes diplômés

Au Sénégal, comme en métropole dans toutes les facultés de médecine, les cours de l'École de médecine de Dakar commencent, chaque année, au mois de novembre et prennent fin dans les premiers jours de juillet. Au cours de l'année scolaire, il y a de fréquentes interrogations de contrôle des connaissances, c'est-à-dire des examens semestriels, de fin d'années et d'études, considérés comme des stimulants pédagogiques, et comme des instruments de contrôle des connaissances. Le plus souvent, cependant, l'examen apparaît comme un instrument de gestion scolaire : il s'agit, en fait d'un concours auquel les chances de réussite sont déterminées par le nombre de places disponibles et non par les connaissances des élèves. Les effectifs ont été déjà fixés en fonction des moyens budgétaires disponibles. Les résultats aux examens sont significatifs de l'orientation du système d'enseignement et de son rôle réel dans la formation des élites. C'est à l'issue de ces évaluations que les élèves titulaires du diplôme médical, élément phare de l'enseignement, sont nommés dans le cadre administratif par arrêté du commissaire aux colonies, dans l'ordre du classement de sortie de l'École de médecine au grade de troisième classe. Ce qui entraîne pour les élites l'obligation de servir pendant une période de dix ans au moins dans leur colonie d'origine, mais ils peuvent, suivant les nécessités du service de santé, être affectés en n'importe quel point de l'AOF, de l'AEF, du Cameroun ou du Togo[1] en accord avec les dispositions prises après la Conférence de Brazzaville.

Avec la création du nouveau cadre général des médecins, pharmaciens et sages-femmes africains, les promotions sont réparties non plus suivant l'origine des élèves mais suivant les postes à pourvoir. Toutefois, la formation des élèves ne touche pas l'ensemble de l'Afrique subsaharienne de la même manière. Les régions qui disposent d'une bonne infrastructure scolaire renvoient un plus grand nombre d'étudiants au Sénégal, la seule École de médecine avant la création de celle Abidjan en Côte d'Ivoire en 1962[2].

Ces auxiliaires de santé africains, formés au lendemain de la Seconde Guerre mondiale, ont en moyenne vingt-trois ans à la fin de leurs études, restent dépendants sur leurs supérieurs européens qui supervisent les services médicaux. Force est de souligner ici que cette partie consacrée aux examens

---

[1] Cf. *JOAOF*, Décret du 11 août 1944b organisant le Cadre des médecins, pharmaciens et sages-femmes africains, p. 756.

[2] École créée en 1962, transformée la même année, intégrée à l'université en 1969 (actuelle université Félix-Houphouët Boigny).

pose problème, dans la mesure où les seules sources utilisées et analysées sont celles des colonisateurs et elles sont peu prolixes.

Comment sont évalués les élèves ? Comment s'explique cette inégale répartition par colonie des candidats ? Et comment se font les affections des jeunes fonctionnaires ?

Ainsi, nous examinerons dans un premier temps les évaluations semestrielles de l'année d'études et les évaluations de fin d'études de scolarité, dans un deuxième temps l'inégale répartition par colonie des candidats et dans un troisième temps les affections des fonctionnaires, du « Sénégal utile » aux territoires difficiles à pourvoir.

Les examens semestriels de l'année d'études, les réévaluations de l'appréciation régulière du progrès des élèves

Le programme des études à l'École médicale est soumis à l'approbation du commissaire aux colonies. Le passage des élèves d'une année à l'autre est subordonné à un examen de fin d'année portant sur les matières enseignées. La moyenne exigée pour satisfaire à l'examen est de 10. Les élèves ayant échoué à l'examen de passage peuvent être autorisés à redoubler l'année scolaire par le directeur de l'établissement après avis du conseil de perfectionnement. Mais un second échec entraîne l'exclusion de l'école, ce qui met fin à leur carrière, à moins qu'il ne résulte d'une raison de santé[3]. Les sanctions encourues et celles réellement appliquées concernent majoritairement les filles. Elles mettent en lumière des normes d'excellence et de genre. Ainsi, les filles et les garçons ne sont pas à égalité face à la distribution des sanctions, tant du point de vue quantitatif que qualitatif. Mais le niveau des études n'est pas le même et les fonctions ne le sont pas non plus.

Au Sénégal, en milieu d'année scolaire, les élèves passent un examen dit semestriel comportant des épreuves pratiques, écrites et orales. Les notes qu'ils obtiennent totalisées avec une note de stage hospitalier déterminent un premier classement. Cette évaluation comporte des interrogations dont les notes s'ajoutent pour concourir à une note dite d'interrogation. Les notes méritées au cours des divers stages effectués en cours de semestre s'ajoutent et concourent à une note dite de stage. L'examen semestriel donne lieu à un classement[4]. En fait, rien ne change par rapport aux règlements des années 1930. Les enseignants sont des médecins militaires qui ont été formés dans les Écoles de santé militaire de Bordeaux et de Lyon puis sont passés par l'École d'application des troupes coloniales de Marseille au Pharo. Les directeurs de

[3] ANS, 1H98 (163), Arrêté du 14 août 1944 portant organisation et réglant le fonctionnement de l'École africaine de médecine et de pharmacie de Dakar, p. 6.

[4] ANS, 1H98 (163), École africaine de médecine et pharmacie de sa fondation 1918 à l'année 1947, p. 44 bis-45.

l'École de médecine de Dakar sont, eux-mêmes, des professeurs agrégés militaires du Pharo, chargés de compléter les connaissances acquises en faculté de médecine avant l'affectation des jeunes médecins dans l'Empire colonial français[5].

Pour les élèves médecins, cet examen porte sur la petite chirurgie, l'examen pratique de sémiologie médicale, l'examen pratique de sémiologie chirurgicale, la physiologie et la sémiologie (première année) ; la pathologie interne, la pathologie externe, l'anatomie, la pharmacologie, la physiologie et la sémiologie (élèves de la deuxième année) ; l'épidémiologie, la bactériologie, la pathologie interne, la pathologie externe, l'obstétrique, la pharmacie appliquée (troisième année) ; l'hygiène, la médecine opératoire, les syndromes chirurgicaux, la bactériologie, les spécialités et la thérapeutique (quatrième année)[6].

Pour les élèves pharmaciens, l'examen semestriel comprend la chimie organique, la chimie analytique, la pharmacie galénique, la matière médicale, la pharmacie chimique et physique chimique (première année) ; la chimie analytique, la pharmacie galénique, la matière médicale et la pharmacie chimique (deuxième année) ; la chimie analytique, la pharmacie galénique, la matière médicale et la pharmacie chimique (troisième année)[7].

Quant aux élèves sages-femmes, cet examen semestriel comprend l'instruction générale, l'anatomie et la physiologie, la pratique infirmière et la puériculture (première année) ; l'instruction générale, l'obstétrique, TP d'obstétrique, l'hygiène et la puériculture (deuxième année) ; l'instruction générale, l'obstétrique, TP d'obstétrique, l'hygiène et l'épidémiologie, la puériculture et les maladies des nourrissons (troisième année). Excepté la puériculture, l'obstétrique, l'anatomie et la physiologie qui sont notées sur 40, toutes les autres matières sont évaluées sur 20[8]. En revanche, les archives restent muettes sur les sujets proposés aux élèves. Une année, le titre de la dictée porte sur la poupée accompagnée de trois questions. En composition française, il est demandé aux élèves d'écrire à leurs mères ou à leurs tantes pour leur annoncer qu'ils désirent entrer à l'École de médecine de Dakar, berceau de la formation de l'élite africaine.

Mentionnons que pour les besoins de l'hôpital central africain d'instruction, il est créé pour les élèves de la section médecine, un personnel rétribué d'élèves externes et d'élèves internes. Cela existait déjà ! Les trois

---

[5] Entretien avec Louis-Armand Héraut, (83 ans), rencontré à Versailles (France), médecin en chef honoraire des troupes de marine à la retraite, le 4 décembre 2019. Voir annexe 3 : Les directeurs de l'École de médecine de Dakar, de son ouverture à sa fermeture, p. 293-312.

[6]ANS, 1H98 (163), École africaine de médecine et pharmacie de sa fondation 1918 à l'année 1947, p. 46.

[7] *Ibid.*

[8] *Ibid.*

élèves classés premiers au classement général de la deuxième année sont nommés, pour un an, externes de l'hôpital et les deux élèves classés premiers au classement général de la troisième année sont nommés internes dudit hôpital. Il importe de remarquer que le service de garde et de réception des malades de l'hôpital est assuré par les trois majors de la quatrième année, avec le titre « d'internes de porte », et les trois majors de la troisième année, avec le titre « d'externes de porte »[9]. Pour la section pharmacie, l'élève classé premier de la deuxième année est nommé interne et l'élève classé premier de la première année de pharmacie au classement général est nommé externe[10].

Pour les besoins de la maternité africaine, il est créé un personnel rétribué d'élèves sages-femmes monitrices d'accouchement. Ainsi, les deux élèves classées premières à l'examen de passage de la deuxième à la troisième année sont ainsi nommées monitrices d'accouchement, fonction qui ouvre le droit aux allocations prévues pour les internes de la section de médecine et de pharmacie. Ces nominations sont faites par le directeur de l'École de médecine. Ils reçoivent pour leurs menues dépenses, une allocation mensuelle dont le taux est fixé par décision d'administration – nous l'avons déjà évoqué.

En fin de scolarité, les élèves subissent un examen général dit examen définitif de fin d'études, dont les modalités sont fixées par le conseil de perfectionnement[11].

Les évaluations de fin d'études de scolarité et l'évasion des étudiants africains vers les facultés métropolitaines

En fin de scolarité, les élèves sont soumis à un examen général dit examen de fin d'études comportant des épreuves théoriques et cliniques. La composition des jurys[12] est fixée par le conseil de perfectionnement. La moyenne exigée pour satisfaire à l'examen de fin d'études est de 10. Le classement général de sortie de l'école est établi en conseil de perfectionnement et transmis au commissaire aux colonies. Les élèves qui ont échoué à l'examen de fin d'études peuvent être autorisés à redoubler la dernière année de scolarité par le directeur après avis du conseil de perfectionnement[13].

---

[9] ANS, 1H98 (163), École africaine de médecine et de pharmacie de Dakar, conseil d'administration (1951), rapport d'inspection de la FOM, p. 7.

[10] ANS, 1H98 (163), École africaine de médecine et pharmacie de sa fondation 1918 à l'année 1947, p. 13-14.

[11] *Ibid.*

[12] Ces jurys sont composés de trois membres et présidés par le directeur de la santé publique de l'AOF.

[13] ANS, 1H98 (163), École africaine de médecine et pharmacie de sa fondation 1918 à l'année 1947, p. 14.

Cet examen de fin d'études, permettant de procéder à un second classement, a une importance particulière pour les élèves, dans la mesure où leur passage d'une année à l'autre est subordonné aux résultats de ces épreuves pouvant entraîner non seulement le redoublement de l'année écoulée, mais aussi l'expulsion de l'établissement en cas de moyenne insuffisante.

L'examen de fin d'études comporte pour les trois sections de l'École de Dakar (médecine, pharmacie et sage-femme) des épreuves théoriques et cliniques portant sur l'ensemble du programme d'enseignement. C'est à la fin de ces évaluations qu'un diplôme de fin de scolarité portant les Mentions « très bien, bien, assez bien ou passable », est délivré par le ministre de la FOM aux élèves qui ont satisfait aux épreuves[14]. Ce diplôme servira de matrice pour la maîtrise de la santé publique en Afrique subsaharienne sous autorité française[15].

Pour les élèves médecins, le programme des examens de sortie de l'établissement comprend un examen clinique d'un malade d'hôpital, un examen clinique d'un malade de dispensaire, et les examens écrits portant sur les matières suivantes : l'épidémiologie et l'hygiène, la pathologie interne, la pathologie externe, l'anatomie topographique des membres, l'obstétrique, les spécialités ORL ophtalmo, dermato, vénéréologie, la thérapeutique et la bactériologie. Il importe de noter que le programme des interrogations d'hygiène comprend l'instruction des matières usées, la dératisation, la désinfection, l'inspection des viandes, l'épuration des eaux, le procédé individuel et la désinsectisation. Et le programme des interrogations d'épidémiologie est composé de la peste, de la fièvre jaune et de la dengue, de la variole, du typhus et de la fièvre typho-exanthématique, de la méningococcie et de la grippe, du paludisme, de la filariose, de la bilharziose, de la dysenterie, de l'ankylostomiase, de la rage, du trypanosomiase, de la tuberculose, du tétanos, de la fièvre typhoïde et paratyphoïde, de la lèpre, du pian, de la rougeole, des oreillons, de la varicelle et de la coqueluche, de la diphtérie, des helminthiases, de la brucellose, de la spirochétose (fièvre récurrente)[16]. Soulignons que pour les élèves médecins de la première année, la note d'anatomie est la moyenne de la note d'interrogations orale et écrite et pour les élèves médecins de la deuxième année, il s'ajoute une épreuve d'examen clinique notée sur 40 et une épreuve de puériculture noté sur 20. Pour les élèves médecins de troisième année, s'ajoute une épreuve d'examen clinique notée sur 40[17]. En ce qui concerne la notation, il n'y a pas de grand changement depuis 1935 et ce, jusqu'à la fermeture de l'institution scolaire.

---

[14]ANS, 1H98 (163), École africaine de médecine et pharmacie de sa fondation 1918 à l'année 1947, p. 44 bis-50.

[15] *Ibid.*

[16] *Ibid.*

[17] *Ibid.*

Comme les étudiants en médecine, les élèves pharmaciens font valoir leurs compétences en se soumettant à des examens, beaucoup plus exigeants, portant sur la reconnaissance de drogues végétales, de médicaments galéniques, de médicaments cliniques, la préparation d'un ou de plusieurs médicaments galéniques, l'analyse d'une matière alimentaire (farine, vin, huile, vinaigre, etc.)[18]. Rappelons qu'au cours de cette troisième année, les élèves pharmaciens subissent des examens analogues à ceux auxquels devaient se soumettre, pendant le premier semestre, les étudiants de la première et de la deuxième année[19]. Pour ce qui est de la notation, il n'y a pas de grand changement depuis 1935 et ce, jusqu'à la fermeture de l'institution scolaire, pour des raisons exprimées plus haut.

Quant aux élèves sages-femmes, au terme de leur apprentissage, elles passent des examens cliniques portant sur une femme enceinte et une femme en suite de couches, sur l'obstétrique, l'hygiène d'épidémiologie, la puériculture et la pathologie du nourrisson et de la femme enceinte et une épreuve sur le mannequin[20], parfait outil de la découverte des mécanismes de l'accouchement, permettant d'appréhender toutes les dystocies qui ne se présentent qu'exceptionnellement dans la formation clinique. Le mannequin est le support de la répétition à l'infini des gestes qui forment la base de l'obstétrique pratique[21]. Il convient de noter ici que les matières d'examens de fin d'études sont les mêmes que celles du premier semestre pour les élèves sages-femmes de première et de deuxième années[22].

Le programme des études et des stages des élèves sages-femmes, établi au conseil de perfectionnement, est soumis à l'approbation du commissaire aux colonies. Le passage des élèves sages-femmes d'une année à l'autre est subordonné à un examen portant sur les matières enseignées. Elles sont soumises, à ce sujet, au même règlement que les élèves médecins et pharmaciens. La composition des jurys est fixée par le directeur de l'école. La moyenne exigée pour satisfaire à l'examen de passage est de 10. En cas d'échec, l'autorisation de redoubler l'année scolaire est soumise à l'avis du conseil de perfectionnement[23].

---

[18] *Ibid.*

[19] *Ibid.*

[20] *Ibid.*

[21] N. Sage-Pranchère, *op. cit.*, p. 309-350.

[22] ANS, 1H98 (163), École africaine de médecine et pharmacie de sa fondation 1918 à l'année 1947, p. 48-49.

[23] *Id.*, p. 14.

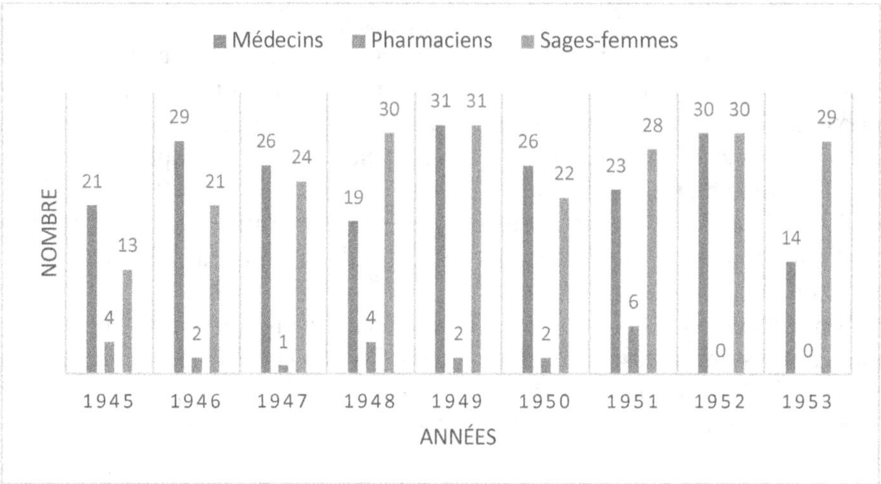

Graphique 4 – Statistique des promotions sortantes de l'École de médecine (1945-1953)[24]

La tendance à la hausse des effectifs médicaux est une incontestable évidence : 21 diplômés en 1945 et 29 en 1946 avant de connaître une diminution les années suivantes, 26 en 1947, puis 19 en 1948. Ainsi, le *numerus clausus* des médecins freine les variations vers le haut du graphique des médecins diplômés. En 1949, nous notons une progressive augmentation des diplômés (31). Cette augmentation s'explique par le contexte politique de l'époque. Le lendemain de la Conférence de Brazzaville marque, en effet, le début d'une nouvelle lutte pour redéfinir les politiques sanitaires à mener dans les colonies françaises d'Afrique. En dehors des élèves régulièrement entrés à l'École de médecine, viennent s'ajouter ceux du Centre d'instruction d'Ayos du Cameroun[25] et de l'École normale Édouard Renard de Brazzaville du Congo français – comme nous l'avons mentionné plus haut. À partir de 1950, la chute peut s'expliquer par le contexte politique des mutations des années 1950. Les sections médecine et pharmacie de l'École de médecine sont condamnées au profit d'un « Institut universitaire des hautes études » de Dakar et seule la section sage-femme y reste jusqu'en 1953, date de la disparition de l'établissement.

---

[24] ANS, 1H34 (26), L'École africaine de médecine et de pharmacie de Dakar. Rapport général du médecin lieutenant-colonel Bergeret, p. 5-6.

[25] Dr Ledentu (médecin-lieutenant-colonel), « Rapport sur le fonctionnement du Centre d'instruction d'Ayos (Cameroun) », *Annales de médecine et de pharmacie coloniales*, Paris, Imprimerie nationale, 1935, n° 33, p. 121.

La population des pharmaciens connaît une évolution différente de celle des médecins et des sages-femmes. Eu égard à la faiblesse des effectifs annuels, ils ont toujours formé un petit nombre, un au minimum et quatre au maximum Mais la brusque augmentation de 1951 (6 diplômés) n'est pas l'indice d'une modification des comportements, mais simplement de la régularisation de la situation de quelques médecins (23 contre 26 en 1950, 31 en 1949, 30 en 1948). La montée des effectifs est, par ailleurs, compensée par la diminution qui est constatée les années suivantes, aucun pharmacien en 1952 ni 1953.

En 1948 et 1949, nous notons une augmentation progressive qui s'explique par les décisions prises, au lendemain de la Conférence de Brazzaville, par les autorités médicales qui prévoient un recrutement annuel de 30 élèves sages-femmes jusqu'en 1962. En effet, dès 1946, elles sont 40 jeunes filles à faire leur entrée à l'établissement, elles seront 31, trois ans plus tard (1949), à décrocher leur précieux sésame. À l'aube des années 1950, on note une décroissance des effectifs sages-femmes (23). On mesure ici toute la différence avec la fin de la seconde moitié des années 1940, au cours de laquelle se discerne une propension au gonflement des effectifs annuels de praticiennes. Le même phénomène se produit les années suivantes avec une lente augmentation, de 1951 à 1953, année au cours de laquelle l'École de médecine est supprimée.

Si les diplômes délivrés par l'École de médecine n'ont de valeur que sur place, en Indochine, l'université de Hanoï délivre à quelques étudiants des diplômes équivalents à ceux de la métropole[26]. Au cours de la seconde moitié des années 1940, des dispositions seront prises pour permettre à des médecins africains diplômés d'acquérir, après quelques années d'études en métropole, à Bordeaux et à Paris, le diplôme universitaire de docteur en médecine.

Cette période marque l'évasion des étudiants africains vers les facultés métropolitaines. Ainsi, des élèves originaires du Cameroun et du Togo quittent l'AOF, soit clandestinement, soit par moyen détourné, pour se faire également inscrire sans autorisation dans des facultés et écoles françaises. C'est ainsi que le médecin africain Simon Kpodar, en service au Togo et muté en AOF, n'a pas rejoint son poste et a profité de son congé régulier pour s'embarquer à Dakar le 27 septembre 1946 pour la métropole. Mme Mensah, sage-femme africaine, titulaire d'une permission exceptionnelle pour accompagner son mari dans la métropole, y est demeurée irrégulièrement. En ce qui concerne le personnel du cadre des médecins, pharmaciens et sages-femmes africains, la même tendance à l'évasion vers les facultés de France a été constatée ; et les autorités coloniales avouent leurs difficultés à contrôler

26 P. Barthélémy, *op. cit.*, 2010, p. 15.

les flux de diplômés désireux de se rendre en métropole, au besoin en contournant la législation.

À titre d'exemple, en 1947, deux jeunes filles sont en route illégalement pour la France. L'une, l'élève sage-femme Moreira, admise au concours en 1947, fait connaître qu'elle refuse de rejoindre l'École de médecine parce qu'elle vient d'obtenir une bourse pour la métropole. Et l'autre, l'élève sage-femme de la première année Jemba Suzanne originaire du Cameroun, renvoyée dans ses foyers pour troubles vésaniques, le 30 janvier 1947, a transité à Dakar pour se diriger sur la métropole en qualité de boursière dans le but d'y poursuivre ses études. Une troisième fille profite d'une autorisation exceptionnelle de séjour en métropole aux côtés de son mari pour effectuer un stage. Conformément au décret du 26 septembre 1947 concernant les bourses de doctorat d'État dans les facultés et écoles françaises, les élèves de l'École de Dakar sont rémunérés dans un ordre de classement de sortie qui ne prenait effet qu'après l'obtention du baccalauréat[27].

Les autres ont la possibilité d'obtenir, après concours, des bourses dans le même but. C'est dans ce contexte que le commissaire de la colonie du Togo, dans sa lettre n° 653 du 15 août 1947 et le Président de l'Assemblée représentative du Togo dans sa lettre n° 317 du 3 novembre 1947 ne cachent pas leur intention de ne plus envoyer les élèves togolais à Dakar. En ce qui concerne le personnel du Cadre des médecins, pharmaciens et sages-femmes africains, la même tendance à l'évasion vers les facultés de France était constatée. Le 23 novembre 1947, le gouverneur général, dans sa note n° 800/SP-C. adressée au secrétaire d'État à la Présidence du conseil, mentionne que « neuf élèves (Albert Franklin, Rémy Dackey, Émile Gadagbé, Willy Adagpo, Moïse Mensah, Michel Attisso, Valentin Mawapo, Félix Ahadjié et Jean Keksh) de l'École africaine de médecine originaires du Togo : viennent d'être informés directement par le Togo qu'ils étaient bénéficiaires d'une bourse, pour se rendre en France afin d'y effectuer des études médicales et pharmaceutiques à la faculté de Montpellier. » Soulignons que les premiers précités ont quitté Dakar le 28 novembre 1947 sur le paquebot « Hoggar », sans autorisation, d'une manière clandestine. L'un d'entre eux, l'élève Moïse Mensah qui était de garde la nuit suivante dans une division de malades ne s'était pas fait remplacer. Ces élèves avaient exécuté les décisions prises par les autorités de leur territoire, en estimant, selon les déclarations qu'ils avaient faites au directeur de l'École de médecine, le 13 novembre 1947, qu'ils n'étaient pas citoyens français et que les statuts de l'École de Dakar et du Cadre des médecins africains ne s'appliquaient pas à eux. Ces élèves sont proposés pour le licenciement par mesure disciplinaire. Quant aux quatre

[27] ANS, O17 (31), Note n° 800/ SP-C. du 23 novembre 1947 du gouverneur général de l'AOF adressée au secrétaire d'État à la présidence du conseil, chargé du ministère de la FOM, p. 1-3.

derniers élèves précités, ils sont démissionnaires de fait[28]. Rappelons qu'en 1946, le Togo passe sous la tutelle internationale de l'ONU, gérée par la France. Détaché de l'AOF, il obtient sa propre représentation au Parlement français et devient la République autonome du Togo[29].

Pour l'AOF, cette tendance est établie à de justes proportions par le décret du 26 septembre 1947 qui, en exigeant le baccalauréat comme base et le diplôme d'État comme but, a ramené les demandes de bourses de 42 en 1946 à 6 en 1947. Ces financements sont octroyés soit par le ministre de la FOM en fonction du classement de sortie de l'École de médecine (bourses réservées) soit après la réussite d'un concours annuel organisé par le haut-commissaire de l'AOF (bourses mises au concours). Les bénéficiaires sont mis en disponibilités sans solde pendant l'année de leur expatriation et s'engagent à servir six ans au sein de l'Assistance médicale à leur retour en Afrique[30]. C'est le cas d'Ibrahima Wone, major de la promotion 1950 de l'École de médecine. Inscrit à l'école primaire de Matam au milieu des années 1930, il survola en trois ou quatre ans l'ensemble du cycle. Ses éminentes qualités intellectuelles étaient déjà reconnues et c'est sans discontinuer qu'il sera major à toutes les compétitions scolaires et universitaires y compris pour l'agrégation de médecine obtenue en France en 1978, en passant par l'École primaire supérieure François Blanchot de Verly de Saint-Louis et l'École normale William-Ponty de Sébikotane. Étudiant en médecine, il a été « major de tous les majors des promotions qui ont précédé la sienne aux examens de validation des premières années de doctorat à la faculté de médecine de Bordeaux, il avait infailliblement la meilleure note dans toutes les disciplines ». Ses performances scolaires ont fait dire « qu'aucun universitaire de sa génération n'avait pu se prévaloir d'un palmarès (scolaire et universitaire) aussi flamboyant. » Après avoir soutenu son doctorat à l'université de Paris, il regagne le Sénégal en 1957[31].

[28] *Ibid.*

[29] K. B. Alonou, *La politique sanitaire de la France au Togo à l'époque coloniale : 1919-1960*, Thèse de doctorat d'Histoire, Poitiers, Université de Poitiers, 1994, 395 p.

[30] ANS, O17 (31), Note n° 800/ SP-C. du 23 novembre 1947 du gouverneur général de l'AOF adressée au secrétaire d'État à la présidence du conseil, chargé du ministère de la FOM, p. 1-3.

[31] I. Ly, « Hommage au professeur Ibrahima Wone », https://www.senenews.com/actualites/hommage-au-professeur-ibrahima-wone-par-ibrahima-ly_167664.html, (page consultée le 6 janvier 2021).

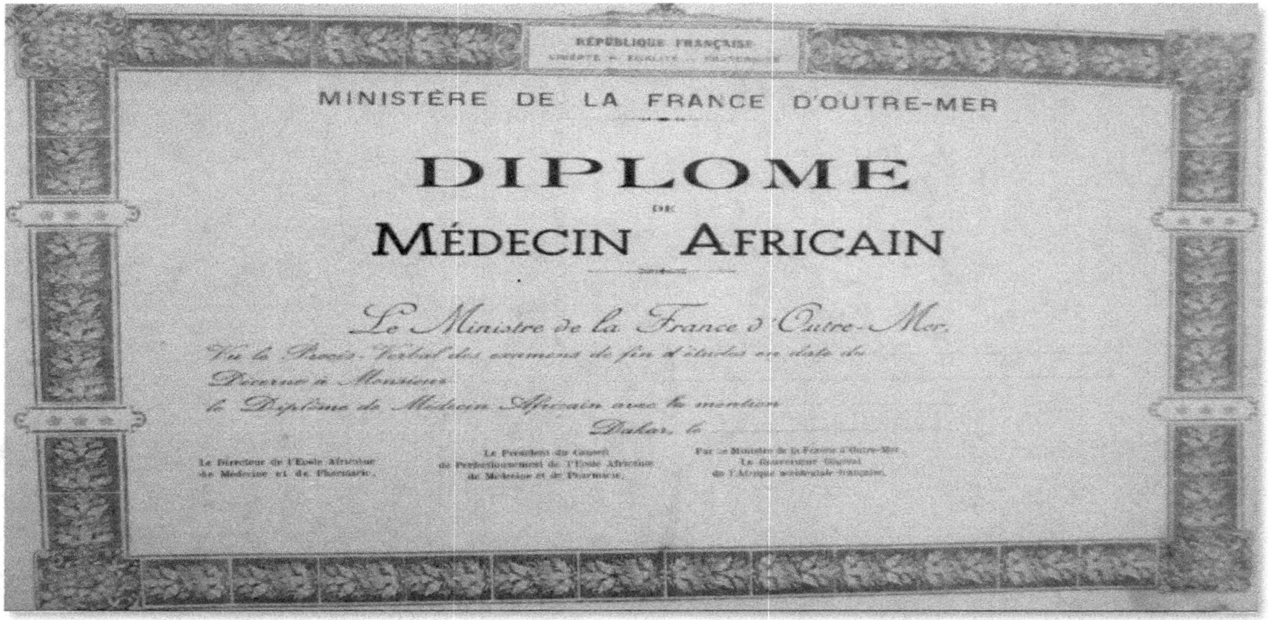

Figure 18 – Diplôme de médecin africain[1]

[1] ANS, 1H98 (163), École africaine de médecine, spécimens de diplômes, 1946.

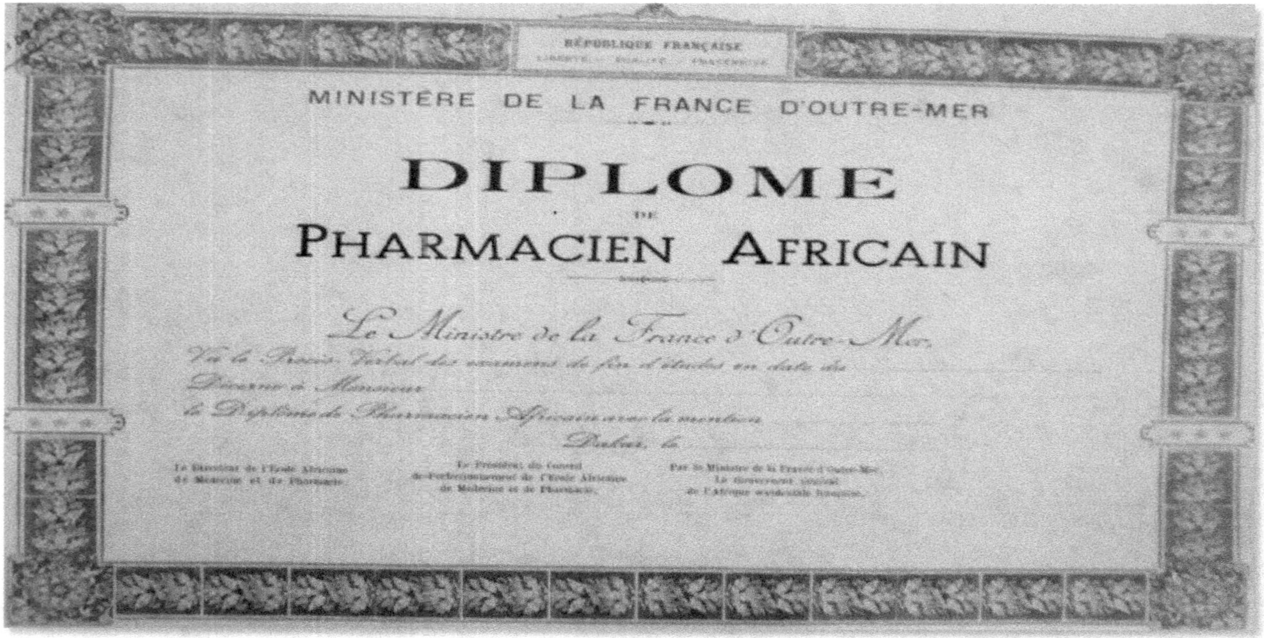
RÉPUBLIQUE FRANÇAISE

MINISTÈRE DE LA FRANCE D'OUTRE-MER

DIPLOME
DE
PHARMACIEN AFRICAIN

Le Ministre de la France d'Outre-Mer,
Vu le Procès-Verbal des examens de fin d'études en date du
Décerne à Monsieur
le Diplôme de Pharmacien Africain avec la mention
Dakar, le

Figure 19 – Diplôme de pharmacien africain[1]

[1] ANS, 1H98 (163), École africaine de médecine, spécimens de diplômes, 1946.

L'inégale répartition par colonie des candidats, le fort contingent du Dahomey

Lorsqu'il fut question d'ouvrir une école fédérale de médecine à Dakar, les colonies n'ont pas les mêmes représentativités. Si certaines régions de l'Afrique française sont relativement bien équipées en établissements scolaires dans lesquels les populations ont su s'approprier l'institution, en revanche, d'autres sont restées moins pourvues tout au long de la période coloniale[1]. Ainsi, cette inégale colonisation des sociétés et des espaces a eu un impact important sur la composition de la promotion de l'École de Dakar qui, d'après son statut, recrute les meilleurs éléments de l'Afrique subsaharienne française, suivant l'ordre du classement d'entrée et de sortie, sans distinction d'origine. Si cette méthode a l'avantage de doter en personnel sanitaire certains territoires comme le Dahomey ou le Sénégal, en revanche des régions comme la Mauritanie, le Niger, et dans une moindre mesure la Haute-Volta, le Togo, l'AEF et le Cameroun après 1944, ne fournissent qu'un recrutement insuffisant.

Le problème n'est pas nouveau ! R. Sabatier montre qu'entre 1906 et 1915, le Dahomey et le Sénégal, qui ne représentent que 19 % de la population de la fédération, fournissent, à eux seuls, 69 % des diplômés et le recrutement concerne surtout les Quatre Communes du Sénégal et les villes côtières du Dahomey. L'auteur précise que les zones les plus scolarisées sont celles où la présence européenne est la plus ancienne. De plus, les pays qui comportent des secteurs fortement islamisés et ceux tardivement conquis, en grande partie désertiques, sont moins touchés par l'enseignement colonial. Il n'entre pas dans le cadre de cette présente étude de revenir sur cette question. Notamment, l'historienne Denise Bouche a fait des travaux approfondis.

Si au niveau interfédéral, aucun quota ne vient garantir ou limiter le nombre de places disponibles pour chaque colonie à l'École de médecine, les différences constatées s'expliquent essentiellement par l'inégale diffusion de l'infrastructure scolaire. Jean-Hervé Jézéquel souligne dans *Les « mangeurs de craies »* que « le système de recrutement sans quota favorise en effet les régions déjà dotées d'une bonne infrastructure[2]. » Ainsi, les forts contingents du Dahomey, du Sénégal, du Soudan français et de la Côte d'Ivoire à l'École de médecine s'expliquent essentiellement par le retard accusé par les autres territoires sur le plan scolaire.

---

[1] J.-H. Jézéquel, *op. cit.*, 2002, p. 27.

[2] *Ibid.*

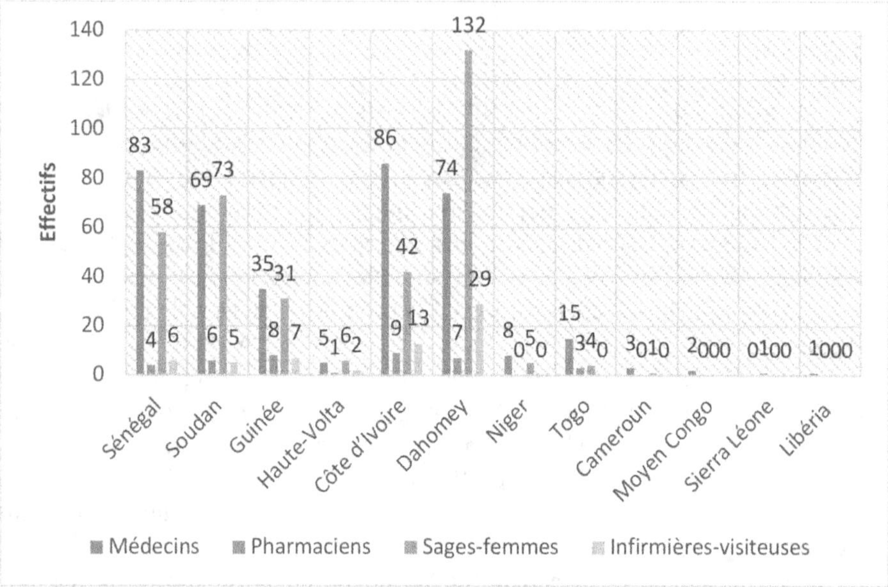

Graphique 5 – La répartition par colonie des diplômés de l'École de médecine (1921-1947)[3]

Contrairement à ce qui est observé chez les médecins, la croissance de l'effectif des sages-femmes plafonne dans les années qui précèdent la Seconde Guerre mondiale. Sur 352 sages-femmes diplômées exerçant en Afrique subsaharienne française entre 1921 et 1947, 132 sont fournies par le Dahomey. Ce pic est signifiant ! Ce nombre proportionnel de sages-femmes s'explique par l'afflux des jeunes filles issues de cette colonie lors des recrutements. Il s'amorce de façon importante au cours des années 1940, culminant entre 1940 et 1947. Connaissant les effets au long terme d'une politique de médicalisation française en Afrique au sud du Sahara, le gouverneur général René Barthes, dans sa note n° 6602/SP-C., en date du 16 septembre 1947, adressée au ministre de la FOM, mentionne que « durant les six dernières années, sur 136 entrées d'élèves sages-femmes à l'École de médecine, 49 sont originaires de cette colonie (pour les deux sexes), soit plus d'un tiers. Plus de la moitié des élèves reçues en 1946 proviennent de ce même territoire[4]. » C'est ce qui fait dire au médecin général-inspecteur Peltier, directeur général de la santé publique de l'AOF que « l'effectif des élèves sages-femmes de la colonie du

[3] ANS, 1H98 (163), École africaine de médecine et de pharmacie de sa fondation à l'année 1947. Décret du 11 août 1944, p. 28.

[4] ANS, O17 (31), Note n° 6602/SP-C, du 16 septembre 1947, du gouverneur général de l'AOF au ministre de la FOM, direction du service de santé à Paris, p. 1-2.

Dahomey est au complet[5]. » Et la tendance à la stagnation se confirme, car les responsables de l'administration, en louant le zèle studieux, sont amenés à lutter contre l'afflux d'élèves originaires de ce territoire, en retirant certaines candidates dahoméennes de la liste des admises, pour freiner cet essor. Chose étonnante lors du concours d'entrée de 1946, l'élève Françoise Da Sylveira, qui s'est présentée en candidate libre, classée trente-cinquième ex-aequo avec l'étudiante Claire Choupa, originaire, elle-aussi, du Dahomey, se voit ajournée[6]. Ainsi, dans sa lettre adressée au gouverneur général de l'AOF, en date du 1er novembre de la même année, la candidate malheureuse écrit :

> « Plusieurs échos bien fondés m'ont affirmé mon admission et je me réjouissais déjà du succès quand par un brusque revirement, j'appris que parmi les 21 admises du Dahomey quatre ont été retirées de la liste, parmi lesquelles je me trouvais, au profit des infirmières-visiteuses devant faire un an de stage à l'École africaine de médecine et de pharmacie pour devenir sages-femmes. [...] Jusqu'ici, il nous est impossible de concevoir que la France, notre Mère adoptive que vous personnifiez puisse, après avoir auréolé ses enfants, les abandonner si lâchement[7]. »

Elle précise en outre qu'elle est orpheline de père depuis 1942, qu'elle n'a qu'une vieille mère « décrépie et presque invalide » et qu'elle a déjà tenté le même concours en 1943, 1944 et 1945. Françoise parle d'abattement, de désolation, et finit par conclure : « Je suis entièrement persuadée, monsieur le gouverneur général, que votre haute bienveillance ne saurait laisser vos enfants qui vous appellent de toutes leurs forces au secours et que vous interviendrez pour que la petite part du budget qui nous soutiendra soit remise sur le plan. Alors nous toutes, nos parents, la masse africaine toute entière ne cesserons jamais de vous remercier assez pour ce geste[8]. » Mais sa requête reste sans effet. En dehors de ces deux élèves susmentionnées, les deux autres Dahoméennes retirées de la liste des admises seraient certainement les dernières du classement, Hélène Ajavon (trente-deuxième) et Antoinette Soussouhonto (quarantième). Pour faire face à cette situation, les responsables coloniaux combattent l'afflux des élèves originaires de cette colonie. Ce qui montre les limites arbitraires de la « fabrique » de l'élite médicale africaine.

Soulignons que le Dahomey fournit presque la moitié des élèves sages-femmes reçues au concours d'entrée à l'École de médecine. Elles étaient 10

---

[5] *Ibid.*

[6] Au total, elles étaient quarante élèves sages-femmes admises à l'École de médecine.

[7] ANS, O16 (31), Lettre de Françoise Da Sylveira adresse au gouverneur général de l'AOF, en date du 1er novembre 1946.

[8] *Ibid.*

sur les 26 admises en 1944, 13 sur les 29 en 1945, 21 sur les 40 en 1946, 9 sur les 30 en 1948, 9 sur les 19 en 1949, 12 sur les 26 en 1950[9]. Quelques années plus tôt, sur les 62 infirmières-visiteuses diplômées de l'AOF, 29 proviennent de ce même territoire, soit 47 % des fonctionnaires de cette éphémère section. À la fin des années 1940, le Dahomey est arrivé à un stade où il ne peut absorber toutes les diplômées qu'il produit. Conséquence, des jeunes filles dahoméennes se trouvent être affectées dans des colonies où elles subissent une période d'adaptation avant de rendre des services. Ainsi, aucune sage-femme diplômée n'a été affectée au Dahomey en 1935, 1939, 1941, 1942, 1943, 1944, 1946. Selon l'historienne Pascale Barthélémy, si l'on exclut la Mauritanie et le Niger, la progression globale des effectifs [d'élèves sages-femmes] dans les années 1940 ne permet pas de véritable rattrapage du Dahomey par les autres colonies[10]. Les garçons ne font pas figure d'exception : au cours de cette période, de 1918 à 1947, sur les 371 médecins diplômés, 74 sont originaires de cette colonie, soit 19 % des récipiendaires. Plusieurs raisons se conjuguent pour expliquer ce phénomène. Mais il faut remonter loin dans le temps !

Tout d'abord, les missions chrétiennes, catholiques aussi bien que protestantes, ont joué, au XIXe siècle, un rôle déterminant dans l'enseignement au Dahomey. Rappelons qu'avant l'arrivée des Français, en 1894[11], le Dahomey possède déjà des écoles depuis 1887. Mais ces institutions scolaires étaient sous la direction des missionnaires portugais qui enseignaient leur langue. Dès le début de la conquête, les Français voulurent supprimer cet enseignement – et l'influence portugaise – en appliquant une politique de francisation. Ainsi, le gouverneur Victor Ballot obtient le transfert de ces établissements à des missionnaires français qui introduisent la langue de Molière. En 1899, le Dahomey possède une vingtaine d'écoles bien vivantes et dont les succès laissent déjà présager, pour l'enseignement, un avenir particulièrement brillant[12]. Ce qui explique donc cette forte représentativité des élèves originaires de cette colonie à l'École médicale de Dakar. Ces élèves se caractérisent, en effet, par leur bon niveau d'éducation occidentale et forment la quasi-totalité des différentes promotions. Soulignons que dans cet espace, l'éducation occidentale reste un instrument essentiel de promotion sociale. Ainsi, les chefs coutumiers du royaume du Dahomey conquis en 1894 avaient réussi en 1905 à conserver les écoles chrétiennes auxquelles s'étaient ajoutées les écoles laïques républicaines, ce qui avait augmenté le nombre des institutions enseignantes – comme on a pu le voir plus haut. C'est ce qui fait

[9] Les archives restent muettes sur les promotions entrantes des élèves.
[10] P. Barthélémy, 2010, *op. cit.*, p. 106.
[11] C'est la date de l'annexion du Dahomey.
[12] J. Capelle, *op. cit.*, 1990, p. 20.

dire à Emmanuel Mounier, en 1948, dans *L'éveil de l'Afrique noire*[13], que « le Dahomey est un pays de l'intelligence noire. Cotonou, entre la mer et les cocotiers, est le Quartier Latin de l'intelligence dahoméenne. C'est de là, sans doute, que partira le plus vif éclair de l'esprit dans l'Afrique de demain. Cette intelligence dahoméenne est étrangement proche du génie français : rationnelle, analytique, agile, dégagée des lourdeurs mystiques de l'âme noire. [...] À moins que ce ne soit, comme on le dit ici avec un reflet de malice, parce que le Dahomey est situé sur le méridien de Paris, etc.[14]. » L'auteur réitère qu' « une élite, prolongement de l'élite dahoméenne, monte aussi au Togo[15] », petit territoire sous mandat immédiatement limitrophe.

Rappelons que trois occupations se sont succédé au Togo dans l'espace d'une génération : les Allemands, 1884-1914, les Anglais, 1914-1920 et les Français, depuis 1920. En 1930, il existe au Togo 42 écoles officielles du premier et du second degré comportant 76 classes ; 3 082 garçons et 345 filles fréquentent ces établissements, soit un total de 3 427 élèves. À la même époque, l'enseignement privé est donné dans 30 écoles dirigées par les missions chrétiennes, comprenant 78 classes et fréquentées par 3 583 élèves. Dans l'ensemble, un peu plus de 7 000 enfants ont reçu l'éducation occidentale en 1930 en primaire[16]. À l'École de Dakar, les élèves togolais sont au nombre de 15 médecins, 3 pharmaciens et 4 sages-femmes à avoir suivi les enseignements, entre 1918 et 1947, soit 3 % des diplômés. Certains sont de brillants étudiants pour avoir été majors de leurs promotions. C'est le cas de David Sanvée (promotion entrante de 1939 et promotion sortante de 1943), de Pierre Mikem (promotion entrante de 1940), d'Albert Franklin (promotion entrante de 1944). C'est dans cette optique qu'Emmanuel Mounier écrit que « ces populations [...] du Togo, surtout vers la côte, sont celles où dès maintenant fleurit la plus fine intelligence africaine[17]. » Rappelons qu'au Togo, comme dans la plupart des pays africains, les premières écoles se sont globalement implantées sur les régions côtières, là où les échanges commerciaux avec les Occidentaux ont lieu[18].

Avec 18 % des diplômés, les Sénégalais ne sont pas majoritaires (22 % des médecins, 19 % des pharmaciens, 16 % des sages-femmes et 10 % des infirmières-visiteuses ayant exercé entre 1921 et 1947). Malgré l'investissement de proximité, le Sénégal géographiquement beaucoup plus

---

[13] E. Mounier, *L'éveil de l'Afrique noire*, Paris, Éditions du Seuil, 1948, 219 p.

[14] C. Labrune-Badiane, *op. cit.*, p. 57-96.

[15] *Ibid.*

[16] Exposition coloniale internationale de 1931, *L'adaptation de l'enseignement dans les colonies : rapports et compte rendu du Congrès intercolonial de l'enseignement dans les colonies et les pays d'outre-mer*, Paris, Henri Didier, 1932, p. 127-128.

[17] E. Mounier, *op. cit.*, p. 95.

[18] C. Labrune-Badiane, *op. cit.*, p. 29-52.

grand et plus peuplé se situe derrière le Dahomey (242 diplômés). En raison du rôle joué par Dakar, en tant que capitale de l'AOF, le Sénégal, vieille colonie française, la doyenne de toutes, occupe une position privilégiée et rassemble les principales formations post-primaires. Cette part prépondérante de ses élèves à l'École de formation médicale de Dakar confirme les potentialités anciennes de ce territoire anciennement colonisé, où la langue française est connue de la population des trois anciennes communes (Saint-Louis, Rufisque et Gorée) dès le début du XIXe siècle. Dès 1816, le gouverneur du Sénégal, Julien Schmaltz, appelle à Saint-Louis un instituteur français et le charge d'ouvrir une école destinée à dispenser aux enfants de la ville un enseignement élémentaire en français et en ouolof, langue locale de la colonie. Une femme, devenue plus tard la mère Javouhey[19], de la congrégation de Saint-Joseph de Cluny, vient au Sénégal et entreprend de former des maîtres africains. À partir de 1840, le gouvernement du Sénégal fait appel aux frères Ploërmel et les Dames de l'Immaculée Conception des Castres, qui prennent en charge une bonne partie de l'enseignement[20]. Au cours de la seconde moitié du XIXe siècle, le taux de scolarisation du Sénégal est plus élevé que celui des autres colonies françaises d'Afrique de l'Ouest[21]. Sous l'administration faidherbienne (1854-1865), Saint-Louis, chef-lieu du Sénégal à l'époque, comptait 860 élèves, dont 200 filles. Mais si l'on en croit Georges Hardy, directeur de l'École coloniale française : « Ce bel élan tombe après le départ de Faidherbe en 1865. Pendant une trentaine d'années, l'enseignement au Sénégal ne fera pas de grands progrès et même, sur certains, reculera[22]. » C'est ainsi que « l'École des fils de chefs », qui a cependant prouvé son utilité, est supprimée en 1872, sous prétexte d'économies ; elle n'est rétablie qu'en 1893. Il est vrai qu'une école secondaire est créée, à Saint-Louis en 1884, et confiée aux Frères de Ploërmel, puis aux Pères de la Congrégation de Saint-Esprit, mais l'enseignement primaire ne se développe guère et surtout se préoccupe trop peu de perfectionner ses méthodes[23]. À la fin du siècle, en 1898, le Sénégal ne compte plus que 9 écoles primaires entretenues par la colonie : 5 écoles de garçons et 4 de filles, dont une seulement (à Saint-Louis) est dirigée par des Laïques. Dans les pays de

[19] Anne-Marie Javouhey, fondatrice de l'ordre missionnaire de Saint-Joseph de Cluny, avait créé, avec l'aide du baron Roger, deux écoles ménagères de filles à Saint-Louis et à Gorée et une école rurale de garçons à Dagana, et elle avait envoyé étudier en France plusieurs jeunes gens du pays. Voir P. Biarnès, *Les Français en Afrique noire : de Richelieu à Mitterrand*, Paris, Armand Colin, 1987, p. 86.

[20] D. Bouche, *op. cit.*, 2000, p. 4.

[21] C. Labrune-Badiane, *op. cit.*, p. 17-19.

[22] G. Hardy, *op. cit.*, 1917, p. 269.

[23] G. Hardy, « L'enseignement aux indigènes. Possessions françaises d'Afrique », Institut colonial international, *L'enseignement aux indigènes*, Bruxelles, Établissements généraux d'imprimerie, 1931, p. 269.

protectorat, une trentaine d'écoles, dépendant de la direction des Affaires indigènes, fonctionnent avec des maîtres d'occasion : militaires sous-officiers, interprètes, etc., mais leur existence était à peu près fictive[24] pour ne pas dire quasiment nulle. Le Sénégal s'est donc laissé dépasser par certaines des colonies sœurs, si l'on en juge surtout d'après les constatations faites à propos du recrutement des élèves sages-femmes à l'École de médecine de Dakar. Cela semble tenir au fait suivant : au Dahomey et au Soudan français, par exemple, et pour ne citer que ces deux territoires, les fillettes évoluées appartenant à des milieux vivant de la civilisation française, s'efforcent, après l'École primaire élémentaire, de tirer profit de tous les débouchés que leur offre l'administration coloniale. Quant au Sénégal, « cette même élite a trouvé jusqu'ici, sans diplôme, ni concours, la possibilité de gagner facilement sa vie dans les emplois de dactylographe ou de secrétaire dans les différents services du gouvernement général, de la circonscription de Dakar, du Sénégal et de la Mauritanie. Cette situation n'a pas pu contribuer à faire naître, dans ces milieux, des préjugés et des préventions contre les professions de sage-femme auxiliaire et d'infirmière-visiteuse[25] » souligne Papa Guèye Fall, directeur de l'École urbaine de l'avenue Faidherbe de Dakar.

La chose n'est-elle pas plus complexe ? N'y a-t-il pas une sorte de résistance des classes traditionnelles autochtones supérieures très attachées à leurs cultures ancestrales ? Est-ce que la colonisation a été révolutionnaire au sens premier du terme ?

Autant l'armée française et le clergé catholique français étaient politiquement conservateurs en métropole, autant ces deux institutions ont été, malgré elles, révolutionnaires et ont modifié les structures sociales autochtones existantes. L'armée coloniale était constituée essentiellement par des soldats africains recrutés parmi les classes sociales les plus « inférieures ». Un historien américain a pu parler en forçant le trait d'une « armée d'esclaves » puisque très peu de tirailleurs sont venus des classes sociales « supérieures ». Naturellement, les individus les plus doués sont devenus des sous-officiers et ont reçu une instruction d'un assez bon niveau. Ayant pris leur retraite, médaillés, ils ont constitué dans les villes africaines des quartiers appelés « Quartiers 15 ans » et qui vivaient dans une relative aisance ; leurs enfants ont naturellement été poussés à faire des études. L'émergence de cette classe sociale nouvelle a fortement perturbé la société traditionnelle et les chefferies[26].

---

[24] *Ibid.*

[25] P. G. Fall (Directeur de l'École urbaine de l'avenue Faidherbe), *op. cit.*, p. 192.

[26] Entretien avec Louis-Armand Héraut, (83 ans), rencontré à Versailles (France), médecin en chef honoraire des troupes de marine à la retraite, le 4 décembre 2019.

Pour ce qui est de la religion catholique, les Pères Blancs ont eux aussi essentiellement recruté parmi les classes sociales inférieures. Leur but était de créer à terme, avec des séminaires, un clergé indigène. Mais tous les postulants ne sont pas devenus des religieux. Le meilleur exemple est celui du premier Président de la République de Haute-Volta Maurice Yaméogo[27]. Les institutions charitables tenues par les religieuses catholiques ont joué le même rôle en recueillant les orphelins et les enfants métis souvent abandonnés. Ces enfants ont reçu une éducation et une instruction qui mènent certains à faire des études supérieures[28]. Il est frappant de trouver un nombre très important de prénoms chrétiens (Bertrand, Blondin, Brune, Clément, Chodaton, Ducasse, Durand, Duranton, Fabre, Gilbert, Grégoire, Grange, Grimaud, Justin, Lainé, Larbat, Lozès, Martin, Mathieu, Odette, Péters, Poiret, Robert, Rose, Sylvain, Turpin, etc.) parmi les élèves de l'École de Dakar.

Avec 18 % des diplômés, dont 18 % des médecins, 14 % des pharmaciens, 21 % des sages-femmes et 8 % des infirmières-visiteuses, la colonie française du Soudan (153 diplômés) se situe derrière le Dahomey (242) mais devant le Sénégal (151) et la Côte d'Ivoire (150). Ce résultat ne doit guère nous surprendre. En effet, dès 1882, une école est établie à Kita. Dans les trois années qui suivirent, d'autres virent le jour à Bafoulabé et à Bamako. À la fin du XIXe siècle, l'École de Kayes est devenue, en même temps qu'une école primaire, pour les enfants de la localité, une École de fils de chefs, sur le modèle de celle de Saint-Louis du Sénégal. Elle est même doublée d'une École manuelle d'apprentissage, destinée à fournir à la colonie des ouvriers appartenant aux différentes « races » du pays. Dans les cercles, des écoles sont implantées à Kita, Médine, Koulikoro, Satadougou, Bafoulabé, Bamako, Djenné, Nioro, Goudam, Soumpi, Bandiagara, Bougouni[29]. Cet effort des autorités officielles s'accompagne des initiatives des Pères de Saint-Esprit, qui ouvrent deux établissements scolaires, qui sont en même temps des fermes-écoles, à Kita et à Dinguiraye. Et les Pères Blancs d'Algérie, qui se sont installés au Soudan français, ont ouvert des écoles à Ségou pour les enfants venus des pays de la Volta et du Kissidougou, à Tombouctou (perle du désert) et à Bouillé, dans le Kissi. En tout, une trentaine d'établissements scolaires accueillent environ 800 enfants[30]. Ce qui explique, quelques années plus tard, cette forte présence d'élèves originaires de cette colonie anciennement scolarisée à l'École médicale de Dakar.

---

[27] Maurice Yaméogo (1921-1993) est un homme d'État. Il a été de 1960 à 1966 le premier Président de la Haute-Volta, actuel Burkina Faso.

[28] Entretien avec Louis-Armand Héraut, (83 ans), rencontré à Versailles (France), médecin en chef honoraire des troupes de marine à la retraite, le 4 décembre 2019.

[29] G. Hardy, *op. cit.*, 1931, p. 270.

[30] *Ibid.*

Il est important de mentionner ici que les élèves filles viennent en majorité de l'orphelinat d'enfants métis de Bamako, fondé à Kayes, sur les rives du fleuve Sénégal, qui constitue une voie de pénétration vers l'*hinterland* africain. Ces « enfants mi-couleurs » ont reçu une bonne éducation ; « 88 % d'entre elles obtiennent leur diplôme au terme de leur scolarité » souligne Pascale Barthélémy[31]. Ces foyers sont entretenus par la plupart des colonies d'AOF qui recueillent les enfants métis abandonnés des deux sexes dans les internats officiels ou bien les placent à leurs frais dans des établissements privés[32]. Ces enfants ne seront pratiquement assimilés européens que s'ils réussissent dans la vie. Ils reçoivent une instruction semblable à celle de leurs congénères et frères africains, en principe dès l'âge de six ans. De six à quinze ans, ils parcourent le cycle de l'enseignement primaire élémentaire. Pendant cette période, les congrégations chrétiennes se portent volontaires pour leur assurer des cours d'enseignement religieux et, aux filles, une préparation à la vie ménagère de future épouse. Normalement, ils sont ensuite dirigés aux classes des écoles primaires supérieures et, enfin, après succès aux examens probatoires, aux écoles fédérales[33], à l'instar de l'École de médecine de Dakar. En 1935 par exemple, le nombre de ces « enfants déchirés » entre deux « races » était de 424, dont 179 garçons et 245 filles[34].

La Côte d'Ivoire figure en quatrième position, derrière le Dahomey, le Soudan français et le Sénégal, avec 18 % des diplômés, dont 23 % des médecins, 21 % des pharmaciens, 12 % des sages-femmes et 13 % des infirmières-visiteuses. Rappelons que des écoles sont ouvertes avec des instituteurs laïques entre 1893 et 1895 à Grand-Bassam, Assinie et Jacqueville, mais il a bientôt fallu les fermer. Puis, en date du 30 décembre 1897, l'enseignement est officiellement organisé dans la colonie et, à la fin de l'année 1898, on compte en Côte d'Ivoire sept écoles de garçons, dirigées par les Pères des Missions africaines (Grand-Bassam, Assinie, Jacqueville, Dabou, Mouossou, Bonoua, Memmi), puis une école de filles à Grand-Bassam, dirigée par une religieuse de l'ordre des Missions africaines de Lyon, et cinq petites écoles dans l'intérieur, confiées à des moniteurs. Enfin un cours d'apprentissage est annexé à l'atelier des travaux publics, à Grand-Bassam[35]. La Côte d'Ivoire est la seule colonie qui confie en totalité et officiellement le service de l'enseignement aux missionnaires. Dans son *Histoire de l'éducation en Côte d'Ivoire*, Paul Désalmand mentionne que « les

[31] P. Barthélémy, *op. cit.*, 2010, p. 101-109.
[32] Anonyme, « La vie scolaire de l'AOF. Rapport statistique d'ensemble pour l'année scolaire 1934-1935 », *L'éducation africaine (Bulletin de l'enseignement de l'AOF)*, 25e année, n° 93, janvier-mars 1936, p. 70.
[33] P. I. Seck, *op. cit.*, p. 152.
[34] Anonyme, *op. cit.*, janvier-mars 1936, p. 70.
[35] G. Hardy, *op. cit.*, 1931, p. 271.

missionnaires sont bon marché, ont un grand sens de l'organisation et peuvent contrer efficacement l'influence de l'Islam[36]. » La relative réussite des élèves médecins ivoiriens au Sénégal traduit le développement du système scolaire depuis la fin du XIXe siècle et se poursuit jusqu'aux années 1920. Leur présence s'intensifie à l'École de Dakar au cours des années 1930. Ainsi, les élèves médecins étaient au nombre de 9 sur les 34 en 1933, 5 sur les 27 en 1934, 5 sur les 22 en 1935, 8 sur les 22 en 1936, 8 sur les 23 en 1937 et 6 sur les 19 en 1939. Quant aux élèves sages-femmes, même si leur effectif est limité pendant les premières années de la Seconde Guerre mondiale (aucune admise en 1939 ni en 1940, seulement 3 en 1941, 2 en 1942 et même effectif en 1943), il augmente de 4 admises en 1944 et 5 en 1946, avant de s'effilocher à 2 admises en 1950. Ainsi, après une période de latence, les bons résultats obtenus montrent que l'idée de l'importance de la scolarisation des jeunes filles a fait son chemin, que l'efficacité de cet enseignement est assuré par une présence plus soutenue, voire par la fréquentation du Cours d'enseignement supérieure de filles à Bingerville qui attire à la fin de la dernière guerre un nombre croissant d'élèves pour les préparer au concours d'entrée de l'École de Dakar[37].

La Guinée fait partie des colonies comme le Niger, la Mauritanie et la Haute-Volta où les structures scolaires sont fragiles. L'œuvre est beaucoup moins avancée. Une école est pourtant fondée à Boffa dès 1878, et elle a essaimé à Conakry en 1890, puis dans le Haut Rio-Pongo, jusqu'à Sanga. D'autres écoles de garçons, forts modestes, se sont établies à Sobané, à Taboriah, à Boké, à Benty. Les dames institutrices de Saint-Joseph de Cluny tiennent une école de filles à Conakry depuis 1893. Au total, on dénombre une population scolaire de 363 enfants, à la fin de l'année 1898[38]. Au Sénégal, les diplômés guinéens représentent, entre 1918 et 1947, 10 %, dont 9 % des médecins, 19 % des pharmaciens, 9 % des sages-femmes et 11 % des infirmières-visiteuses. Ce territoire contribue modestement au recrutement, et surtout, le nombre de reçues est très irrégulier. À ce sujet, l'historienne Pascale Barthélémy dit que « des années ''grasses'' (six élèves reçues en 1932, douze en 1940), sont immédiatement suivies d'années ''maigres'' (aucune admise en 1933, trois en 1941)[39] ». À partir de 1952, la Guinée maintient sa position à l'École de médecine. Selon Barthélémy : « trois des quatre élèves admises cette année-là à [l'École de] Dakar viennent du Collège moderne de jeunes

---

[36] A. Léon, *Colonisation, enseignement et éducation. Étude historique et comparative*, Paris, L'Harmattan, 1991, p. 284.
[37] Ainsi que des monitrices de l'enseignement primaire.
[38] G. Hardy, *op. cit.*, 1931, p. 270.
[39] P. Barthélémy, *op. cit.*, 2010, p. 104-106.

filles de Conakry qui a succédé à l'EPS en 1949 et devient l'antichambre guinéenne de la section sage-femme[40]. »

Le fait étonnant est la part prépondérante des élèves pharmaciens originaires de Guinée ; et cela peut s'expliquer par l'installation de l'Institut Pasteur à Kindia[41], à plus de 150 kilomètres de Conakry. Dénommé « Pastoria », cet Institut est la réalisation d'un vaste projet des professeurs Roux et Calmette, élaboré avant la guerre de 1914-1918, interrompu par elle, puis repris en 1922. Cet établissement est fondé en 1923, en pleine campagne africaine, à la suite d'une convention passée entre le gouverneur général Martial Merlin et le professeur Émile Roux. En raison de la facilité avec laquelle on peut, dans la région, se procurer des anthropoïdes de toutes races et de toutes tailles, l'activité de « Pastoria » s'exerce dans les analyses microbiologiques et dans la préparation et la délivrance de vaccins et de sérums thérapeutiques humains et vétérinaires. Ses travaux de recherches portent sur la tuberculose, le cancer, la fièvre jaune, le paludisme, les pneumococcies[42]. La mission officielle de cet institut est la même qu'à Paris : contribuer à la lutte contre les maladies infectieuses dominantes dans les colonies[43]. Notons de plus que la Guinée est un territoire potentiellement très riche, mais il est montagneux. Est-ce une explication ? Nous n'avons aucun renseignement.

Quant aux colonies comme la Mauritanie, la Haute-Volta, le Niger, elles ne fournissent qu'un très petit nombre d'élèves, et pas, ou presque pas d'élèves médecins, pharmaciens, sages-femmes ou infirmières-visiteuses.

Sur les 834 récipiendaires de l'École de médecine, depuis son ouverture jusqu'à 1947, la Haute-Volta n'a fourni qu'un très petit nombre d'élèves (14), dont cinq médecins, six sages-femmes, deux infirmières-visiteuses et un pharmacien. Ce faible résultat de cette colonie peut s'expliquer par le fait qu'elle n'avait pas d'école quand elle fut dissoute comme territoire en 1932, divisée entre le Soudan français (Ouahigouya, Tougan, Nouna), le Niger (Dori, Fada) et la Côte d'Ivoire à laquelle est revenu le plus gros morceau dit « Haute-Côte d'Ivoire »[44]. La Haute-Volta n'a été reconstituée au sein de l'Union française qu'en 1947. Ainsi, les efforts déployés tant par l'enseignement public que par les missions chrétiennes y sont récents à cette

40 *Ibid.*

41 Cet établissement scientifique avait pour mission l'élevage des diverses espèces de singes, principalement les chimpanzés. Il fut dirigé par les vétérinaires militaires Wilbert et Delorme. Cf. P. Mercier, « Les Instituts Pasteur d'outre-mer. Leurs objectifs et moyens d'action », *Bulletin de l'Académie nationale de médecine*, tome 165, n° 4, séance du 31 mars 1981, p. 441.

42 Anonyme, « Œuvres d'intérêt social », *Annales coloniales*, revue mensuelle illustrée, La Guinée française en 1931, p. 16.

43 S. Caponi & A. Opinel, *De la géographie médicale à la médecine tropicale*, Florianopolis, Núcleo de Epistemologia e Lógica & Universidade Federal de Santa Catarina, 2017, p. 99.

44 J. I. Conombo, *op. cit.*, 1989, p. 31.

époque et leurs résultats ne peuvent être encore que très modestes. Cette lacune est cependant regrettable. Elle oblige en effet à affecter, pour les besoins de cette colonie, des auxiliaires médicaux originaires des territoires voisins ou étrangers, ne connaissant pas la langue du pays où ils exercent.

À ce sujet, Louis Couvy, directeur de l'École de médecine, de 1925 à 1931, note qu'« ils ne peuvent avoir avec [la population autochtone] que des rapports très distants ; ils perdent plus des trois quarts de leur rendement ; ils réduisent, par la force des circonstances, leur action à la médecine individuelle et ne peuvent aborder avec quelques chances de réussite la partie la plus utile de leur programme : la médecine préventive et sociale qui nécessite le contact direct, sans interprète, avec la population[45]. »

Il a fallu attendre 1947 pour voir l'entrée à la section médecine de l'École de Dakar de deux élèves originaires de Mauritanie. Il s'agit de Boubacar Ba et de Jean-Louis Michel. Notons que la consonance européenne du nom de ce dernier élève nous a amené à nous poser plusieurs questions. Est-il originaire de Mauritanie ? Est-il originaire d'une autre colonie ayant fait le concours pour la fonction publique mauritanienne ? Est-il un enfant métis ? Nous n'avons aucun renseignement sur cet étudiant.

Le faible contingent des lauréats en provenance de l'AEF et du Cameroun s'explique par leur entrée tardive à l'École de médecine au lendemain de la Conférence de Brazzaville. Il est étonnant de constater parmi les diplômés, le pharmacien Henri Cocker de la promotion 1927, originaire de Sierra-Leone, territoire sous administration britannique et un médecin originaire de la République libre du Liberia[46], sous la protection américaine, mais où un médecin militaire français était affecté régulièrement auprès de l'ambassadeur de France.

Ainsi, le prestige de l'école, au grand plaisir de ses responsables, lui avait attiré des demandes d'inscription en provenance de pays anglophones voisins. Mais du fait des problèmes posés par la langue française, l'expérience n'est pas poursuivie[47].

Le niveau des élèves n'est pas suffisant pour qu'ils puissent suivre avec profit des cours de médecine dès leur entrée à l'établissement de Dakar. Par la suite, le renforcement des sciences étant effectué dès les écoles préparatoires et le niveau des élèves s'étant amélioré, les études proprement médicales débutent durant la première année d'études.

---

45 ANS, 1H7 (1), « L'École de médecine indigène de l'AOF » par Louis Couvy, p. 29-30.

46 Avec la consonance anglophone de plusieurs noms, nous n'arrivons pas à identifier cet étudiant.

47 P. Désalmand, *op. cit.*, p. 199.

L'envoi des diplômés de la seconde génération, du « Sénégal utile » vers les territoires difficiles

À leur sortie de l'École de médecine, après 1945 et les dispositions prises à Brazzaville, les jeunes fonctionnaires reçoivent leur première affectation en AOF, en AEF, au Cameroun ou au Togo, d'après leur rang de sortie de l'établissement et de préférence dans leur territoire d'origine, de façon que soit facilité le travail de pénétration et d'influence[48], jusqu'à épuisement des places vacantes.

En ce qui concerne l'AOF, il est demandé chaque année aux différents gouverneurs de la fédération, le nombre d'emplois à pourvoir. Compte tenu du nombre de nouveaux diplômés disponibles pour la fédération, une péréquation est faite pour répartir la promotion sortante au prorata des besoins de chaque territoire. Dans son article « Je suis une Africaine… j'ai vingt ans », Pascale Barthélémy souligne que « la majorité des diplômés [de l'École de médecine] reviennent dans leur colonie d'origine lors de leur première affectation, mais rarement auprès de leur famille, et sont par ailleurs régulièrement mutés[49]. » C'est le cas de Damé Souma, plus connue sous le nom de Damayé Marie Joséphine Soumah, sage-femme diplômée de l'École de médecine en 1923. Son itinéraire nous est connu grâce aux écrits de sa fille Jeanne Martin Cissé, institutrice diplômée de l'École normale de Rufisque en 1944. Originaire de Kankan, chef-lieu du cercle de l'administration coloniale et des cantons de la Haute-Guinée, Damayé Marie Joséphine est affectée à l'hôpital Ballay de Conakry, où existe déjà une maternité pour les Européennes et assimilées libano-syriennes, dirigée par une sage-femme française. Après six mois de stage auprès de cette dernière, la jeune sage-femme est nommée à Kankan, poste qu'elle occupe pendant de longues années avant de recevoir d'autres affectations dans la région[50]. C'est le cas aussi d'Antoine d'Assomption, de la promotion 1924, qui a servi à Dakar, Saint-Louis, Savé, Porto-Novo, Allada, Aphaboué, Sakété, Djougou, Adjana et Ouidah. Son homologue John Dumont de la promotion 1931 a servi en Mauritanie et au Sénégal ; Dakar est son quatorzième poste en 14 ans[51] ; des exemples parmi d'autres.

Pour le cas du Cameroun et du Togo, si le nombre des places correspond toujours à celui des élèves originaires de ces pays, c'est le contraire pour l'AEF où les jeunes diplômés de ce territoire sont rares et il n'y a pas de

[48] J. Carde, *op. cit.*, 1926, p. 10.

[49] P. Barthélémy, « ''Je suis une Africaine… j'ai vingt ans'' : Écrits féminins et modernité en Afrique occidentale française (c. 1940-c. 1950) », *Annales. Histoire, Sciences sociales*, 64e année, n° 4 (Jul.-Aug., 2009b), p. 833.

[50] J. M. Cissé, *op. cit.*, p. 17.

[51] A. Houemavo (épouse Grimaud), *op. cit.*, 1979, p. 50.

volontaires[52]. Cette fédération a longtemps été la parente pauvre de l'Empire colonial français. À ce sujet, notre interlocuteur Louis-Armand Héraut nous confie qu'à l'École d'application des troupes coloniales du Pharo à Marseille en 1963, ce ne sont pas les tout premiers du concours de sortie qui partent vers les postes lointains de la forêt équatoriale ou vers les territoires nord du Tchad[53].

À la suite des recommandations de la Conférence de Brazzaville, le commissaire aux colonies envisage la création du Cadre des médecins africains provenant de l'École de Dakar. Il est décidé qu'un certain nombre de médecins auxiliaires de l'AOF soient désignés pour continuer leurs services en AEF[54] ou en n'importe quel point des territoires[55] de l'Afrique subsaharienne française. Ainsi, le récit de Juliette Attiére, jeune fille métisse, née à Grand-Bassam en Côte d'Ivoire et diplômée de l'École de Dakar en 1949[56], nous est connu grâce à la plume de l'historienne Pascale Barthélémy. Après trois années (de 1946 à 1949) de formation en internat, à Dakar, capitale de l'AOF, elle se trouve à Yélimané, un petit village à la frontière soudano-mauritanienne, où elle est complètement dépaysée : « À Yélimané[57], je pleurais toutes les nuits. On était jeune, sans expérience, à Dakar on ne nous avait pas prévenues, c'était vraiment difficile. Il ne passait tellement personne que quand il y a un camion, le gardien m'appelait et je sortais dans la rue pour regarder passer le camion et je le suivais des yeux le plus loin possible[58]. » Dans le même ordre d'idées, notre interlocutrice, Marie Touré Ngom, dite « Marie du Sahel », sage-femme diplômée de l'École de Dakar en 1952, se fait l'écho des craintes de sa promotion : « clef du temple, les sages-femmes voulaient toutes rester à Dakar parce que les postes des zones rurales étaient durs, ou rester au Sénégal dans la capitale[59]. » « Si on avait une peur bleue, c'était d'être affectée en brousse, l'Afrique profonde ; et en brousse, ça ne voulait pas dire Tambacounda, Fongolémi ou Kounkané, ça pourrait être

---

[52] ANS, O17 (31), Note n° 4050/SP-C, en date du 11 juin 1947, du gouverneur général de l'AOF adressée au ministre de la FOM, p. 1-2.

[53] Entretien avec Louis-Armand Héraut, (83 ans), rencontré à Versailles (France), médecin en chef honoraire des troupes de marine à la retraite, le 4 décembre 2019.

[54] ANS O16 (31), Note 07/DCP/C du gouverneur général de l'AOF en date du 13 mai 1944 adressée aux gouverneurs des colonies du groupe, au commissaire de la République du Togo, au gouverneur administratif de la circonscription de Dakar et au chef du service autonome de la maladie du sommeil en AEF.

[55] Cf. *JOAOF*, Décret du 11 août 1944b organisant le Cadre des médecins, pharmaciens et sages-femmes africains, p. 756.

[56] À la sortie de l'École de médecine, elle est classée 14e sur 30 élèves sages-femmes. Voir Annexe 3 : Les promotions sortantes de l'École de médecine, p. 293-312.

[57] Yélimané se situe à 150 kilomètres de Kayes et plus de 500 kilomètres de Bamako.

[58] P. Barthélémy, *op. cit.*, 2009a, p. 544.

[59] Entretien avec Marie Touré Ngom, 82 ans (née en 1929), rencontrée à Reubeuss (Dakar) le 28 avril 2011.

Ouagadougou, Banfora, Niger, Gao, Tombouctou, parce que c'était l'AOF, ce qu'on appelle aujourd'hui la sous-région. [...] Quand nous entendons parler de l'intégration, ça nous fait rire, nous nous sortions intégrées. Je pouvais retrouver une Togolaise ou une Ivoirienne. En fait, plus tard j'ai compris le bienfait (rupture). Donc, comme je vous le disais, on était une classe de gens du corps médical, les sages-femmes, on les appelait la main-d'œuvre médicale à bon marché[60]. »

De 1952 à 1958, en collaboration avec l'université de Dakar, Marie du Sahel travaille à l'Institut de pédiatrie de l'Hôpital Aristide Le Dantec[61], du patronyme de son responsable des années 1918 à 1925. Au cours de cette période, en dehors des soins, la jeune sage-femme africaine fait de la sensibilisation et de la formation auprès des mères sur les soins de santé et de nutrition. Elle intègre alors l'équipe de pédiatrie sociale des professeurs Sénécal, Larivière, Dupin et Gabriel Senghor. De 1958 à 1962, elle participe aux enquêtes familiales en relation avec l'Organisation de recherches sur l'alimentation et la nutrition africaines (ORANA)[62], créé par l'arrêté n° 5866 SP AD du 7 août 1953[63] sous la houlette du médecin lieutenant-colonel André Raoult (père du célèbre médecin Didier Raoult, directeur de l'Institut hospitalo-universitaire en maladies infectieuses de Marseille). Cette création est devenue une urgence aux yeux de l'ONU, car bien d'autres nations (Hollande en Indonésie, Grande-Bretagne en Gambie, Belgique au Congo belge, etc.) ont précédé la France dans ce domaine[64]. Marie du Sahel fait également de l'animation rurale pour le compte du Centre national de recherche agronomique (CNRA) de Bambey à une centaine de kilomètres de Dakar. Grande connaisseuse des zones rurales africaines, pour avoir servi au Sénégal, au Soudan français, au Niger, à la Haute-Volta, au Gabon, à l'Oubangui-Chari, etc. C'est à Ouagadougou, face à la détresse des populations durement affectées par la sécheresse qu'elle s'investit avec [...]

---

[60] N. Guèye, *op. cit.*, p. 104.

[61] De sa création en 1913 jusqu'en 1946, l'Hôpital central indigène d'instruction s'appelle : Hôpital central indigène. À partir de 1946, cette structure change d'appellation prenant ainsi le nom d'Hôpital central africain. En 1954, il change de nouveau de dénomination et prend le nom d'Hôpital Aristide Le Dantec. Cette nouvelle appellation traduit la volonté des autorités coloniales de rendre un hommage à Le Dantec, premier directeur de l'École de médecine, qui a dirigé cette structure. À la suite de la guerre de 1914-1918, l'afflux de blessés africains conduit à l'installation à l'extrême sud de la presqu'île de Cap-Vert de baraques de modèle Adrian qui sont les premiers éléments de ce qui deviendra plus tard l'hôpital indigène. Voir L. Badiane, *op. cit.*, 104 p.

[62] Pour toute information supplémentaire sur cet organisme, voir I. Manga, *L'ORANA et la lutte contre la malnutrition au Sénégal de 1952 à 2000*, Thèse de doctorat d'Histoire, Dakar, UCAD, 2018, 446 p.

[63] M. Kanté, *op. cit.*, 2011, p. 40.

[64] D. Domergue-Cloarec, *op. cit.*, 1986, p. 851.

hargne et [...] talent qu'on lui attribue le surnom de « Marie du Sahel ». À la fin des années 1950, elle participe activement à l'animation du Centre rural de protection familiale pilote de Khombole, tenu à l'époque par le Dr Fiacre Coly, médecin auxiliaire, diplômé, lui aussi, de l'École de Dakar en 1944 (il deviendra maire de Khombole, de 1958 à 1966). D'ailleurs, pour son action menée au Centre de Khombole dans le cadre de la recherche et des activités en faveur de la famille, de la santé publique appliquée à la mère et à l'enfant, Marie du Sahel obtiendra le prix Galia[65].

Pascale Barthélémy écrit que « l'AEF est plus souvent vécue comme une catastrophe[66] » ; et une colonie comme le Tchad, qualifiée de « mer inutile » n'a jamais attiré ni retenu qu'un peuplement restreint[67]. Dès 1944, les désignations envisagées sont de l'ordre de 10 médecins auxiliaires en service dans les différentes colonies de l'Ouest-africain français pour l'Afrique centrale. Il s'agit entre autres de Charles Ndiaye[68], de Mamadou Traoré[69], de Bakary Diarra[70], d'Apolinaire Bada[71], de Loubo Djessou[72], de Mali Ndiaye[73], d'Alloh Anoumah[74], de Djitaye Diabaté[75], de Gabriel Kouadio[76] et de Jacques Élie Diarra[77]. Ces fonctionnaires peuvent se faire accompagner de leurs femmes et de leurs enfants, et auront droit à la solde d'AOF avec un supplément de 25 % et l'indemnité de zone d'AEF[78]. Ces affectations lointaines se multiplient après la dernière guerre mondiale, lorsque le ministre de la FOM entend améliorer les services d'assistance médicale dans cette région où il n'existe aucune formation professionnelle équivalente à celle de Dakar pour les filles. Non seulement, l'administration envoie des diplômés en AEF, mais aussi elle tente d'organiser la mutation de médecins et de sages-femmes mariés en exercice[79].

---

[65] Pour plus d'information sur Marie Touré Ngom dite « Marie du Sahel », sage-femme africaine diplômée de l'École de Dakar, voir M. Kanté, *op. cit.*, 2021, p. 619-633.
[66] P. Barthélémy, *op. cit.*, 2010, p. 177.
[67] A. Vivien, *op. cit.*, p. 17.
[68] Marié à une sage-femme auxiliaire, deux enfants, Sénégal.
[69] Célibataire, Niger.
[70] Marié, 1 enfant, Trypano.
[71] Célibataire, Niger.
[72] Célibataire, Sénégal.
[73] Marié, Trypano.
[74] Marié à une sage-femme, Trypano.
[75] Célibataire, Soudan.
[76] Marié à une sage-femme, Trypano.
[77] Célibataire, Trypano.
[78] ANS O16 (31), Note n° 07/DCP/C du gouverneur général de l'AOF en date du 13 mai 1944 adressée aux gouverneurs des colonies du groupe, au commissaire de la République du Togo, au gouverneur administratif de la circonscription de Dakar et au chef du service autonome de la maladie du sommeil en AEF.
[79] P. Barthélémy, *op. cit.*, 2010, p. 185.

Mais les difficultés ne tardent pas à surgir pour des raisons diverses afin de faire rejoindre les jeunes diplômés à leurs postes d'affectation. Le nombre de places attribuées est fixé chaque année ; et les jeunes fonctionnaires, dans l'ordre de leur classement au concours de sortie de l'établissement, choisissent les uns après les autres les affectations qui leur sont offertes. L'élimination successive de celles-ci au fur et à mesure du choix effectué conduit évidemment les derniers de la promotion à prendre les seules places qui leur restent. Les majors de promotions, par contre, peuvent donc, dès le début de leur carrière, profiter du bénéfice patent de leur excellent travail scolaire[80]. Les responsables sanitaires ont préféré que certains restent à l'Hôpital central africain d'instruction, comme médecins indigènes et d'autres à l'École de médecine de Dakar, comme chargés de cours. En effet, sur le plan de l'organisation sanitaire de l'AOF, Dakar est le point central. « Sénégal utile », il est le centre de réception de toutes les informations sanitaires, le centre d'étude de toutes les mesures hygiéniques, le centre d'impulsion de toute l'activité médicale de la fédération. Dakar fut doté d'organismes multiples et spécialisés : des hôpitaux, un service d'hygiène chargé de la défense des épidémies, un Institut Pasteur pour des recherches scientifiques et des examens biologiques particuliers pour les services sanitaires[81].

Mais au cours de cette période, les réticences à s'expatrier sont alors si fortes que pour compléter le contingent fixé, les affectations sont faites d'office autoritairement. En général, ceci entraîne la désignation des derniers de la promotion[82]. En 1946, parmi six médecins africains affectés d'office en AEF, seuls deux sont originaires de cette fédération (Fabien Ekodo Essama et Osséni Gibrila) et les quatre autres viennent d'AOF. Il s'agit d'Ousmana Touré, de Kalifa Sow, de Mamadou Dia et d'Alpha Ciré. Ce dernier a, d'ailleurs, refusé de rejoindre son poste en Afrique centrale. En effet, le gouverneur général de l'AOF, dans sa note n° 455/SP-C., en date du 20 janvier 1947, adressée au ministre de la FOM n'a pas manqué de souligner cette difficulté : « les fonctionnaires africains, originaires d'AOF, qui n'ont aucun avantage pécuniaire à servir en dehors de leur fédération d'origine, acceptent très difficilement de s'expatrier »[83]. À titre d'exemple, les quatre jeunes sages-

[80] ANS, O56 (31), Note n° 3159/BP-CP en date du 24 avril 1950 du haut-commissaire de la République en AOF adressée au ministre de la FOM.

[81] C. Achard & G. Brouardel, *op. cit.*, p. 581.

[82] C'est le cas en 1946 avec les quatre dernières de la promotion sage-femme : Ndiaye M. Catherine, Coker Sarrah, Diallo Marie Louise, Da Costa Marie. Il s'agit de M'Mabinty Touré (21e), Marguerite Henriette Fatimata (22e), Tata Kondo (23e) et Angèle Nobimé (24e). C'est aussi le cas en 1950 avec les huit dernières de la promotion sage-femme : Codja Marie Louise, Koïta Fatou, Diabaté Sokona, da Costa Francisca Marthe, da Trinidade Marguerite Marie Madeleine, Lobouhet Aya, da Silva Marie Thérèse Dorothée et Thezillat Claire.

[83] ANS, O16 (31), Note n° 455/SP-C., en date du 20 janvier 1947, du gouverneur général de l'AOF adressée au ministre de la FOM.

femmes de la promotion 1947 désignées pour servir en AEF n'ont pas rejoint cette fédération. En effet, le mariage de certaines d'entre elles avec des fonctionnaires des cadres de l'AOF d'une part et des interventions politiques[84] d'autre part, ont entraîné l'annulation de leur affectation primitive. Ainsi, pour résoudre le problème délicat que les autorités sanitaires éprouvent à fournir à ce territoire des fonctionnaires, il est décidé la désignation, soit volontairement, soit d'office, des ménages médecins-sages-femmes plutôt que des célibataires pour l'AEF[85]. Cette stratégie n'est pas nouvelle. Dans son *Médicaliser l'Afrique*, l'historien Hines Mabika Ognandzi montre que le rôle confié aux médecins africains de l'Afrique de l'Ouest en Afrique centrale, est équivalent à celui que le colonisateur français confiait aux médecins vietnamiens sur les territoires du Cambodge et du Laos. Ainsi, pour l'Afrique centrale et l'Afrique de l'Ouest sous domination française, l'École de Dakar au Sénégal remplit la même mission que Makerere en Ouganda[86], qui forme le personnel susceptible d'être employé par les services de l'administration des territoires d'Afrique de l'Est dans l'une des quatre branches professionnelles (enseignement, services vétérinaires, services médicaux et agriculture)[87].

Quelques années plus tôt, en 1936, le directeur de l'École de médecine, le médecin-lieutenant-colonel François-Pierre Crozat, exposa les modifications à apporter au mode de recrutement des jeunes filles pour que celui-ci permette à la sage-femme diplômée de retourner dans sa colonie d'origine et non d'être envoyée dans des régions dont elle ne connait ni la langue, ni les coutumes et où elle ne réussit à faire œuvre utile qu'après plusieurs années de présence[88].

Il faut s'organiser avec les moyens du bord. Ainsi, dès le début de l'année 1947, tous les gouverneurs sont invités à désigner des médecins et des sages-femmes pour servir en AEF. Mais les réponses sont unanimement négatives. Le gouverneur de la colonie du Dahomey par exemple, R. Legendre, dans sa réponse au gouverneur général de l'AOF, en date du 24 novembre 1947, au sujet de la liste des sages-femmes africaines en service au Dahomey depuis dix-sept ans écrit :

[84] Les parlementaires africains sont intervenus d'une façon pressante que pour ne soient envoyées en AEF à l'avenir que des sages-femmes mariées, au lieu de jeunes sages-femmes célibataires. Cf. ANS, O18 (31), Note explicative, n° 1280/C. en date du 19 avril 1948 du médecin général inspecteur Peltier, directeur général de la santé publique en AOF.

[85] ANS, O18 (31), Arrêté n° 1951/SP-C. du gouverneur général de l'AOF, en date du 29 avril 1948.

[86] H. Mabika Ognandzi, *op. cit.*, 2017, p. 248.

[87] H. Charton, *op. cit.*, 2002, p. 66.

[88] ANS, O14 (31), École de médecine « Jules Carde », Rapport annuel, année scolaire 1936-1937.

> « Je suis personnellement extrêmement favorable à l'envoi de jeunes sages-femmes célibataires au Dahomey ; leur présence offre des avantages considérables en comparaison des sages-femmes mariées. En effet, si ces dernières sont d'un emploi très limité en raison de leur situation de gardienne de foyer, et de leur ferme désir de ne servir que dans les grands centres, les célibataires peuvent, en revanche, être affectées dans des postes isolés de l'intérieur qu'il est pratiquement impossible de confier aux femmes chargées de famille. Il en résulte que le Dahomey pourrait, sans aucune gêne, envisager la mutation de trois sages-femmes mariées, qui ne sont d'aucune utilité, contre trois sages-femmes célibataires qui rendraient les plus grands services, en permettant de pourvoir des postes de brousse actuellement inoccupés. En résumé, il faut admettre qu'aucun départ du Dahomey ne pourra avoir lieu volontairement, que seules des désignations d'office, fermement maintenues, permettront de donner satisfaction aux jeunes sages-femmes sortantes. »

Il finit par dire :

> « Aucune de ces sages-femmes n'est volontaire pour servir ailleurs que dans son pays d'origine ; elles font toutes valoir qu'elles ont des charges de famille ou que des intérêts familiaux ne leur permettent pas de s'expatrier. Les nombreuses mutations intérieures auxquelles elles ont été soumises au cours de leur longue carrière[89], leur paraît un droit à faire valoir pour mériter de ne plus subir de mutation. Il est à prévoir que toute affectation d'office entraînerait une opposition systématique et des interventions multiples qui aboutiraient à faire rapporter toute décision prise dans ce sens[90]. »

Selon le directeur de la santé publique : « ce territoire [AEF] contribue pour une part importante au budget de l'École de médecine et il est juste qu'il reçoive, en contrepartie comme cela est prévu dans leur statut organique des fonctionnaires du Cadre des médecins, pharmaciens et sages-femmes africains[91]. » Ainsi, il interpelle le ministre de la FOM qui insiste sur la nécessité de poursuivre cette politique en offrant aux couples de fonctionnaires intéressés des garanties matérielles. Quelques mois plus tard, en l'absence de volontaires, trois couples sont désignés et mis à la disposition

---

[89] Les sages-femmes recensées par le gouverneur du Dahomey ont fait entre 17 et 24 années de carrière.

[90] ANS, O18 (31), Lettre n° 329/SP du 30 novembre 1947 du gouverneur du Dahomey adressée au gouverneur général de l'AOF.

[91] *Ibid.*

du gouverneur général de l'AEF[92]. Il s'agit d'Abou Sakho (médecin africain de première classe) et sa femme Anne Marie Sow (sage-femme de deuxième classe) en service hors-cadre au Bureau municipal de Rufisque au Sénégal, de Seydou Diakhité (médecin africain de troisième classe) et son épouse Adama Sidibé (sage-femme africaine de troisième classe) en service au Soudan français et d'Adama Konaté (médecin principal africain de quatrième classe) et sa compagne Joffrette Assagba (sage-femme africaine de première classe) en service en Côte d'Ivoire[93].

En 1948, les mêmes difficultés surgissent, quand le directeur de la santé publique du Dahomey propose la mutation en AEF du couple Victorin Martin (médecin africain en service au dispensaire de Cotonou) et Julie Yéhouessi (sage-femme africaine de troisième classe). Dans sa lettre d'explication adressée au député du Dahomey à Porto-Novo, le 6 mars 1948, le médecin africain notifie :

> « De retour du Niger, il y a seulement 15 mois, à la suite d'une maladie de madame Martin rapatriée en conséquence pour raison de santé, nous avons quelque peine à concevoir notre remise à la disposition de l'AEF, fédération au climat certainement plus difficile que le Niger. Madame Martin est en effet titulaire d'un certificat de visite modèle n° 1, pour insuffisance cardiaque, à la suite de ses hospitalisations à Niamey en mai-juin 1946, certificat délivré par un conseil de santé. Son séjour au Niger a duré 5 ans. Quant à moi, avec bientôt 12 ans de service, je compte cinq changements de colonie, à savoir : Dahomey (août 1936), Togo (août 1938), Dahomey (août 1940), Niger (novembre 1943) et Dahomey (octobre 1946) ; 30 affectations, avec service effectif dans les postes, les séjours étant forcément écourtés (de 1 mois à 2 ans, le seul maximum de 2 ans étant à Dosso [au Niger]). J'ajoute avant de continuer, que toutes ces mutations n'étaient ni disciplinaires, ni provoquées. J'attire aussi votre attention sur mon séjour à l'extérieur : 13 mois au Togo (à la trypanosomiase) et 13 mois au Niger, soit 4 ans et 2 mois au total. Non pas que nous avons la phobie de servir ailleurs que chez nous (nos séjours au Togo et au Niger en font foi), mais nous ne réalisons pas qu'une cardiaque qui n'a pu vivre plus longtemps au Niger puisse supporter l'AEF, avec en ce moment une grossesse de 6 mois, notre ménage compte déjà 2 enfants, et nos séjours successifs et respectifs

[92] P. Barthélémy, *op. cit.*, 2010, p. 177.

[93] ANS, O18 (31), Arrêté n° 1951/SP-C. du gouverneur général de l'AOF, en date du 29 avril 1948.

à l'extérieur pouvant déjà nous dispenser d'une nouvelle expatriation[94]. »

Il convient de souligner que l'AEF n'est pas la seule région où les fonctionnaires des cadres africains répugnent à servir. En AOF, le Niger, la Mauritanie et à moindre degré le Soudan français, sont très difficiles à pourvoir. Cela tient au fait que le Niger et la Mauritanie, comme l'AEF, ne fournissent que très peu d'élèves à l'École de médecine et à la réputation dont jouissent ces pays du Sahel quant à leur climat et à leur isolement[95]. Il s'ensuit que les moins bien classées sont destinées à servir dans ces territoires qui sont peu demandés par les diplômés, lorsque les places vacantes dans leur pays d'origine sont épuisées. À titre d'exemple, les sages-femmes Marie Niamké et Justine Azia Coffi, sorties pourtant douzième et treizième de la promotion 1946, originaires, toutes les deux, de la Côte d'Ivoire, sont affectées au Soudan français, territoire voisin de leur pays natal. Cette année-là, aucune sage-femme plus mal classée qu'elles, n'a été affectée en Côte d'Ivoire. Ce cas est similaire à celui d'Anna Guèye et de Fatou Samaké, sorties respectivement dixième et quatorzième de la même promotion, toutes deux originaires de Dakar, sont affectées en Guinée et au Niger[96].

Dans sa note n° 4050-SP-C, du 11 juin 1947, adressée au ministre de la FOM, le gouverneur général de l'AOF ne cache pas les difficultés auxquelles il fait face par rapport à cette question : « Je suis saisi journellement d'interventions directes ou indirectes de jeunes africains qui demandent à ne pas rejoindre leur affectation en AEF, au Niger ou en Mauritanie et c'est en suivant une règle très stricte pour ces désignations que je puis résister aux pressions faites pour obtenir leur annulation[97]. » En effet, ces territoires sont incapables de fournir à l'École de médecine un nombre important d'élèves.

Quant à la Mauritanie, colonie satellite du Sénégal et trait d'union avec le Maghreb mais placée sous administration coloniale, elle a toujours été la parente pauvre de l'AOF. En fait, il y a beaucoup de disparités sociologiques et culturelles. Les Maures de religion musulmane, peu sédentarisés, culturellement proches du Maroc sont peu attirés par la culture occidentale. Le taux de la scolarisation a toujours été faible par rapport au reste des autres colonies de la fédération. L'historienne Catherine Coquery-Vidrovitch

---

94 ANS, O18 (31), Lettre du médecin africain, Martin, en date du 6 mars 1948 adressée au député du Dahomey à Porto-Novo.

95 ANS, O17 (31), Affectations des médecins africains en 1947, p. 2.

96 ANS O16 (31), Note n° 1686/C. en date du 5 juin 1947 du médecin général-inspecteur Peltier, directeur général de la santé publique de l'AOF au sujet des affectations des sages-femmes africaines.

97 ANS, O17 (31), Note n° 4050-SP-C, du 11 juin 1947, du gouverneur général de l'AOF au ministre de la FOM, direction du service de santé à Paris, p. 1-2.

souligne qu'« en 1910, il y avait 25 élèves en Mauritanie, une classe ! 160 en 1922 et moins de 1 000 en 1941, et leur nombre n'atteint pas 2 500 en 1949[98]. » Et chaque année, en octobre-novembre, c'est-à-dire au moment de la rentrée des classes, ces chiffres sont communiqués au gouvernement général de l'AOF. Il faut prendre aussi en considération les nombreuses désertions d'élèves enregistrées en cours d'année scolaire. Nombre d'écoliers, parfois brillants parviennent à passer avec succès leur CEPE et le concours d'entrée en 6e, mais préfèrent arrêter leurs études et retourner sous la tente et rejoindre leur famille. L'école est pour eux une sorte de corvée, de service militaire dont il fallait s'acquitter avant de reprendre la vie nomade. C. Coquery-Vidrovitch de préciser que le recrutement se fait généralement par l'usage de la force tant les populations sont réticentes. Ce fait est avéré par Papa Ibrahima Seck, qui écrit que « tout ce qui faisait européen était rejeté comme infidèle[99]. » Avant la dernière guerre mondiale, très peu de gens, en dehors du Sud-Ouest mauritanien, se résolvent à envoyer leurs enfants à l'école française. En vérité, les perspectives offertes par l'école occidentale sont très limitées pour les jeunes élèves de ce territoire. Les fonctions les plus élevées qui leur sont accessibles sont celles d'interprètes[100].

Quant au Niger, dernière-née des colonies du groupe AOF, il demeure pendant longtemps l'un des moins évolués. Sa conquête en 1900 et sa « pacification » ne sont pas achevées, à l'époque, qu'ailleurs se consolide l'essentiel des structures coloniales. Négligeable et marginal, ce territoire est l'une des régions les plus chaudes du globe terrestre. Pays aride, les 4/5 du Niger appartiennent au Sahara et seul le quart Sud du pays reçoit plus de 350 millimètres d'eau par an[101], raison pour laquelle les jeunes fonctionnaires répugnent à servir ce pays aride ayant une population nomade.

Ainsi, dans sa note n° 4050/SP-C., du 11 juin 1947, adressée au ministre de la FOM, le gouverneur général de l'AOF, René Barthes, affirme : « Il y a là un malaise grave, qui menace l'existence même du cadre africain, lequel n'aurait plus de raison d'être s'il devenait en fait une juxtaposition de cadres locaux. Ce malaise est dû à des motifs d'ordre familial, psychologique et matériel. En effet, les jeunes originaires d'une colonie comme le Dahomey ou le Togo, de mœurs évoluées et catholiques, sont dépaysés dans les territoires musulmans et fétichistes où, fait capital, ils ne peuvent fonder au début de leur carrière une famille conforme à leurs aspirations. Ceci est particulièrement fréquent chez les jeunes sages-femmes dahoméennes qui

[98] C. Coquery-Vidrovitch, *op. cit*, 1992, p. 213.
[99] P. I. Seck, *op. cit.*, p. 152.
[100] Le premier président de la Mauritanie, Moktar Ould Daddah, fut lui-même interprète auprès de l'administration française avant de poursuivre des études secondaires et supérieures en France. Son premier gouvernement fut en majorité formé d'interprètes.
[101] P. I. Seck, *op. cit.*, p. 214.

sont généralement affectées hors de leur pays[102]. » Rappelons qu'au Sénégal, c'est le rang de classement à la sortie de l'École de médecine qui permet aux élèves de choisir la colonie où ils seront appelés à servir. À de rares exceptions près, chaque diplômé opterait vraisemblablement pour un retour au pays d'origine. Mais le Dahomey fournit un nombre d'élèves beaucoup plus considérable que les autres. Si bien que pour donner des sages-femmes indigènes à l'ensemble des possessions françaises d'Afrique subsaharienne, les diplômées dont le rang de classement ne permet pas un choix se trouvent, quelle que soit leur origine, envoyées là où il y a des places à prendre. Cette manière de faire ne donne pas des résultats heureux et crée souvent des mécontents[103]. C'est le cas des familles dahoméennes, par l'intermédiaire de leurs parlementaires, qui se plaignent de voir leurs filles, âgées de 20 à 22 ans, envoyées dans des territoires étrangers à leurs coutumes et à leur religion, où elles se trouvent isolées, dépaysées, et où elles ne peuvent songer à constituer un foyer[104].

À cela, l'historienne Danielle Domergue-Cloarec souligne que le problème majeur qui se pose, dès 1948, au niveau de certains médecins est l'attitude face à l'évolution politique de leur pays. D'après l'historienne, beaucoup de médecins africains adhèrent au RDA[105] et représentent une partie de l'élite intellectuelle. Ainsi, ils se trouvent désignés pour animer des comités locaux de ce parti, ce qui aux dires du chef du service de santé de la Côte d'Ivoire, les distrait de leur tâche. Au sein des populations où ils travaillent, le développement de la vie politique fait parfois surgir des conflits dans lesquels le médecin est contraint de prendre parti au détriment de son dispensaire déserté momentanément par les gens du camp adverse. Et il y a des plaintes des populations au sujet de la non-neutralité des médecins africains[106]. On déplore aussi leur insuffisance numérique, tout comme leurs collègues sages-

[102] ANS, O163 (31), L'École de médecine de l'AOF (de sa fondation [1918] à l'année 1934), p. 25.

[103] ANS, 1H26 (26), Inspection de divers services sanitaires, 1930-1934. Rapport d'ensemble après inspection médicale des colonies de la Côte d'Ivoire, Haute-Volta, Niger et Dahomey (mars, avril, mai 1930), p. 13-14.

[104] Ce phénomène n'est pas nouveau. En 1936, par exemple, la délégation dahoméenne, en visite au Sénégal, n'a pas manqué d'attirer l'attention du médecin général Couvy, inspecteur général des Services sanitaires et médicaux, sur le cas des élèves originaires du Dahomey. Mais Dr Couvy expose les raisons d'ordre économique pour lesquelles il parait impossible d'affecter dans leurs colonies d'origine tous les élèves sortis de l'École de médecine. Voir Anonyme, « Sénégal », *Le phare du Dahomey. Journal économique et d'informations*, Huitième année, n° 120, janvier 1936, p. 2 & ANS, O17 (31), Note n° 3085/SP-C., en date du 24 octobre 1947, du gouverneur général du Dahomey à Porto-Novo adressée au gouverneur général de l'AOF à Dakar.

[105] Le lecteur voudra bien se référer à F. Cooper, *op. cit.*, 2014, p. 180-192.

[106] D. Domergue-Cloarec, *op. cit.*, 1986, p. 915-919.

femmes. En 1950, l'AOF compte 3,3 médecins pour 100 000 habitants[107], selon l'historienne.

Danielle Domergue-Cloarec ajoute que les jugements deviennent plus sévères à partir de 1951. On mentionne ainsi leur manque de maturité d'esprit, leur absence de fermeté et de persévérance. Mais le contexte n'est pas totalement étranger à ces jugements. Le chef du service de santé de Côte d'Ivoire tend à répéter et à affirmer le besoin de renforcer la tutelle sur les médecins africains au moment où ceux-ci commencent à la contester. Les médecins africains estiment non sans raison avoir fait leurs preuves et certains parmi eux commencent à accéder au doctorat d'État en métropole et se plaignent toujours d'un niveau général bas[108].

L'attitude de la population européenne est sensiblement identique. Elle fait confiance au médecin africain, à défaut de médecin européen. Leurs relations dans la vie de tous les jours donnent lieu à des jugements contradictoires qui vont d'une très bonne entente à une indifférence totale en passant par une attitude qui reste paternaliste[109].

Conclusion

Au Sénégal, les élèves ont à passer un examen sur les matières enseignées au cours de l'année scolaire, et, plus spécialement, sur une série de questions dont le programme est fixé d'avance et porté à la connaissance des élèves. Les élèves ayant satisfait aux examens de sortie reçoivent un diplôme de médecin, pharmacien et sage-femme africain, entraînant pour les détenteurs l'obligation de servir pendant une période de dix ans au moins dans les cadres administratifs du personnel des services de santé de l'AOF, de l'AEF, du Cameroun et du Togo, c'est-à-dire en n'importe quel point de ces territoires. Toutefois, les qualifications professionnelles et les diplômes délivrés à Dakar aux élites médicales africaines n'avaient non seulement aucune validité en dehors de l'Afrique subsaharienne, mais aussi ils ne sont pas équivalents à ceux délivrés en France.

Exception faite aux majors de chaque promotion qui ont le droit de choisir le territoire dans lequel ils ou elles souhaitent obtenir leur premier poste – nous l'avons dit –, les affectations pour compléter le contingent fixé sont faites d'office autoritairement. Cette méthode entraîne la désignation des derniers de la promotion et elle a l'inconvénient d'affecter les praticiens à des territoires inconnus, ne connaissant pas la langue, rendant très difficile leur prise de contact avec les populations autochtones et retardant ainsi leur rendement technique. La plupart des jeunes fonctionnaires obtiennent leurs

[107] *Ibid.*
[108] *Ibid.*
[109] *Ibid.*

premiers postes dans des villages isolés où ils – plutôt elles – vivent parfois dans des conditions de solitude et d'incompréhension de la part des populations autochtones d'autant plus intenses que leur milieu d'origine et leurs études ne les ont pas préparées à affronter ces situations[110]. C'est pourquoi, au cours de cette période, les autorités sanitaires étaient confrontées à des difficultés soulevées par le personnel désigné, chaque fois que des affectations étaient prononcées. Ceci peut s'expliquer par cette inégale représentativité des élèves par colonies à l'École de médecine de Dakar. En effet, les régions, disposant d'une bonne infrastructure scolaire, envoient un plus grand nombre d'élèves au Sénégal.

Les territoires les plus défavorisés, Niger Mauritanie Tchad AEF..., recevaient dans les postes les plus isolés de jeunes médecins militaires sortant du Pharo dont c'était le plus souvent le premier séjour outre-mer ; existe-t-il des réflexions des personnels africains venus de l'École de médecine les concernant

[110] P. Barthélémy, *op. cit.*, 2009, p. 544-545.

Chapitre VI

Les mutations des années 1950
Les ultimes adaptations de l'enseignement médical colonial

La période allant de la fin de la Seconde Guerre mondiale à la fin des années 1950 est marquée en Afrique subsaharienne par de grands bouleversements socio-politiques aboutissant à l'émancipation des peuples colonisés. On assiste à une prise de conscience collective des élites intellectuelles africaines à la suite de la Conférence de Brazzaville. Les Africains, de plus en plus conscients de leur situation d'élite, ont décidé de lutter pour un enseignement semblable à celui dispensé en France. La formule coloniale « former l'autochtone de façon qu'il soit pour l'Européen un auxiliaire efficace et dévoué » doit céder la place à une autre : « faciliter la sélection d'une élite autochtone et l'associer aux efforts de la France pour [en] faire des concitoyens dans la partie la plus large qu'était l'Union française[1] », organisation politique de la France et son Empire colonial créé en 1946 par la constitution de la IVe République. L'enseignement doit par conséquent introduire des programmes et des examens de même qualification que dans la métropole, en garantissant les mêmes avantages. Il s'agit, en fait, de procéder à un alignement des niveaux et non à une « assimilation[2] » simpliste[3] qui n'est plus un modèle souhaité par les élites intellectuelles africaines. Une période de tâtonnement a été nécessaire pour trouver un équilibre.

En AOF, l'enseignement supérieur prend d'abord la forme d'une classe de mathématiques spéciales, ouverte au lycée Van Vollenhoven à Dakar en 1947. Un an plus tard, en 1948, des cours d'enseignement supérieur sont dispensés pour la première fois en physique, chimie et biologie, puis, à partir de 1949, en lettres et droit. Il devient évident de donner aux étudiants africains un enseignement universitaire complet qui les prépare à la pratique de la médecine individuelle où ils auront à résoudre tous les cas pathologiques et permet à chacun d'eux d'élargir le champ du connu et de faire progresser la science médicale. À cette période, l'administration coloniale ne peut octroyer à tous les jeunes issus de l'Afrique subsaharienne des bourses d'études pour

[1] J. Capelle, *op. cit.*, 1990, p. 35-36.
[2] Les écoles françaises produisent un processus d'acculturation des colonisés à la culture française. L'éducation dans les colonies d'AOF est réalisée sous l'objectif « d'assimiler » les autochtones, c'est-à-dire de les rapprocher des citoyens de métropole et de progressivement leur offrir les mêmes droits. L'assimilationnisme, avec sa promesse d'une égalité future entre colons et colonisés, doit permettre l'attachement des élites indigènes à l'œuvre coloniale. Cf. M. Gielblat, S. Fournier & L. Link, *op. cit.*
[3] J. Capelle, *op. cit.*, 1990, p. 35-36.

suivre le cursus universitaire en métropole[4]. De surcroît, les résultats obtenus en France par les étudiants d'outre-mer s'avèrent souvent insuffisants et beaucoup se trouvent désorientés, lors de leur arrivée, par des influences peu bénéfiques, intervenant au moment où leurs difficultés d'adaptation les sensibilisent à toutes les propagandes politiques. Installé dans une colonie lointaine et ayant pour but de former des auxiliaires médicaux africains utiles aux colonies, l'Institut des hautes études de Dakar (IHED), créé en 1950[5] sous la tutelle bienveillante des universités de Bordeaux et de Paris[6], regroupe des Écoles supérieures de droit, de sciences, de lettres et de médecine et pharmacie[7] et non des facultés comme les autres établissements supérieurs français. Tel est le modèle adopté à Hanoï en Indochine française[8] (l'École de médecine devient faculté de médecine en 1943) et en Algérie[9] (l'École de médecine devient faculté de médecine le 30 décembre 1909, bien avant la création de l'École de Dakar).

Au fil des années, les progrès de l'enseignement supérieur et technique ont permis la création d'une École de médecine préparatoire au doctorat, d'une École des sages-femmes africaines et d'une École des sages-femmes d'État donnant désormais aux élites féminines la possibilité entière d'accéder à tous les échelons de la hiérarchie médicale. Lorsqu'est fondée l'université de Dakar en 1957, les écoles de l'IHED sont regroupées en son sein. C'est l'évolution du système scolaire colonial vers le modèle métropolitain.

Une lecture attentive montre comment à la seconde moitié des années 1950 s'opèrent des mutations importantes de l'enseignement en Afrique occidentale et équatoriale sous possession française.

Ainsi, nous tenterons d'y répondre en nous penchant tout d'abord sur le développement de l'enseignement secondaire comme base nécessaire de la formation, ensuite sur l'aurore de l'enseignement médical universitaire au

[4] ANS, O18 (31), Procès-verbal du Conseil de discipline de l'EAMP, en date du 1er décembre 1947 & P. Barthélémy, *op. cit.*, 2010, p. 76-77.

[5] M. Payet, « Historique de l'organisation de la médecine en Afrique noire d'expression française », *Bulletin de l'Académie nationale de médecine*, séance du 31 mai 1960, p. 406.

[6] J.-R. de Benoist, *L'Afrique occidentale française de la Conférence de Brazzaville (1944) à l'indépendance (1960)*, Dakar, Les Nouvelles Éditions Africaines, 1982, p. 146-148.

[7] J. Blanchard, *L'enseignement supérieur au Sénégal*, s.l., Université de Dakar, 1963, p. 6.

[8] V. T. Hoang, « L'université de Hanoï (1906-1945). Un outil de renouvellement des élites et la culture vietnamiennes ? », Numéro spécial *« Enseignement supérieur et universitaire dans les espaces coloniaux »*, n° 394-395, 2017, p. 67.

[9] L. Abid, « L'École de médecine d'Alger : 150 ans d'histoire, de 1857 à 2007 », *Histoire de l'Algérie médicale : naissance de la médecine algérienne*. http://www.santetropicale.com/santemag/algerie/poivue44_02.htm, (page consultée le 7 décembre 2020).

Sénégal et les débuts chaotiques de l'enseignement supérieur et enfin sur les deux Écoles de sages-femmes de Dakar des années 1950[10].

L'enseignement secondaire, un socle indispensable à l'accès aux études supérieures

Les résultats de la mise sur pied d'un enseignement complet de divers niveaux allant du primaire au supérieur ne sont ni automatiques ni immédiats. Pour disposer de candidats valables pour le niveau universitaire, il faut que l'enseignement secondaire les ait préparés en nombre suffisant, cela n'a été le cas de l'AOF qu'à la fin de la première moitié du XXe siècle. Pourtant, les origines de l'enseignement secondaire en Afrique de l'Ouest remontent à 1844, année à laquelle trois jeunes prêtres sénégalais, David Boilat, Jean-Pierre Moussa et Arsène Fridoil[11], après avoir effectué leurs études ecclésiastiques en France, fondent à Saint-Louis du Sénégal la première école secondaire. L'un d'eux, l'abbé Boilat, l'auteur des *Esquisses sénégalaises*, métis né à Saint-Louis, est nommé directeur de l'établissement. Dans un discours prononcé lors de l'ouverture de cette institution, l'abbé Boilat constate que peu de Sénégalais ont accédé à des postes de responsabilité. Cette situation, déclare-t-il, ne peut s'expliquer par la soi-disant infériorité des Africains :

> « Il est de fait que ce n'est ni la couleur, ni la forme extérieure qui font l'homme, mais l'âme créée à l'image de Dieu[12]. »

La seule raison de ce regrettable état de fait est donc, affirme-t-il, l'absence d'éducation secondaire au Sénégal. Grâce à la création du collège secondaire, de nouveaux débouchés vont donc s'ouvrir aux jeunes sénégalais :

> « En un mot, si vous avez l'aptitude et l'instruction voulue, toutes les places de la colonie vous seront réservées : médecine, pharmacie, magistrature ; tout dépendra de votre volonté et de votre vocation[13]. »

Mais le pouvoir colonial, en harmonie avec les défenseurs du primaire, trouve l'expérience de Boilat trop audacieuse, qui veut former une élite

[10] Il s'agit de l'École des sages-femmes africaines et de l'École des sages-femmes d'État de Dakar.
[11] P. I. Seck, *op. cit.*, p. 104.
[12] A. Boilat, *Esquisses sénégalaises*, Paris, P. Bertrand, 1853, p. 235-238 cité par C. Coulon, *op. cit.*, p. 28-29.
[12] Anonyme, mars-mai 1955, p. 22.
[13] *Ibid.*

indigène et le collège ferme ses portes après quelques années d'existence. Accusé de conduite licencieuse, Boilat dut quitter le Sénégal et finit ses jours comme curé dans le diocèse de Meaux en France. Tout au long du XIXe siècle et de la première moitié du XXe siècle, les « assimilés » ne cesseront de demander que les écoles du Sénégal soient calquées sur le modèle français et de s'opposer à ce qu'ils considèrent à juste titre comme un enseignement de seconde zone, qui les condamne à n'être que des auxiliaires. Quand, en 1908, il est officiellement décidé de séparer l'enseignement pour Africains et l'enseignement pour Européens, les membres sénégalais du Conseil général manifestent leur vive désapprobation et réclament un système d'enseignement unique. Étant juridiquement et se considérant comme citoyens français, les « assimilés » ne demandent qu'à bénéficier du même type d'enseignement que les Français de la métropole. Vu sous cet angle, le combat pour « l'assimilation » prend une coloration nettement anticoloniale, puisqu'il s'attaque à la clé de voûte du système colonial : la domination par la ségrégation[14].

Pratiquement, avant la Seconde Guerre mondiale, l'enseignement secondaire n'existe pas en AOF. Seul le CEPE peut être passé par tous. Quelques lycées, ceux de Dakar, de Saint-Louis, un début d'expérience à Bamako ou Abidjan, mais dans l'ensemble les effectifs se recrutent presque exclusivement parmi les Européens. Le colonisateur français refuse de faire bénéficier les Africains d'un enseignement semblable à celui de l'hexagone. « Tout est mis en œuvre pour assurer et perpétuer la domination de l'homme blanc », selon Christian Coulon[15].

Il faut attendre le lendemain de la Conférence de Brazzaville, pour voir l'Afrique française prendre un tournant dans ce domaine. Au cours de cette période, une certaine participation est octroyée aux Africains dans la gestion de leurs propres affaires. La structure et le contenu de l'enseignement métropolitain font également leur apparition en Afrique française[16]. Cette nouvelle orientation, voulue et accélérée par la petite élite africaine instruite, provoque la création de collèges secondaires longs (cycle complet) ou court (jusqu'au brevet élémentaire)[17].

Jusqu'en 1946, c'est une minorité des jeunes africains qui peut accéder à tous les degrés de l'enseignement. Il n'y a que deux lycées dans toute l'AOF gérés suivant la même règle que celle de la métropole : le lycée Faidherbe de Saint-Louis, premier établissement de ce niveau, créé par le décret du 20 juin 1919 et ouvert par arrêté du gouverneur général du 6 novembre 1920 et le

[14] C. Coulon, *op. cit.*, p. 28-29.
[15] *Id..*, p. 19.
[16] *Ibid.*
[17] Anonyme, mars-mai 1955, p. 22.

Cours secondaire de Dakar, d'abord établissement privé, rendu officiel par arrêté du gouverneur général du 10 octobre 1925, devenu lycée Van Vollenhoven en 1940. Ils sont en réalité, sinon en théorie, réservés aux citoyens, c'est-à-dire aux enfants européens[18], aux citoyens des Quatre Communes du Sénégal et à quelques « assimilés »[19], contrairement aux enfants indochinois, qui ont accès aux lycées de Hanoï, de Saigon, de Phnom Penh depuis 1935[20]. En AOF, les familles européennes et celles des métis financièrement aisés ont en outre la possibilité d'envoyer leurs enfants poursuivre leurs études en métropole[21].

En 1945, sur les 723 élèves que totalisent ces deux établissements, seuls 174 sont Africains[22]. De plus, le terme des études secondaires est marqué, non par le baccalauréat, mais par un examen considéré comme inférieur et appelé brevet de capacité colonial[23] créé par le décret du 28 mars 1924. Deux candidats sont admis en 1925, sept en 1926 et sept en 1927[24], ce qui montre le caractère marginal de ces établissements.

Dans [s]*a stratégie culturelle de la France en Afrique*, Papa Ibrahima Seck n'a pas manqué de mentionner le retard accusé par l'AOF par rapport aux autres Empires coloniaux. Seck écrit que « l'avènement caractéristique, du point de vue de la structure de l'Enseignement colonial, reste l'institution du lycée de Saint-Louis (le seul en Afrique noire), à l'instar du régime général des lycées coloniaux déjà existants comme ceux de la Guadeloupe et de la Réunion[25] », les vieilles colonies d'avant la Révolution française de 1789.

En dépit du mythe de « l'assimilation », le colonisateur français n'a jamais sérieusement essayé, avant la Seconde Guerre mondiale, de former une élite africaine pouvant rivaliser avec les Européens en partageant les mêmes savoirs. L'AOF n'étant pas logé à meilleure enseigne, ce phénomène est comparable au Kenya, petite colonie de peuplement britannique. D'après Hélène Charton : « la mise en place d'un système d'abord ségrégué d'éducation aux Africains des formations de seconde zone, puis les efforts de l'administration coloniale pour limiter l'accès de cette population à

[18] R. Fall, « Le système d'enseignement en AOF », dans Charles Becker, Saliou M'Baye & Ibrahima Thioub (dir.), *AOF : réalités et héritages. Sociétés ouest africaines et ordre colonial, 1895-1960*, tome 2, Dakar, Direction des Archives du Sénégal, 1997, p. 1071-1080.

[19] A. Sato, *L'enseignement « supérieur » à l'ère coloniale*, n.d., n.l., p. 9.

[20] P. Barthélémy, *op. cit.*, 2010, p. 15.

[21] P. I. Seck, *op. cit.*, p. 103.

[22] C. Coulon, *op. cit.*, p. 19.

[23] Ce diplôme, créé en Nouvelle Calédonie en 1910 (décret du 31 juillet), à Madagascar en 1912 (décret du 5 décembre), ne sera institué en AEF qu'en 1945 (décret du 23 août). Il ne sera reconnu équivalent au baccalauréat qu'en 1947 en Afrique subsaharienne. Voir P. I. Seck, *op. cit.*, p. 112.

[24] R. Fall, *op. cit.*, p. 1071-1080.

[25] P. I. Seck, *op. cit.*, p. 109.

l'éducation supérieure, ont à la fois suscité des expériences originales de la part des communautés africaines[26]. » En AOF, les crédits dérisoires affectés à l'éducation dans les colonies prouvent bien d'ailleurs que la fameuse « mission civilisatrice » de la France, reléguant au rang d'inférieures les « races » colonisées[27], n'est qu'une propagande rebattue. Le but visé par l'enseignement dans la société coloniale est de former des auxiliaires, non de remplacer les Européens aux postes de responsabilité[28]. Le colonisateur est conscient que grâce à l'éducation n'émerge que des « déclassés », c'est-à-dire une élite africaine formée à l'européenne qui ne trouve plus sa place dans la société coloniale[29], qui viendraient contester la situation coloniale. En toute logique, la meilleure façon de prévenir une telle éventualité est d'entraver la marche des Africains par une instruction égale à celle de la métropole. C'est pourquoi les directives et recommandations des administrateurs coloniaux insistent avec tant de vigueur pour que les maîtres d'écoles évitent les sujets de cultures générales. À ce sujet, Paul Désalmand souligne que les programmes de géographie comme d'histoire sont forts différents de ceux de la métropole. Même lorsqu'on étudie la France, c'est d'une façon très particulière : il s'agit plus de la faire aimer aux élèves que de la faire connaître[30]. De même au plus haut niveau, les matières techniques reçoivent priorité[31] dans un but économique, une manière d'éviter ce déclassement. La culture française risquerait d'aveugler ceux à qui elle serait dispensée, comme l'écrit, en 1917, Georges Hardy, directeur de l'Enseignement en AOF : « Un jour peut-être cette grande lumière venue du Nord éclairera sans éblouir ; pour le moment restons dans la caverne dont parle si joliment Platon, et regardons le soleil trop brillant dans le miroir des marigots africains[32]. » Dans cette perspective, nous comprenons aisément pourquoi aucun enseignement supérieur ne verra le jour en Afrique subsaharienne avant les années 1950.

Rappelons que dès la fin de la Seconde Guerre mondiale, les élites intellectuelles africaines ont repris les revendications de leurs aînés. C'est le cas d'Ousmane Socé Diop[33], ancien élève du Collège François Blanchot de

[26] H. Charton, *op. cit.*, 2004, p. 413.
[27] L. Monnais-Rousselot, *op. cit.*, 2002, p. 36.
[28] C. Coulon, *op. cit.*, p. 22.
[29] S. Legrandjacques, « L'enseignement supérieur en Asie française et britannique : expériences croisées à l'âge des Empires (années 1850-1930) », *Revue d'histoire outre-mer. Enseignement supérieur et universitaire dans les espaces coloniaux*, n° 394-395, 2017, p. 47.
[30] P. Désalmand, *op. cit.*, p. 354-355.
[31] S. Legrandjacques, *op. cit.*, p. 23.
[32] G. Hardy, *op. cit.*, 1917, p. 172-173.
[33] Ousmane Socé Diop fut écrivain et homme politique sénégalais. Il a suivi l'École coranique, puis le Collège Blanchot de Saint-Louis, l'École normale William-Ponty de Gorée avant de poursuivre ses études en France. En 1935, il fait ses débuts en littérature avec *Karim*, roman sénégalais, sur un jeune homme à l'intersection de deux cultures ; le livre lui vaut en 1947 le

Verly de Saint-Louis et de l'École normale William-Ponty de Gorée, l'un des premiers boursiers à faire des études universitaires en France où il a étudié la médecine vétérinaire à Paris. Lors de la réunion publique de la Section française de l'internationale ouvrière (SFIO) tenue au quartier indigène de Médina, ville noire jumelle de Dakar, en 1947, l'auteur de *Karim* prononce : « Nous sommes revenus de France et allons vous faire le compte rendu de notre mission. La question la plus importante est celle de l'enseignement et c'est celle que je vais développer. Vous n'ignorez pas que le Noir n'a pas un enseignement suffisant. Une loi a été faite et j'espère que dans quelques années il y aura un grand changement dans cette branche. [...] Pour l'École de médecine, des professeurs viendront de France pour former des médecins et non des médecins auxiliaires. L'enseignement est nécessaire pour tous, même pour les cultivateurs[34]. » Il résulte de ce paradoxe africain une lecture réductrice de ces programmes qui est attaquée sur tous les fronts. « Dans toutes les entreprises, l'homme ne cherche et ne lutte pour rien d'autre que le succès et la gloire[35]. »

L'AOF n'étant pas logé à meilleure enseigne, ce phénomène est comparable aux territoires africains sous possessions britanniques. L'historien John Iliffe, dans son *East African Doctors*, parle de l'étudiant ougandais, Nyabongo, qui publie, en avril 1938, une violente attaque contre les Écoles de médecine de Yaba au Nigeria et de Mulago en Ouganda, deux endroits, d'après lui, qui sont une honte pour la profession médicale et une insulte à l'intelligence du monde civilisé. L'auteur poursuit son analyse qu'« il est criminel d'imposer de telles places au peuple africain. [...] Les hommes qui en sont sortis ne sont autorisés à prescrire pour les Européens. Ce serait trop dangereux. Ils ne sont pas autorisés à expérimenter que sur leurs camarades[36]. » Cette dénonciation a pu exprimer des opinions circulant parmi les étudiants, mais il est trop tard pour les réveiller.

Mais en AOF, sous l'égide du général Charles de Gaulle, chef de la « France libre », une politique de parité est finalement adoptée après 1945. Le contrôle de Paris s'accentue, alors qu'autrefois la plupart des décisions étaient

Grand Prix littéraire d'Afrique occidentale. Également présent sur la scène politique, il fonde en 1956 le Mouvement socialiste d'union sénégalaise (MSUS) qui fusionnera avec le Bloc populaire sénégalais (BPS). À la veille de l'indépendance, entre 1958 et 1959, il est nommé ministre du Plan dans le gouvernement conduit par Mamadou Dia. Socé a été ambassadeur du Sénégal aux États-Unis et délégué de l'ONU, mais devenu quasiment aveugle, il a dû se retirer en 1968. Il fut aussi maire de Rufisque, de 1936 à 1945, puis de 1960 à 1964.

[34] ANS, 1H24 (26), Compte rendu de la réunion publique tenue à Médina rue 17 angle 22 par le parti SFIO.

[35] J. Iliffe, *op. cit.*, p. 69.

[36] ANS, 1H24 (26), Compte rendu de la réunion publique tenue à Médina rue 17 angle 22 par le parti SFIO.

[36] J. Iliffe, *op. cit.*, p. 76.

prises par le gouverneur général de l'AOF, résidant à Dakar. Simultanément, le contenu aussi bien que la structure de l'enseignement deviennent ceux de la métropole[37] et les deux lycées fédéraux de Dakar et de Saint-Louis au Sénégal, susmentionnés, sont littéralement envahis par les élèves africains. La soif de connaissances et la volonté d'apprendre des Africains se manifestent sous des formes multiples et éclatantes : commandes de livres en France, préparation d'examens jusque-là « réservés » aux seuls Européens[38]. Les diplômés voient s'ouvrir quelque peu les possibilités d'emplois de responsabilité. Tout se passe comme si un mouvement de diversification de l'élite intellectuelle se produisait, entre les métiers industriels, administratifs, médicaux et la politique. Une redistribution de la hiérarchie des prestiges s'ensuit, et l'élite ne se définit plus de la même façon aux yeux de la masse analphabète. Le poids des chefferies traditionnelles, déjà atténué par les anciens combattants survivants de la Première Guerre mondiale, est maintenant remis en cause sur le plan politique. La demande scolaire est supérieure à l'offre[39]. La revendication de la fin de l'enseignement tronqué dispensé jusque-là dans les écoles africaines, de l'instauration d'un enseignement de niveau et de qualités égales à celui des Écoles françaises se fait de plus en plus forte aussi bien de la part des partis politiques africains que chez les élèves des différents établissements de la fédération. En outre, les programmes d'études varient pratiquement d'un établissement à l'autre, et même, dans un établissement déterminé, d'un directeur à l'autre. Les diplômes décernés ne donnent qu'une médiocre garantie, au détriment des meilleurs élèves[40].

En guise d'introduction aux mesures qui vont suivre pour structurer l'enseignement de l'AOF dans le sens de la décolonisation et de l'efficacité, le gouverneur général René Barthes[41], haut-commissaire de la République française, chef de l'enseignement en AOF, adresse aux gouverneurs des territoires la lettre suivante, datée du 6 décembre 1946 :

> « J'ai l'honneur de vous faire connaître que j'ai l'intention de faire appliquer en AOF, par toute une série de décisions, les textes qui régissent en France l'organisation de l'enseignement public. Dans ce

[37] C. Coulon, *op. cit.*, p. 29.

[38] A. Moumouni, *op. cit.*, p. 74.

[39] G. Gosselin, « La politique française de l'éducation et de la formation des élites politiques en Afrique noire (1940-1960) », *Res publica*, vol. XI, n° 4, 1969, p. 697.

[40] J. Capelle, « L'éducation africaine », *Bulletin officiel de l'enseignement en AOF*, Nouvelle série, n° 1, 39e année 1949, p. 4.

[41] Du 7 août au 20 septembre 1939, il est gouverneur de la Nouvelle-Calédonie. Il est nommé gouverneur général de l'AOF en mai 1946, poste qu'il occupe jusqu'au 27 janvier 1948, date à laquelle il prend sa retraite.

domaine en effet nous ne nous proposons pas tant de faire du neuf que du solide et il nous paraît indispensable, pour sortir de la confusion qui a régné jusqu'à présent, d'organiser l'enseignement en AOF sur les mêmes bases que dans la métropole.

Qu'il s'agisse [...] des professeurs et des maîtres, de la nature des écoles, des maxima de service ou des programmes des examens et des concours, nous nous conformerons désormais, en les adoptant intégralement ou avec quelques modifications, s'il y a lieu aux textes émanant du ministre de l'Éducation nationale.

Je vous prie d'en informer vos chefs de service de l'enseignement et de leur demander de faire appliquer rigoureusement toutes les décisions qui ne tarderont pas à vous parvenir à ce sujet[42]. »

À partir de 1947, l'organisation de l'Enseignement en AOF prend progressivement la structure administrative d'une académie métropolitaine sous l'autorité de Jean Capelle, directeur de l'Enseignement de la fédération, qui adresse à Marius Moutet, ministre de la FOM, une lettre-programme dans laquelle il écrit : « Les populations d'AOF ayant obtenu le droit d'envoyer des représentants au Parlement, comme celles de France, il devient urgent que les populations scolaires d'AOF, qui représentent une élite, bénéficient d'un enseignement modelé sur le cadre français et sanctionné par les examens ayant la qualité et le prestige des examens métropolitains »[43]. L'année suivante, en 1948, le gouverneur général de l'AOF, René Barthes, dans son discours d'ouverture de la session de septembre 1948 du Grand Conseil de la fédération, abonde dans la même direction de pensée : « Nous devons, sans délai, donner à la jeunesse africaine studieuse qui a pu acquérir les diplômes de fin d'études secondaires, la possibilité d'accéder sur place à l'enseignement supérieur[44]. » Le diplôme universitaire devient, dans le contexte colonial, un enjeu social de première importance. C'est ainsi que l'organisation de l'enseignement est divisée en 7 inspections académiques : une par territoire[45], sauf en ce qui concerne la Mauritanie, qui dépend du Sénégal[46]. Simultanément, trois lycées classiques sont ouverts à Abidjan, Cotonou et Conakry[47]. L'élite intellectuelle africaine bénéficie d'un enseignement modelé

---

[42] J. Capelle, *op. cit.*, 1990, p. 40.

[43] H. Gamble, « La crise de l'enseignement en Afrique occidentale française (1944-1950), *Histoire de l'éducation. L'enseignement dans l'empire colonial français (XIX*e*-XX*e *siècle)*, n° 128, octobre-décembre 2010, p. 129-162.

[44] A. Bailleul, *L'université de Dakar : institutions et fonctionnement 1950-1984*, Thèse de doctorat d'État, Droit, Dakar, Université de Dakar, 1984, vol. 1, p. 20.

[45] Le Sénégal, le Soudan français, la Guinée, la Côte d'Ivoire, le Niger, la Haute-Volta et le Dahomey.

[46] J. Capelle, *op. cit.*, 1990, p. 50.

[47] A. Sato, *op. cit.*, p. 9-11.

sur le cadre français et sanctionné par des examens ayant la qualité et le prestige des examens métropolitains. L'organisation de l'enseignement, jusque-là fidèle continuation de celle de Gallieni, fort opportune à l'époque, cesse de l'être[48]. La distinction entre diplôme indigène et diplôme métropolitain, entre cadre indigène et cadre métropolitain ne sera plus acceptée[49]. L'enseignement se développe quantitativement et qualitativement. Les Africains vont être bien plus nombreux dans l'enseignement secondaire : ils sont 723 en AOF de 1940 à 1945, ils seront 4 174 en 1948. C'est dans ces conditions et en relation avec la situation politique intérieure que la métropole va intervenir en 1948 pour une nouvelle réorganisation de l'enseignement en AOF[50]. Ainsi, le baccalauréat a été étendu, avec l'alignement des programmes. Des boursiers de plus en plus nombreux sont envoyés pour faire des études en France[51].

Simultanément, on note un développement relativement important : les anciennes écoles primaires supérieures sont transformées en collèges classiques, classiques et modernes ou en collèges modernes. De nouveaux établissements ont également vu le jour, en relation avec le développement sensible de l'enseignement féminin (collèges de jeunes filles). Les écoles normales sont, elles aussi, devenues des établissements d'enseignement secondaire (du point de vue des programmes) tout en continuant à former des instituteurs (munis du baccalauréat). Les cours normaux, destinés à former des instituteurs adjoints (munis du Brevet élémentaire ou du Brevet d'études de premier cycle [BEPC]) sont des établissements d'enseignement secondaire analogues aux écoles normales[52].

Les lycées, initialement au nombre de deux dans tout l'Ouest-africain français (Dakar et Saint-Louis) seront au nombre de quatre en 1950 (Dakar, Saint-Louis, Bamako et Abidjan). Ces établissements sont caractérisés par l'existence de toutes les classes et de toutes les séries de l'enseignement secondaire, par un corps enseignant en principe qualifié (professeurs licenciés, certifiés et rarement agrégés) et par l'importance de leurs effectifs[53].

Les collèges classiques et modernes sont des établissements qui, bien que comportant le cycle complet de l'enseignement secondaire, sont incomplets du point de vue des séries existantes. Ces établissements sont au nombre de 19 en 1949, très inégalement répartis en AOF. Les Écoles normales, quant à

[48] *Ibid.*

[49] Anonyme, « L'école en Afrique noire francophone : une appropriation institutionnelle », *Revue française de pédagogie*, n° 90, janvier-février-mars 1990, p. 78.

[50] *Ibid.*

[51] A. Moumouni, *op. cit.*, p. 74-76.

[52] *Ibid.*

[53] *Ibid.*

elles, au nombre de quatre (Sébikotane, Rufisque[54], Katibougou[55] et Dabou[56]) ont pour but de renforcer l'action de l'École normale William-Ponty en augmentant le nombre d'enseignants mis à la disposition de l'enseignement primaire[57]. Avec la réorganisation de l'enseignement, elles dispensent un enseignement secondaire conduisant au baccalauréat (sciences expérimentales) suivi d'une année de formation professionnelle. Elles fournissent à vrai dire peu d'instituteurs. Les cours normaux, quant à eux, au nombre de neuf en 1949, ont connu un développement parallèle sensible des besoins en personnel enseignant. Comme les écoles normales, ils comportent un enseignement général secondaire conduisant au brevet élémentaire et une année de formation professionnelle. Ce sont surtout eux qui ont fourni le plus grand nombre d'instituteurs (adjoints) à l'enseignement primaire en Afrique subsaharienne[58].

Somme toute, ces rares établissements d'enseignement secondaire où les élèves européens, avec les élèves africains, pouvaient suivre les mêmes enseignements que dans les établissements secondaires de la France avec des maîtres appartenant au cadre de l'Éducation nationale française et détachés volontaires en AOF, préparaient au baccalauréat sans l'avouer explicitement. En effet, le diplôme de fin d'études secondaires, conclusion d'un examen passé dans les mêmes conditions de programmes et de contrôle que le baccalauréat français, porte le nom curieux de brevet de capacité colonial,

[54] En 1938, une École normale de filles fut créée à Rufisque, avec des conditions d'accès et un programme moins sélectifs qu'à l'École normale de garçons William-Ponty de Sébikotane. Malgré son caractère fédéral, l'École normale de Rufisque connut des difficultés, pendant plusieurs années, pour assurer l'effectif prévu : ce furent les territoires du Sud, et plus particulièrement le Dahomey, qui fournirent la majeure partie de chaque promotion. Cf. J. Capelle, *op. cit.*, 1990, p. 30.

[55] En 1934, une deuxième École normale de garçons fut créée à Katibougou, sur les bords du Niger à une trentaine de kilomètres en aval de Bamako. Quelques années plus tard, elle est appelée École Frédéric Assomption, du nom de son fondateur, pionnier de l'enseignement au Soudan français. Son programme de culture générale est un peu moins exigeant que celui de l'École normale William-Ponty. En revanche, une place plus importante est faite à une connaissance pratique des travaux agricoles. Les élèves de Katibougou ne deviennent pas tous instituteurs : certains sont affectés en qualité de « surveillants d'agriculture », tandis que d'autres, après un stage à l'École forestière de Banco, deviennent agents des Eaux et Forêts. Cf. J. Capelle, *op. cit.*, 1990, p. 31.

[56] Une autre École normale est ouverte en 1938 à Dabou, non loin d'Abidjan. Elle a pour objectif de fournir des maîtres plus orientés encore que l'École normale de Katibougou vers une instruction agricole de caractère pratique, mais avec une formation générale plus réduite. Les maîtres ainsi formés sont destinés à diriger des écoles de « brousse » où une part importante des travaux agricoles figurait au programme. Cf. J. Capelle, *op. cit.*, 1990, p. 31.

[57] P. Désalmand, *op. cit.*, p. 206.

[58] A. Moumouni, *op. cit.*, p. 75-76.

mais bénéficie de l'équivalence du baccalauréat accordée de façon automatique par le ministre de l'Éducation nationale française[59].

Il convient de rappeler que les écoles normales et les cours normaux sont essentiellement des écoles de formation professionnelle, ce qui contribue à gonfler très sensiblement l'effectif de l'enseignement secondaire proprement dit d'une moyenne de 1 000 à 1 200 élèves au moins, sans oublier la proportion importante d'élèves non africains dans l'enseignement secondaire, proportion au demeurant sensiblement stabilisée autour du chiffre de 15 à 20 %[60].

Il est intéressant de noter qu'un territoire comme la Mauritanie accuse un retard énorme dans l'enseignement secondaire par rapport à certaines possessions de la fédération. En toute logique, la faible scolarisation des élèves est directement liée à de nombreux problèmes ou phénomènes propres à cette colonie et ce sont souvent les filles qui sont les plus touchées par la déscolarisation – comme mentionné plus haut. C'est au lendemain de la Seconde Guerre mondiale qu'un enseignement digne de ce nom est dispensé en Mauritanie, avec l'École supérieure Xavier-Coppolani[61] qui ouvre ses portes à Rosso[62], porte de la Mauritanie[63], en 1945 et la première inspection primaire est créée à Saint-Louis en 1947 ; mais dépendant de l'inspecteur d'académie du Sénégal jusqu'à la loi-cadre de 1956, année à laquelle est créé un cours normal à Boutilimit[64]. Rappelons que Saint-Louis du Sénégal, ancienne capitale administrative, jouxte le territoire sud de la Mauritanie et abrite aussi le gouverneur de cette colonie qui n'a pas de ville sur son territoire[65].

En 1950, le développement de l'enseignement secondaire et l'accroissement rapide du nombre de bacheliers (1948 : 56, 1949 : 66, 1950 : 78), pose le problème de l'organisation de l'enseignement supérieur en AOF[66]. Ainsi, l'EAMP sera en effet une école de plein exercice avant de devenir une

59 J. Capelle, *op. cit.*, 1990, p. 38-39.

60 *Ibid.*

61 Il est important de rappeler ici qu'en 1905, le commissaire du gouvernement général en Mauritanie, Coppolani, spécialiste des questions musulmanes, était assassiné à Tidjikdja et en 1921, ce territoire militaire était transformé en colonie. Cf. C. Mathis (Médecin général), *op. cit.*, p. 562.

62 Cette institution était la pépinière des cadres mauritaniens. Rosso est situé sur la frontière avec le Sénégal. Il a joué un rôle important à l'époque de la colonisation en tant que trait d'union entre la Mauritanie et Saint-Louis, capitale coloniale de la région Mauritanie-Sénégal.

63 Pour que l'on comprenne bien, il y a en effet une porte avec des croix de Lorraine, une pierre ocre parce que cela fait africain, et sur laquelle il est écrit : « porte de Mauritanie », voir E. Mounier, *op. cit.*, p. 33.

64 C. Coquery-Vidrovitch, *op. cit.*, 1992, p. 213.

65 E. Mounier, *op. cit.*, p. 29.

66 P. M. Diop, *op. cit.*, 1997, p. 1081-1096.

faculté de médecine[67] en 1957. On reviendra plus largement sur ces formations dans un paragraphe ultérieur.

L'aurore de l'enseignement médical universitaire au Sénégal et les débuts chaotiques de l'enseignement supérieur

L'École de médecine de l'AOF à Dakar est une création du Service de santé des troupes coloniales, responsable de la santé publique dans tous les territoires français d'outre-mer. Elle correspond à la nécessité d'équiper rapidement et simplement les colonies d'Afrique en personnel médical, et elle a été réalisée sur le type de formation d'enseignement du même ordre existant déjà à Madagascar et dans les Indes françaises – et à cette époque en Indochine. Conçue dans un but éminemment pratique et s'adressant à des élèves de formation uniquement primaire, ses programmes, surtout en ce qui concerne les sciences fondamentales, étaient très différents des programmes universitaires[68] métropolitains.

Depuis longtemps, la nécessité est apparue de créer un courant ininterrompu qui, partant de l'École primaire supérieure, permit aux meilleurs élèves africains d'accéder non seulement aux collèges et lycées, mais au-delà, à l'enseignement supérieur. Mais dans *Grandeur et servitudes coloniales*, Albert Sarraut, ministre des Colonies, de 1932 à 1933, était particulièrement explicite sur ce point : « L'enseignement supérieur suppose, avec une hérédité préparatoire, un équilibre des facultés réceptives et un jugement dont seule une faible minorité de nos sujets et protégés sont capables[69]. » Au début du XXe siècle, l'administration française n'avait pas l'intention d'établir un système d'enseignement supérieur en AOF : « car avant de penser à l'enseignement supérieur, il est indispensable que l'enseignement secondaire soit solidement établi[70]. » D'ailleurs, une partie de l'opinion publique coloniale ne manque pas de dire que « la jeunesse africaine n'est pas mûre pour l'enseignement supérieur, donc pour bénéficier d'études qui lui donneraient une assurance professionnelle susceptible d'amener des mouvements politiques[71]. »

Il faut attendre la fin de la Seconde Guerre mondiale pour que les problèmes éducatifs et sanitaires commencent à figurer au rang des priorités des politiques administratives des autorités coloniales, sous la pression de l'opinion internationale de plus en plus sensible au sort des populations

---

[67] J. Capelle, *op. cit.*, 39e année 1949, p. 4.
[68] ANS, 1H34 (26), L'enseignement médical universitaire en AOF, p. 1.
[69] A. Sarraut, *Grandeur et servitudes coloniales*, Paris, Éditions du Centurion, 1931, p. 152.
[70] V. T. Hoang, *op. cit.*, p. 64.
[71] C. Chippaux, *op. cit.*, p. 624.

africaines[72] qui viennent de participer à la victoire finale des Alliés (France, Grande-Bretagne, Union des Républiques socialistes et soviétiques [URSS] et États-Unis) face aux puissances de l'Axe (Allemagne, Italie et Japon). Ainsi, la dimension idéologique du second conflit mondial met en lumière les paradoxes de la domination coloniale. Dans la conscience du colonisateur français s'est dessinée la tendance à l'institution d'un système d'enseignement supérieur en Afrique de l'Ouest[73]. Dans son ouvrage *L'éducation en Afrique noire à la veille des indépendances*, Jean Capelle, venu à la tête de l'Enseignement de l'AOF en 1946, mentionne que la première initiative d'une université à Dakar fut une lettre du 3 avril 1947, rédigée à Paris, approuvée par le haut-commissaire de la République française en AOF et adressée au ministre de la FOM par le directeur général de l'enseignement en AOF. Cette lettre proposait les grandes lignes de l'organisation académique et ajoutait : « L'heure est venue de jeter les bases d'une université à Dakar et de placer l'ensemble de l'enseignement sous le contrôle de l'Éducation nationale »[74]. Et avec le développement de l'enseignement secondaire, le goût marqué par les Africains pour les études supérieures, l'augmentation importante du nombre de la population européenne en Afrique de l'Ouest, la nécessité d'une sélection et d'une orientation attentives ont conduit les autorités coloniales à mettre à la disposition des territoires d'Afrique subsaharienne sous domination française un « Institut des hautes études » à Dakar[75] créé par le décret ministériel n° 50-414 du 6 avril 1950 ; et l'académie de l'AOF est instituée le 27 novembre de la même année. Ainsi, l'École de médecine de Dakar, élément essentiel de cet institut d'une organisation plus simple et moins pesante que celle d'une université, doit alors servir de ballon d'essai, compte tenu de l'élite médicale africaine qu'elle a formée depuis son ouverture en 1918[76].

Cette situation est concomitante dans l'Est africain britannique. Dans *East African Doctors*, John Iliffe dresse qu'« en 1945, une commission britannique très influente présidée par le juge Asquith a recommandé que les universités coloniales suivent le modèle britannique – sélectif, résidentiel et autonome, en établissant d'abord une relation spéciale avec l'université de Londres et en obtenant ses diplômes externes jusqu'à ce que chaque université soit

[72] M. Ndao, *op. cit.*, 2003, p. 93.

[73] B. Niang, *La politique coloniale de gestion des personnels indigènes de l'administration publique de la fin de la conquête à la veille de la deuxième guerre mondiale, 1890-1939. Le cas de la colonie du Sénégal*, Thèse de doctorat de Troisième cycle d'Histoire, Dakar, UCAD, 1999, p. 146.

[74] J. Capelle, *op. cit.*, 1990, p. 84-85.

[75] ANS, 1H34 (26), L'enseignement médical universitaire en AOF, p. 1.

[76] B. Niang, *op. cit.*, 1999, p. 146.

suffisamment mature pour délivrer les siens[77]. » L'historien britannique ajoute que « les Écoles de médecine devraient faire partie intégrante des universités et être contrôlées par des académies, mais exceptionnellement, elles devraient viser en premier lieu les qualifications locales : la première étape à franchir est d'élever les normes de l'enseignement afin que le diplôme médical local soit reconnu par le Conseil médical général. Le stade final serait atteint lorsque le centre dont fait partie la faculté de médecine deviendrait une université délivrant ses propres diplômes[78]. »

Au Sénégal, l'ouverture de l'École préparatoire de médecine et de pharmacie représente l'aboutissement de deux années d'efforts persévérants, dont une des étapes essentielles a été l'organisation des études physiques, chimiques et biologiques (PCB)[79], propédeutique médicale du fait de l'existence de l'École de médecine[80]. Ces études commencent à fonctionner dès l'année scolaire 1948-1949 et donnent à l'ensemble du système scolaire de l'Ouest-africain français une structure conforme à celles des académies métropolitaines. Au début de l'année scolaire 1949-1950, il ne pouvait être encore question d'ouvrir l'École préparatoire de médecine et de pharmacie, car cinq étudiants seulement avaient passé avec succès les épreuves du PCB et cela représente un effectif trop modeste pour justifier immédiatement l'ouverture de l'établissement[81]. C'est un an plus tard, avec le développement et l'amélioration de l'enseignement du PCB, que 15 étudiants démarrent l'École préparatoire de médecine et de pharmacie de l'IHED[82] ouverte le 13 novembre 1950. C'est la première mouture de l'université sénégalaise. La nouvelle institution succède, dans la formation de l'élite médicale, à l'EAMP avec laquelle elle a coexisté pendant ses deux premières années d'existence, c'est-à-dire de 1948 à 1950. Les conditions d'entrée et les programmes à l'école sont les mêmes que dans la métropole[83]. C'est l'adaptation du système scolaire colonial au modèle métropolitain. Parallèlement s'éteint le recrutement des élèves médecins et pharmaciens africains de l'EAMP dont la dernière promotion est sortie en juillet 1951[84]. La suppression de leur recrutement pose cependant deux problèmes. D'une part, il est à redouter que le titre de docteur en médecine écarte ceux qui en deviennent titulaire des

[77] J. Iliffe, *op. cit.*, p. 65.
[78] *Ibid.*
[79] Anonyme, « Bulletin et mémoire de l'École préparatoire de médecine et de pharmacie de Dakar », *Institut des hautes études de Dakar*, 1952-1953, tome I, p. 7.
[80] A. Bailleul, *op. cit.*, p. 19.
[81] ANS, 1H34 (26), L'enseignement médical universitaire en AOF, p. 2.
[82] A. Bailleul, *op. cit.*, p. 19.
[83] ANS, 1H49 (163), Documentation concernant la santé publique en AOF, année 1952, p. 12.
[84] Il convient de souligner que l'EAMP continue à assurer la formation de sages-femmes africaines. ANS, 1H98 (163), EAMP, conseil d'administration (1951). Rapport d'inspection de la FOM, p. 3.

postes de « brousse » et de l'assistance médicale à laquelle aucun engagement ne les attache. D'autre part, la nouvelle organisation entraîne la dévalorisation inévitable du titre de médecin africain. Il paraît donc désirable d'aider ceux-ci à parvenir au diplôme d'État[85]. Il est autorisé une admission directe en quatrième année de médecine dans les facultés métropolitaines pour ceux qui ont obtenu leur baccalauréat[86]. Précisons toutefois que l'AOF est singulièrement en retard dans le domaine de l'enseignement supérieur colonial par rapport à l'Indochine française. Laurence Monnais-Rousselot montre des avancées légales notables de cet Empire colonial français d'Asie, où le candidat a l'obligation d'obtenir son baccalauréat pour prétendre à suivre les cours de l'année préparatoire menant à une filière doctorale de cinq ans (1917), la possibilité de faire sa thèse dans une université française (1921), la permission pour les docteurs en médecine d'entrer, sur concours, dans le cadre français et civil des médecins de l'AMI, la promotion de l'École au rang d'École de plein exercice (1922) avant son accession à celui de faculté délivrant le diplôme de docteur d'État et offrant un concours d'internat (1933)[87] et le programme se calque sur celui de la métropole la même année[88].

Il est important de souligner le retard de la France par rapport à sa puissante rivale, la Grande-Bretagne, qui a créé, dès le milieu du XIXe siècle, trois universités à Calcutta, Bombay et Madras. Il y en a dix-huit en 1941, dont onze créées entre 1916 et 1926[89]. En Afrique, elle a fondé les premiers *university colleges* de Khartoum au Soudan (1947), d'Ibandan au Nigeria (1948), d'Achimota en Gold Coast (1948), de l'Est-africain à Makerere en Ouganda (1949), de la Fédération des Rhodésies[90] et du Nyassaland[91] (1955)[92]. Dès le XVIIe siècle, les Espagnols avaient déjà des universités dans quelques-unes de leurs provinces d'outre-mer, notamment au Mexique, au Pérou et aux îles Philippines, la faculté de médecine occupant partout une place prépondérante[93].

Ainsi, lors de la conférence médicale du 21 mai 1951 à Dakar, le médecin-colonel Marius Marc Anella, directeur de l'École de médecine, de 1950 à 1952, dénonce :

---

[85] Facilités accordées aux médecins en service pour la préparation du baccalauréat.

[86] ANS, 1H98 (163), EAMP, Conseil d'administration (1951). Rapport d'inspection de la FOM, p. 4.

[87] L. Monnais-Rousselot, *op. cit.*, 2002, p. 38.

[88] *Id.*, p. 40.

[89] J. Frémeaux, *Les empires coloniaux dans le processus de mondialisation*, Paris, Maisonneuve & Larose, 2002, p. 246.

[90] Il s'agit de l'actuelle Zambie et l'actuel Zimbabwe.

[91] Actuel Malawi.

[92] L. Thanh Khôi (dir.), *op. cit.*, p. 18.

[93] Dr J.-H. Abendanon, « L'organisation médicale et hygiénique dans les colonies », *Rapports préliminaires*, tome I, session de Bruxelles de 1923 [de l'Institut colonial international], p. 16.

> « C'est donc une médecine un peu minimisée qui était enseignée à l'École de médecine. [...] Nous sommes arrivés au stade où nous nous trouvons aujourd'hui à comprendre qu'il est impossible de continuer à fabriquer des médecins d'une qualité inférieure. [...] Cela peut être dangereux au point de vue de la qualité des études et au point de vue psychologique, les étudiants africains, eux-mêmes, désirent obtenir davantage. S'il y a un certain nombre de choses qui ne sont pas enseignées officiellement à l'école, il est très logique que du fait même des études qu'ils font, ils soient attirés vers ce qu'on ne leur enseigne pas officiellement, vers ce qu'on néglige. Il existe de ce fait une sorte de complexe d'infériorité dans l'esprit des étudiants africains[94]. »

Désormais, à partir de cette période, l'enseignement médical ambitionne de former des auxiliaires africains ayant un bagage scientifique et médical plus complet[95], c'est-à-dire des docteurs en médecine capables de tenir un dispensaire de « brousse », de servir d'assistant dans une formation hospitalière ou dans un service médical spécialisé. L'instruction met l'accent surtout sur la clinique médicale, la clinique chirurgicale, l'anatomie, la biochimie médicale, l'histologie et l'embryologie, la physiologie et la physique médicale. Les stages cliniques s'accomplissent dans les services hospitaliers de l'hôpital central africain qui reçoit les patients[96]. Les enseignements sont assurés par le Dr Robert Pierre François Camain[97] de l'Institut Pasteur de Dakar, le médecin-lieutenant-colonel Sohier[98], agrégé du Pharo, le maître de conférences des universités Bonneman, le docteur ès-sciences, chargé de cours à l'École supérieure des sciences de Dakar Masson,

---

[94] ANS, 1H34 (26), Discours du médecin-colonel Anella lors de la conférence médicale de Dakar, du 16 au 24 mai 1951.

[95] V. Poutrain, A. Adjagbe, F. Hane, B. C. Konan & T. Ndoye, « Systèmes de santé et programmes de lutte contre la tuberculose et le paludisme en Côte d'Ivoire et au Sénégal » dans Vidal Laurent, Fall Abdou Salam, Gadou Dakouri (dir.), *Les professionnels de santé en Afrique de l'Ouest : entre savoirs et pratiques : paludisme, tuberculose et prévention au Sénégal et en Côte d'Ivoire*, Paris, L'Harmattan, 2005, p. 71.

[96] ANS, 2G53-112, Rapport relatif au fonctionnement de l'IHED pendant l'année scolaire 1952-1953, p. 7-8.

[97] Il fut doyen de la faculté de médecine de Dakar de 1967 à 1968.

[98] Sohier est décédé à Dakar, le 8 mai 1962. Il fut professeur agrégé du Corps de santé des troupes de marine et professeur titulaire de la chaire d'anatomie de la faculté de médecine de Dakar.

le professeur agrégé de faculté de médecine Maurice Payet (Malgache d'origine)[99] et le professeur agrégé de faculté de médecine Roger Letac[100].

Si la première année de médecine se fait dans des conditions normales, il faut cependant reconnaître que son fonctionnement a connu quelques difficultés et quelques tâtonnements du fait de l'absence de locaux appartenant en propre à l'établissement et aussi du fait de l'absence à Dakar de services hospitaliers adaptés exactement aux nécessités d'un enseignement clinique universitaire[101]. Le problème de l'enseignement hospitalier fait également l'objet de l'attentive sollicitude des hautes autorités administratives locales, de la direction générale de la santé publique et de l'académie de l'AOF. Cet enseignement est réalisé à l'hôpital central africain sommairement adapté à des nécessités nouvelles[102]. Dans la même veine, le professeur Abdou Moumouni, agrégé de physique, ancien élève de l'École normale William-Ponty de Sébikotane et du lycée Van Vollenhoven de Dakar, dans son ouvrage sur *L'éducation en Afrique*, montre les limites de la fabrique d'une élite médicale africaine. Il met en évidence les débuts chaotiques de l'enseignement supérieur à Dakar où il a été particulièrement difficile de recruter rapidement un personnel enseignant vraiment supérieur puisque le corps est constitué de professeurs de lycée de Dakar[103].

Au cours de l'année scolaire 1952-1953, l'École préparatoire de médecine et de pharmacie de l'IHED a effectivement dispensé les enseignements préparant aux examens de doctorant en médecine[104]. Soulignons l'importante difficulté de l'organisation de l'enseignement clinique à Dakar qui ne dispose à cette période que d'un hôpital d'assistance, l'hôpital central africain. Soulignons également les difficultés d'enseignement et l'accroissement des effectifs posent un problème qui est angoissant, étant donné l'insuffisance manifeste des locaux, malgré leur utilisation intensive et une « rotation accélérée »[105]. Les étudiants en médecine, bacheliers et munis du PCB après avoir accompli sur place les trois premières années, terminent leurs études en

---

[99] Il fut doyen de la faculté de médecine de Dakar de 1950 à 1967. Cf. : Revue du Service de santé des troupes de marine, Marseille : École d'application du Service de santé des troupes de marine, 1962.

[100] Anonyme, « Institut des hautes études de Dakar. Livret de l'étudiant », *L'éducation africaine. Bulletin officiel de l'enseignement en AOF*, 40e année, 1951, nouvelle série, n° 8 & 9, p. 44-46.

[101] ANS, 1H34 (26), L'enseignement médical universitaire en AOF, p. 6.

[102] *Id.*, p. 7.

[103] C'est le cas de M. Masson (physique), M. et Mme Sourie (biologie animale), M. Chammard (mathématiques), dans A. Moumouni, *op. cit.*, p. 77.

[104] ANS, 2G54-111, Rapport relatif au fonctionnement de l'IHED pendant l'année scolaire 1953-1954, p. 1-4.

[105] *Ibid.*

France jusqu'à l'obtention du diplôme de doctorat en médecine[106] (nous n'avons pas trouvé de document à ce sujet qui implique le professeur Portmann de la faculté de médecine de Bordeaux et la directrice des archives de la faculté n'a été en mesure de nous fournir des informations ; des pistes ouvertes, que le présent travail ne peut épuiser).

Cependant l'AOF est singulièrement en retard dans ce domaine. Laurence Monnais-Rousselot mentionne que dès 1908, donc bien avant l'ouverture de l'École de Dakar, trois étudiants « prometteurs » indochinois sont envoyés à la faculté de médecine de Paris sur proposition du Dr Cognacq, directeur de l'École de médecine de Hanoï. Quelques années après, une minorité rejoint Paris, Montpellier ou Bordeaux et suit un cursus identique à celui des étudiants métropolitains ; plusieurs se spécialisent en radiologie, en dermatologie, en ophtalmologie avant de retrouver le sol indochinois[107]. Selon l'historienne, le mouvement prend de l'ampleur, au cours des années 1920, dans le cadre d'un système de bourses au mérite et surtout de la nouvelle filière doctorale qui permet de grossir les rangs du corps médical de l'AMI[108]. En 1923, l'École de Hanoï ouvre, à son tour, une section doctorale[109]. En 1933, une décennie après, elle est autorisée à enseigner tout le programme des études doctorales[110]. En 1941, elle devient une faculté mixte de médecine et de pharmacie, comprenant également une section dentaire et une École de formation des sages-femmes et, en 1947, est créée une annexe à Saigon[111].

En Algérie, l'importance prise par l'enseignement conduit le gouverneur à établir, à Alger, l'enseignement supérieur par la loi du 20 décembre 1879. Cette loi, votée par le sénat français, créé à Alger à côté de l'École de médecine et de pharmacie, déjà existante, des Écoles préparatoires à l'enseignement de droit, des sciences et des lettres. Ces écoles sont transformées en université en 1909. L'École préparatoire de médecine et de pharmacie est placée sous les auspices de la faculté de médecine de Montpellier, qui délivre les diplômes[112].

En AOF, la création ainsi amorcée va être complétée par le décret du 24 février 1957 qui transforme l'IHED en université de plein exercice[113], et

[106] ANS, 1H49 (163), Documentation concernant la santé publique en AOF, année 1952 p. 12.
[107] L. Monnais-Rousselot, *op. cit.*, 2002, p. 39-40.
[108] *Ibid.*
[109] Mais les étudiants de cette section devraient suivre leur dernière année universitaire et soutenir leur thèse dans un établissement en France. Ainsi, de 1935 à 1944, 137 thèses en médecine sont soutenues par des Vietnamiens dans les établissements en France. Cf. V. T. Hoang, *op. cit.*, p. 68.
[110] *Ibid.*
[111] E. Deroo, A. Champeaux & J.-M. Milleliri (dir.), *op. cit.*, p. 92.
[112] L. Abid, *op. cit.*
[113] Il s'agit de l'université de Dakar qui deviendra l'université Cheikh Anta Diop de Dakar à partir de 1987, en hommage à son parrain disparu en 1986.

l'École préparatoire de médecine et de pharmacie en une École nationale de médecine et de pharmacie de Dakar qui va être chargée d'assurer aussi, à partir de l'année scolaire 1957-1958, les enseignements de quatrième, cinquième, sixième année en vue du doctorat[114] (c'est la dix-huitième université française[115]). Les études en vue du diplôme de docteur en médecine durent désormais six ans.

À Dakar, les enseignements comprennent un enseignement théorique, un enseignement pratique, un enseignement dirigé et un enseignement clinique. L'enseignement théorique est assuré par les professeurs et maîtres de conférences. L'enseignement pratique est donné dans les laboratoires et dans les stages hospitaliers. Il est coordonné à l'enseignement théorique. L'enseignement dirigé s'adresse à des groupes de 25 étudiants et consiste en des exercices de révisions et en l'approfondissement des connaissances acquises. L'enseignement clinique comprend l'enseignement de la sémiologie et des enseignements de clinique médicale, de clinique médicale infantile, de clinique chirurgicale, de clinique obstétricale et de spécialités[116]. Les enseignements sont également donnés à l'occasion des stages. Les études en vue du diplôme de pharmacien durent cinq ans : un an de stage dans une officine et quatre années de scolarité sanctionnées par des examens de fin d'année comportant des épreuves écrites, pratiques et orales. Les épreuves écrites des premier et deuxième examens sont éliminatoires. L'enseignement comprend une partie théorique et des travaux pratiques[117]. Au cours de la sixième année, il existe un stage pratique interne obligatoire qui commence au plus tard le 15 août de chaque année, pour une durée de 12 mois. La formation comprend des enseignements théoriques, sous forme de cours et conférences donnés à la faculté de médecine de l'université de Dakar et dans les laboratoires et les hôpitaux de la même ville. Les examens, qui déterminent la collation du grade de docteur en médecine, comprennent cinq examens de fin d'année, trois examens de clinique et une thèse de doctorat[118].

Il est intéressant de noter que certains étudiants et certains leaders africains n'ont pas manqué de souligner que l'université de Dakar offre un enseignement d'une qualité inférieure à celui des universités françaises. Il a été souligné aussi que peu de membres du corps professoral sont agrégés ou docteurs d'État et beaucoup de professeurs de passage enseignent à Dakar en quelques semaines ce qu'ils enseignent en France en neuf mois[119] ; sans compter l'insuffisance des locaux d'enseignement et des services hospitaliers,

[114] J. Capelle, 1990, *op. cit.*, p. 94.
[115] M. Payet, *op. cit.*, 407.
[116] J. Blanchard, *op. cit.*, p. 10.
[117] *Ibid.*
[118] Anonyme, *op. cit.*, 1951, p. 48.
[119] C. Coulon, *op. cit.*, p. 31.

l'absence de matériel, la difficulté de recrutement et de logement d'un personnel qualifié[120]. Ce fait est avéré par Amady Aly Dieng[121], homme de lettres, l'un des premiers étudiants de l'IHED[122], qui est particulièrement critique. Dans ses souvenirs, il rappelle que : « les professeurs n'étaient pas toujours compétents. Les documents circulaient pour dénoncer leurs carences intellectuelles et pédagogiques, alors qu'ils gagnaient beaucoup d'argent. Nous les rattachions à l'éducation nationale française et au ministère des colonies qui, tous les deux, ne se souciaient pas trop de notre formation et de la qualité de l'enseignement qui nous était prodigué et préféraient nous envoyer du personnel de la coloniale, c'est-à-dire des agrégés et pas pour la France, mais pour l'Afrique ou des agrégés militaires qui n'étaient pas très compétents dans leur travail et surtout ceux d'entre eux qui exerçaient à l'École de médecine[123]. »

À partir des années 1950, l'enseignement devient universitaire, l'École de Dakar est jumelée avec les facultés françaises de Bordeaux et de Paris. Désormais, elle ne recrute plus d'élèves médecins[124] ni pharmaciens[125]. Seule se poursuivait la formation des élèves sages-femmes africaines.

L'École des sages-femmes africaines, un établissement éphémère

L'OMS, fondée en 1948 et dont le but est d'amener tous les peuples au niveau de santé le plus élevé, définit la sage-femme comme « une personne instruite et qualifiée pour donner des soins aux femmes durant la grossesse, l'accouchement et la période postnatale, aux nouveau-nés. Ces soins prennent des formes très diverses comme la prévention, l'éducation sanitaire, la détection des anomalies chez la mère et l'enfant, le recours à l'assistance médicale et l'application de traitement d'urgence en l'absence du médecin[126] ». La profession de la sage-femme est définie par le Code de la Santé Publique comme une profession médicale à compétence limitée. Ce qui

[120] Anonyme, *op. cit.*, 1952-1953, tome I, p. 7.

[121] Amady Aly Dieng devint en 1955 secrétaire général de l'Association générale des étudiants de Dakar. Il est né le 22 février 1932 à Tivaouane (Sénégal), mort le 13 mai 2015 à Dakar. Amady Aly Dieng fut enseignant, formateur de formateurs, responsable du service des études à la Banque centrale des États de l'Afrique de l'Ouest (BCEAO), militant de la Fédération des étudiants d'Afrique noire en France (FEANF), de l'Association des étudiants sénégalais en France (AESF), membre du Parti africain de l'indépendance (PAI) et du Parti communiste français (PCF), membre du Syndicat des professeurs africains du Sénégal (SPAS).

[122] Il est admis à l'IHED en 1952.

[123] A. Ngaïdé, *Amady Aly Dieng : Lecture critique d'un demi-siècle de paradoxes*, Dakar, CODESRIA, 2012, p. 21.

[124] La dernière promotion d'élèves médecins est sortie en juillet 1953.

[125] La dernière promotion d'élèves pharmaciens est sortie en juillet 1952.

[126] A. Ndaw, *op. cit.*, p. 493.

implique une indépendance et une responsabilité particulières par rapport aux autres professions paramédicales[127].

Il n'entre pas dans le cadre de ce travail de faire une étude détaillée de ces deux institutions médicales : l'École des sages-femmes africaines et l'École des sages-femmes d'État de Dakar. L'historienne Ngoné Guèye a consacré un mémoire aux sages-femmes du Sénégal, de 1918 à 1968, une période couvrant un demi-siècle. Ce travail intègre cependant une approche genrée du passé. Au cours des années 1950, les écoles sont condamnées au profit d'un IHED, les sections médecine et pharmacie de l'École médicale de Dakar y sont transférées et seule la section sage-femme y reste jusqu'en 1953, remplacée par une École des sages-femmes africaines. La réforme est justifiée par la création d'une faculté de médecine au sein de l'université de Dakar et par l'ouverture, en 1956, d'une École des sages-femmes d'État qui délivre un diplôme reconnu en France. Il est donc intéressant de noter qu'au cours des années 1950, l'École médicale destinée à former des sages-femmes a changé deux fois de nom : l'École des sages-femmes africaines dans un premier temps et l'École des sages-femmes d'État de Dakar dans un second temps. Mais c'est la continuité !

L'École des sages-femmes africaines, créée par le décret 53-267 du 30 janvier 1953, est conçue pour recevoir et former, à l'exclusion de tout autre établissement, les sages-femmes africaines qui concourent au Service de l'assistance médicale dans les territoires de l'AOF, de l'AEF, du Cameroun et du Togo. L'institution est rattachée administrativement à l'hôpital central africain de Dakar[128] qui a remplacé l'HCII. Les conditions requises pour l'admission à l'établissement restent similaires à celles de l'ancienne École de médecine.

Dans sa note adressée au ministre de la FOM, en date du 19 février 1953, Le Layec, secrétaire général chargé de l'expédition des affaires courantes, souligne que « si jusqu'à présent, il a été recruté chaque année un nombre important de sages-femmes (30 environ), il va devenir nécessaire de diminuer dans un avenir prochain le nombre des admissions, la liste des postes à pourvoir n'étant pas indéfiniment extensible. [...] Il apparaît donc inutile au conseil d'administration de l'École africaine de médecine et de pharmacie de maintenir dans sa forme actuelle et avec les prérogatives dont l'a dotée le décret du 11 août 1944 un établissement qui ne comprendra plus qu'un personnel extrêmement mince[129]. »

---

[127] *Ibid.*

[128] ANS, 1H98 (163), Décret n° 53-267 du 30 mars 1953 organisant une École des sages-femmes africaines à Dakar.

[129] ANS, 1H98 (163), Note n° 1549 du 19 février 1953.

Rappelons que dès le colloque de Brazzaville en 1952, il apparaît que le problème le plus urgent est celui de la formation du personnel sanitaire et social, aussi un programme d'action est-il monté par le Centre international de l'enfance avec notamment des cours délocalisés en Afrique. Ainsi, il s'agit d'aller non seulement vers les médecins africains, mais également vers les autres personnes qui jouent des rôles importants dans l'accompagnement des mères et des enfants. À partir de décembre 1953, un premier cours de PMI est organisé au Sénégal pour des sages-femmes formées à l'École des sages-femmes de Dakar. Il vise à les perfectionner dans le domaine de la pédiatrie sociale avec des leçons théoriques, des stages et des démonstrations pratiques. Ce premier cours est suivi d'autres et un système de bourses mis en place par le Centre internationale de l'enfance – nous y reviendrons – permet à des sages-femmes d'autres territoires, en particulier de l'AEF, considérée comme plus en retard que l'AOF, de venir y participer à Dakar. L'objectif est de faire de chaque sage-femme, « une monitrice capable d'éduquer les mères villageoises africaines ». Les intervenants sont des professionnels reconnus, surtout français, mais pas exclusivement. La communication sur ces cours repose sur des photographies montrant des sages-femmes vaccinant de jeunes enfants, des mères apprenant des notions de nutrition, etc.[130]. Ce qui fait dire à Anne Hugon, dans son article sur l'historiographie de la maternité en Afrique subsaharienne que, « concernant la durée de l'espacement de tétées, la date du sevrage, l'alimentation des jeunes enfants, les gestes du bain et les interdits thérapeutiques, les sages-femmes ont leur mot à dire sur tout et participent donc évidemment à l'éducation maternelle – même si leurs avis n'ont pas nécessairement force de loi[131]. »

Pendant les années 1950, l'audience de ces cours ne fait que croître auprès de l'ensemble du personnel sanitaire et social et s'étend aux infirmiers, travailleuses sociales et auxiliaires familiales.

Mais force est de reconnaître que le recrutement se révèle difficile. En quatre promotions, elles ne sont que 80 sages-femmes africaines diplômées, 22 en 1953, 24 en 1954, 15 en 1955 et 19 en 1956[132]. L'École africaine de médecine et de pharmacie, qui a continué à former les jeunes filles, ferme ses portes en 1957 lorsque l'École des sages-femmes d'État, annexée à la faculté de médecine, prend la relève.

[130] Y. Denéchère, *op. cit.*, p. 141-154.

[131] A. Hugon, « L'historiographie de la maternité en Afrique subsaharienne », *Femmes, Genre, Histoire*, 2005, n° 21, Maternités (2005), p. 223.

[132] Voir Annexe 3 : Les promotions sortantes de l'École de médecine, p. 293-312.

L'École des sages-femmes d'État de Dakar, une formation des auxiliaires polyvalentes

Les Écoles du service de santé sont les premiers établissements à assurer la formation des infirmiers de soins, des infirmières sociales et des infirmiers d'assainissement sur les notions de médecine tropicale afin d'aider le personnel européen dans la lutte contre les fléaux qui freinent l'accroissement de la population. Mais il n'existe pas à proprement parler d'Écoles du service de santé. C'est l'hôpital du chef-lieu de la colonie qui est le centre d'instruction de ces agents de santé africains[133]. Après leur admission aux Écoles du service de santé, les élèves reçoivent le titre d'élèves infirmiers et d'élèves infirmières. Ils sont placés, par la suite, en stage d'instruction technique aux hôpitaux pendant une durée d'un an où leur est donné un enseignement technique et pratique. C'est à la fin de ce stage qu'ils sont soumis à un examen théorique et pratique, portant sur le programme enseigné et donnant droit au diplôme d'infirmier. Les élèves reçus sont nommés infirmiers stagiaires et servent dans les formations sanitaires de la colonie. Au bout d'un an de service, ils sont définitivement admis dans le cadre en qualité d'infirmiers[134]. Au même moment, l'École des infirmiers du SGHMP (École Jamot) fonctionne à Bobo-Dioulasso. Chargée de recruter et de former en internat dans toute la fédération les infirmiers nécessaires au SGHMP, les élèves y sont admis sur concours pour une durée d'études d'un an. En plus d'une instruction générale et technique analogue à celle des autres infirmiers, la formation de l'École Jamot est particulièrement orientée, surtout en ce qui concerne le côté pratique, vers le dépistage, le traitement et la prophylaxie des affections épidémiques, endémiques et endémo-épidémiques (trypanosomiase, lèpre, paludisme, méningite cérébro-spinale, onchocercose, etc. contre lesquels lutte le SGHMP)[135].

En 1951, après la création de l'École des infirmiers et infirmières d'État (EIIE) de Dakar[136], le Grand Conseil de l'AOF demande l'ouverture d'une École des sages-femmes d'État (ESFE) pour la rentrée scolaire 1951-1952. Ce

---

[133] Au Sénégal, il existe deux centres d'études : l'Hôpital central indigène de Dakar et l'Hôpital colonial de Saint-Louis. Les infirmiers et infirmières sanitaires du cadre local de l'AMI du Sénégal sont recrutés par voie de deux concours : l'un au titre de la circonscription de Dakar et Dépendances et l'autre pour le Sénégal. Les élèves reçus à Dakar accomplissent leur stage à l'hôpital central indigène et ceux du Sénégal font leur stage à Saint-Louis. Avec l'arrêté local du 11 mars 1944, les infirmiers d'assainissement sont intégrés dans le cadre des infirmiers du Sénégal. Cf. ANS, 1H49 (163), OMS : rapports fournis à l'ONU sur la santé en AOF, 1948-1956.

[134] ANS, 2G40-19, Sénégal, Service de Santé, Rapport annuel, 183 p. & ANS, 2G46-11, Sénégal, Service de santé, Rapport annuel (partie administrative et partie médicale), 97 et 168 p.

[135] ANS, 1H49 (163), OMS : rapports fournis à l'ONU sur la santé en AOF, 1948-1956.

[136] ANS, 2H82 (26), Arrêté général n° 529 SP/CP du 26 janvier 1951.

vœu est renouvelé successivement en 1953 et en 1954. Mais ce n'est que l'arrêté du 21 mai 1957 qui agrée l'ESFE de Dakar pour la préparation au diplôme d'État. Encore, au vu des difficultés susmentionnées que rencontrent les élites intellectuelles africaines pour aller étudier en métropole et devant le souci de les former sur place en France, l'ESFE est créée et ouverte à Dakar par l'arrêté du 21 septembre 1957 du haut-commissaire de la République en AOF[137]. En ce qui concerne les modalités du concours d'entrée, cette institution est régie par le décret n° 56-605 du 14 juin 1956. Le règlement modèle du 22 juin 1956 lui est applicable et les études préparatoires au diplôme d'État de sage-femme, reconnu en France, sont organisées en AOF. Jusqu'à cette date, pour avoir le diplôme d'État de sage-femme, il fallait aller en France où le concours n'avait été ouvert aux candidates africaines qu'en 1949. Depuis cette date, les élèves sont libres de rester ou de partir en France. Ainsi, en 1956, sept élèves seulement sur dix-neuf acceptent de rester et former la première promotion de ce qui va devenir l'ESFE. Il s'agit de Ramatoulaye Seck, d'Aïssatou Koné, de Lydia d'Almeida, d'Hélène Carvalho, de Thérèse Lô née Diaw, de Fatou Niang et de Léna Diagne[138].

D'autres raisons à ces faibles effectifs sont d'ordre social. En effet, certains parents pensent que partir en France est le point de départ de la déperdition, de la vie de misère. À ce sujet, Marie Touré Ngom dite Marie du Sahel soutient : « Ma mère me disait toujours, tout ce que tu ne peux pas avoir ici au Sénégal, tu ne l'auras pas ailleurs. [...] Et tout ce que j'ai eu comme formation, pour en arriver là où j'en suis, je l'ai eu ici avec quelques bribes de stages avec le Centre international de l'enfance »[139].

Les filles qui partent en France suivent un enseignement théorique et pratique au cours duquel on leur inculque les notions de respect, de dévouement et de secret professionnel, tout en veillant à leur bonne tenue vestimentaire. Après l'obtention de leur diplôme, elles retournent en Afrique pour être intégrées dans le cadre général.

Au Sénégal, le diplôme de sage-femme d'État n'est délivré qu'aux candidates qui ont suivi pendant trois années l'enseignement organisé par la loi du 17 mai 1943 modifié par la loi du 24 avril 1944 et passé avec succès les examens correspondant à chacun des trois cycles d'études dont se compose cet enseignement : une année d'études générales d'infirmières, trois semestres d'études obstétricales et un semestre d'études de puériculture. La formation des sages-femmes se fait dans le contexte fédéral de l'Union française. Les

[137] N. Guèye, *op. cit.*, p. 65.
[138] *Ibid.*
[139] *Ibid.*

conditions posées ne se limitent plus uniquement aux élèves, mais s'étendent également aux institutions chargées de leur formation[140].

Ainsi, « les écoles préparant au diplôme d'État de sage-femme doivent être préalablement agréées par le ministre de la FOM et le secrétaire d'État à la santé publique et à la population, après avis du conseil de perfectionnement »[141]. L'agrément ainsi conféré est à tout moment révocable, et ne peut être accordé qu'aux écoles ayant un internat et installées à proximité immédiate d'une maternité comportant un nombre de lits en rapport avec le nombre des élèves. Ces conditions sont réunies par l'École de Dakar qui est ainsi agréée pour la préparation des candidates au diplôme d'État[142]. L'ESFE est placée sous la surveillance vigilante du conseiller au service des grandes endémies en AOF, assisté d'un représentant de l'académie de l'Afrique française. Elle est dirigée par un docteur en médecine, gynécologue, obstétricien qualifié, nommé par arrêté du haut-commissaire sur proposition d'une commission administrative[143], après agrément du conseil national de perfectionnement des élèves sages-femmes d'État[144].

L'école s'est fixée pour objectif de former des agents polyvalents capables de s'intégrer dans une équipe de santé, de donner des soins préventifs et curatifs à la mère et à l'enfant en milieu rural comme en milieu urbain dans les maternités, les centres de PMI et au sein des collectivités[145]. Le concours sur titre et sur épreuve est ouvert aux candidates titulaires du BEPC ou d'un diplôme équivalent et âgées de 18 ans au moins. Les bases du recrutement sont élargies. Si au début, seules les candidates domiciliées en AOF et au Togo sont admises à concourir pour cet établissement[146], plus tard la formation ne se limite plus au seul cadre de l'Afrique subsaharienne, elle se veut une valeur internationale dépassant ainsi les frontières africaines. Les épreuves sont théoriquement du niveau du BEPC. Mais il est à noter que la majorité des candidates admises est issue des classes de premières et terminales. Les

[140] *Id.*, p. 63.

[141] *JOAOF*, Article 4 du décret n° 56-306 du 23 mars 1956 portant application dans les territoires de la FOM de la loi du 17 mai 1943, modifié par la loi du 24 avril 1944, organisant les études préparatoires au diplôme d'État de sage-femme en France, p. 690. Cité par N. Guèye, *op. cit.*, p. 63.

[142] *Ibid.*

[143] Cette commission est composée du gouverneur secrétaire général ou son représentant, du directeur de l'hôpital Aristide Le Dantec, du conseiller aux finances de l'AOF ou son représentant, du recteur de l'académie ou son représentant, d'un médecin chirurgien ou spécialiste désigné par le conseiller au service des grandes endémies et du gestionnaire de l'hôpital Aristide Le Dantec.

[144] ANS, 2H82 (26), Arrêté général n° 529 SP/CP du 26 janvier 1951.

[145] A. Ndaw, *op. cit.*, p. 493.

[146] ANS, 2H82 (26), Arrêté portant organisation de l'École des sages-femmes d'État de Dakar, in *JOAOF*.

titulaires du baccalauréat sont dispensées des épreuves. Le niveau s'est donc pratiquement élevé de lui-même. Ce concours appelle quelques remarques. En effet, le mode de sélection ne teste en réalité que les aptitudes intellectuelles et très peu les aptitudes générales à la profession[147]. Toutefois, ces filles restent mal connues, car les sources sont trop vagues, voire muettes, sur leurs identités (prénoms, noms, âges, lieux de naissances, établissements d'origine, etc.). Ce qu'Anne Cornet, spécialiste de l'histoire coloniale belge, résume par cette formule globalisante : « Les femmes sont les parents pauvres dans les archives de la période coloniale. [...] Si en outre elles ont la peau noire[148]. »

Le centre de correction des copies est fixé à Dakar. Les centres d'examen, rattachés au centre de correction de Dakar, sont situés dans chaque chef-lieu de territoire de l'AOF et à Lomé pour le Togo[149]. Le régime reste l'internat, mais exceptionnellement des élèves peuvent être admises à titre externe. Trois catégories d'élèves sont admises à l'école. Il s'agit des élèves libres acquittant, elles-mêmes, le montant du prix de la pension, des élèves boursières dont le prix de pension est payé par les territoires de résidence et des fonctionnaires qui doivent, avant leur entrée à l'institution, demander leur mise en disponibilité et obtenir une bourse de leur territoire d'affectation. Les dossiers des candidates doivent mentionner expressément l'indication de la catégorie dans laquelle l'élève désire entrer. Dans le cas où la candidate sollicite le bénéfice d'une bourse, le chef du territoire doit mentionner son accord ; le dossier doit être complété par un engagement à servir pendant six ans dans les formations de la santé publique des territoires intéressés après délivrance du diplôme d'État[150] valable seulement dans les territoires français d'Afrique subsaharienne[151].

L'école fournit aux élèves les tenues vestimentaires dont la composition est laissée à la décision de la commission administrative. Le prix de la pension est fixé par décision de la commission administrative. Le personnel enseignant, les monitrices et le personnel administratif sont nommés par le haut-commissaire de la République française en AOF sur proposition des autorités sanitaires[152].

Le programme de formation s'inspire de celui des écoles françaises : il est étalé sur trois années d'études et comporte des cours théoriques, des stages pratiques dispensés par des professeurs agrégés, des docteurs en médecine et

---

147 A. Ndaw, *op. cit.*, p. 495.

148 A. Cornet, *op. cit.*, 2005, p. 627.

149 ANS, 2H82 (26), Arrêté portant organisation de l'École des sages-femmes d'État de Dakar, dans *JOAOF*.

150 *Ibid.*

151 A. Ndaw, *op. cit.*, p. 493.

152 ANS, 2H82 (26), Arrêté portant organisation de l'École des sages-femmes d'État de Dakar, dans *JOAOF*.

en pharmacie et des monitrices sages-femmes. C'est un enseignement tronqué adapté aux réalités africaines, réalisé dans les terrains de stages hospitaliers (dans les différents services de l'Hôpital Aristide Le Dantec, y compris sa maternité), extrahospitaliers et dans les formations sanitaires de PMI[153] en zone rurale de Khombole[154] au Sénégal[155]. Rappelons au passage que le choix de cette petite communauté (Khombole) pour abriter le Centre rural de protection familiale pilote n'est pas fortuit. Ainsi, dans une étude publiée en 2016, Yves Denéchère souligne que « Khombole, avec ses 5 000 habitants, situé au centre de deux cantons regroupant 30 000 habitants, est choisi pour son accessibilité depuis Dakar[156] et ses équipements préexistants, notamment une infirmerie et une petite maternité[157]. » Le centre commence à fonctionner le 1er octobre 1957[158]. Lieu de formation, son but est d'étudier les conditions d'application de la médecine sociale dans une zone rurale africaine et d'offrir la possibilité de stages fructueux, assurés par les monitrices de l'école en collaboration avec les équipes de soins[159], à l'élite médicale et paramédicale africaine venant des autres colonies d'AOF et des territoires étrangers. Centre de recherche, il met les stagiaires au contact direct des réalités bien différentes de ce qu'ils voient et apprennent dans l'hôpital de la grande ville. D'après notre interlocuteur Mamadou Diouf, infirmier sanitaire à la retraite : « Khombole a joué un grand rôle dans la protection postnatale. Sous la direction du professeur Debré, patron de la pédiatrie en France et de madame Aubry, professeure à l'École de santé publique, on a aménagé à Khombole le CIE qui est jumelé avec le CIE[160] » fondé par Robert Debré et installé au

---

153 N. Guèye, *op. cit.*, p. 71-72.

154 A. Ndaw, *op. cit.*, p. 496.

155 Pour plus d'information, voir M. Ndao, *op. cit.*, 2014, 482 p.

156 Khombole est situé à environ 100 kilomètres à l'Est de Dakar et 20 kilomètres de de la ville de Thiès.

157 Y. Denéchère, *op. cit.*, p. 141-154.

158 Dès la fin de 1957, l'équipe est composée d'une administratrice, d'une sage-femme africaine (il s'agit de Marie Touré Ngom dite Marie du Sahel, sage-femme diplômée de l'École de médecine en 1952), d'un infirmier, d'un médecin (il fait référence au docteur Fiacre Coly, diplômé de l'École de médecine en 1944, qui a suivi les cours de pédiatrie sociale à Dakar, réaffecté à la ville de Khombole en 1953 où il deviendra maire de ladite ville, de 1958 à 1966), d'assistantes sociales et médicales, d'un instituteur et d'un agent de génie rural et de l'agriculture afin de veiller à l'amélioration de l'assainissement. Cf. Y. Denéchère, *op. cit.*, p. 141-154.

159 A. Ndaw, *op. cit.*, p. 496.

160 Entretien avec Mamadou Diouf (77 ans), rencontré au dispensaire Elhadj Mansour Sy de Bargny, infirmier sanitaire à la retraite, le 17 juin 2011. Dans le cadre de sa formation, il est sorti comme infirmier sanitaire de l'École des agents de santé de Saint-Louis en 1955. Il est affecté en Mauritanie, plus précisément à la haute Mauritanie, à Atar, près de la frontière marocaine. À propos de son affectation, il soutient qu'à l'époque la direction de la santé était commune, Sénégal-Mauritanie. Et il a passé le concours pour la fonction publique mauritanienne. Les territoires étaient séparés. Il y avait la direction de la santé de la Mauritanie

château de Longchamp en France[161], où les cours de pédiatrie sociale dispensés accueillent nombre de médecins africains. Sur sa tombe en Touraine, une seule plaque posée sur la pierre : « les femmes et enfants d'Afrique Noire au Professeur Debré ». En effet, de 1950 à 1958, sur les 1 533 participants à ces cours, 161 sont africains, surtout venus des colonies françaises (33 du Sénégal, 18 du Dahomey, 13 de la Côte d'Ivoire, 11 de Madagascar, etc.)[162].

Il est intéressant d'ajouter à cela l'attention particulière accordée à la formation des matrones[163] traditionnelles. Ce fait est avéré par Ngoné Guèye qui est allée jusqu'à écrire dans son mémoire sur les sages-femmes du Sénégal, que « le recours à ces matrones permettait [...] de disposer d'un corps paramédical qui accepte de vivre et de rester en « brousse », ce qui n'était pas toujours facile avec les sages-femmes[164] » diplômées. Nous avons compris, c'est à chaque fois que le personnel qualifié fait défaut que les autorités médico-administratives se rabattent sur ces accoucheuses traditionnelles, pourtant souvent tenues pour principales responsables de l'importante mortinatalité et de la mortalité des femmes en couches. C'est le cas en 1926 : devant l'insuffisance du personnel soignant, le gouverneur général Carde, dans sa circulaire n° 1024-P du 12 mars, manifeste le désir que l'on fasse « la tentative de donner aux matrones indigènes quelques notions, non pas d'obstétrique, mais de simple propreté et qu'on leur apprenne à faire un pansement ombilical aseptique avec les matériaux dont elles se servent »[165], un exemple parmi d'autres. Pourtant, notre interlocuteur Mamadou Djiméra, ancien élève de l'École François Blanchot de Verly de Saint-Louis du Sénégal, notifie qu'« [e]n Afrique noire, il n'y avait pas d'examens prénataux. C'étaient les « vieilles dames[166] » qui avaient une certaine expérience, une connaissance de l'enfant et de l'hygiène. [...] Elles prévenaient les femmes enceintes de ne pas faire ceci et de ne pas faire cela. Elles leur donnaient des conseils de boire certaines décoctions ou tisanes. L'enfant naissait toujours devant elles. C'étaient des kinésithérapeutes[167]. »

Au Sénégal, à l'École des sages-femmes d'État, l'enseignement est à la fois théorique et pratique. La première année des études vise à donner une

---

et celle du Sénégal. Il a sillonné de long en large la Mauritanie. Il conclut qu'il y avait un encadrement militaire à cette période.

[161] De 1949 à 1997.

[162] Y. Denéchère, *op. cit.*, p. 141-154.

[163] N. Guèye, *op. cit.*, p. 79.

[164] *Ibid.*

[165] Cf. *JOAOF*, Instruction sur l'orientation et le fonctionnement des services d'AMI, du 15 février 1926, p. 193.

[166] Vocable exprimant le respect.

[167] Entretien avec Mamadou Djiméra, 74 ans (né en 1937), ancien élève de l'École Blanchot, rencontré à Keur Massar (Dakar) le 25 avril 2011.

formation de base globale. L'enseignement théorique concerne essentiellement l'anatomie et la physiologie générale, l'hygiène et la santé publique, la pathologie médicale et chirurgicale, l'éthique professionnelle, la puériculture et la pédiatrie, la nutrition, la pharmacologie et des soins des infirmiers généraux. L'enseignement pratique est réalisé en salle de démonstrations, en médecine, en chirurgie, en puériculture et en PMI. En deuxième année, l'enseignement théorique porte sur l'étude du nourrisson sain et malade, la législation et la déontologie, la pathologie obstétricale et la physiologie.

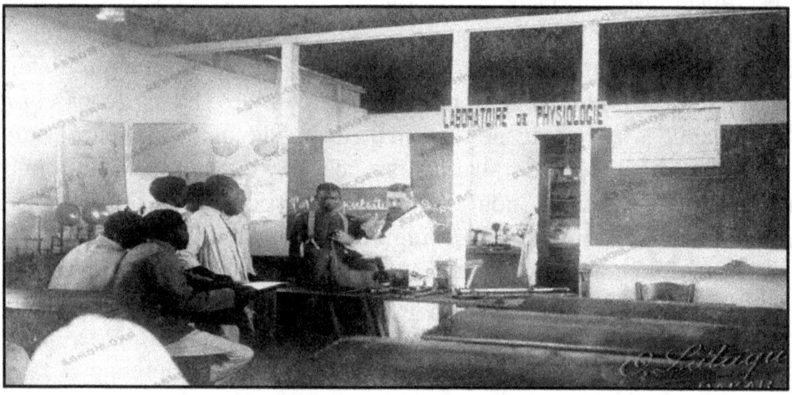

Figure 20 – Cours de physiologie à l'École de médecine[168]

L'enseignement clinique est réalisé entièrement en maternité annexée à l'école. C'est l'année obstétricale pure[169]. La troisième année complète le programme commencé en deuxième. Quatre matières y sont cependant ajoutées : la santé publique, l'obstétrique et la pédiatrie sociale, la nutrition, la pathologie exotique et la gynécologie. L'enseignement se fait sous forme de cours magistraux, de démonstrations, de travaux de groupes et de présentations de malades. Le contrôle technique de l'enseignement est assuré par la faculté de médecine de Dakar, sous forme d'examens de passage et de fin d'études[170].

Au Sénégal tout comme en France, une élève de ces mêmes classes est plus spécialement chargée de chaque accouchement. À cet effet, un tableau qui détermine l'ordre des tours pour les accouchements est affiché dans la salle de

[168] ASNOM – Association Amicale Santé Navale et d'Outre-Mer, « Présentation de l'œuvre humanitaire des corps de santé naval et colonial français », http://www.asnom.org, (page consulté le 6 octobre 2018).
[169] Cf. *JOAOF*, Instruction sur l'orientation et le fonctionnement des services d'AMI, du 15 février 1926, p. 193.
[170] *Ibid.*

travail. Seule l'élève désignée assiste en principe à chaque accouchement. Toutefois, en présence d'un cas intéressant d'accouchement ou d'intervention chirurgicale, la maîtresse sage-femme peut décider d'y faire assister les autres élèves. Celle choisie est aussi tenue de visiter l'accouchée deux fois par jour, afin d'observer tout ce que présente l'état ordinaire de celle-ci, de faire part de sa visite à la maîtresse sage-femme qui suit leurs progrès, travaille de façon permanente à les former. Son influence joue à plein et la pose, aux yeux des élèves sages-femmes, en équivalent féminin du professeur d'accouchement[171]. Elle est tenue de les assister, de rédiger avec exactitude les bulletins cliniques qui restent à la disposition du professeur et d'assurer les soins de l'accouchée jusqu'à prompt rétablissement[172]. Des êtres nouveaux se forgent ainsi au cours des années de formation au niveau des intérêts intellectuels et de la conception du monde.

Les élèves passent, au cours de leurs études, deux examens de passage. À la fin de la première année, l'examen porte sur le programme du premier cycle d'enseignement (études infirmières), passé devant un jury de l'École d'infirmières. Pour obtenir le diplôme d'État de sage-femme, l'examen de sortie de troisième année porte sur la totalité des matières enseignées depuis la première année et a lieu à l'université. Seules les élèves ayant une scolarité suffisante (notes de stage accordées par le chef de service, assiduité et conduites aux cours et exercices pratiques) peuvent être inscrites à l'un des examens. Les examens de passage ont lieu en juin ou juillet. Les élèves refusées à l'un quelconque des examens de passage ou empêchées de s'y présenter par défaut de scolarité peuvent, après un stage supplémentaire effectué pendant les vacances, se présenter à la deuxième session de ces examens de passage à la rentrée d'octobre. En cas d'échec, elles doivent refaire entièrement toute l'année avec stage et enseignement théorique et acquitter l'intégralité du prix de la pension. Quatre échecs au même examen entraînent l'exclusion de l'école, la scolarité insuffisante, sauf pour une cause de maladie, étant comptée comme un échec[173].

Rappelons que la faculté de médecine et l'École des sages-femmes d'État fonctionnèrent ensemble jusqu'aux années 1960. Après 1960, avec l'ère des indépendances et chaque État de l'ancienne AOF voulant prendre la charge de sa formation, les écoles nationales sont créées[174]. C'est la rupture. Dakar, capitale de l'AOF, perd le rôle directeur qui lui avait été donné par le colonisateur français.

---

171 N. Sage-Pranchère, *op. cit.*, p. 275-307.
172 N. Guèye, *op. cit.*, p. 59-60.
173 *Ibid.*
174 Selon Ngoné Guèye, en 1957, des ESFE étaient organisées dans d'autres territoires de l'AOF tels que le Soudan français, la Côte d'Ivoire, etc.

Conclusion

Au terme de ce chapitre, il apparaît que l'enseignement a eu une double fonction. D'abord, il fournit à l'appareil colonial un minimum de personnel auxiliaire indispensable à sa bonne marche. Cependant, le colonisateur se rend vite compte que l'école, dispensatrice de connaissances, est susceptible de porter atteinte à son autorité. Son habileté consiste alors à « adopter » dans toute la mesure du possible le système d'enseignement à la situation de domination afin d'en contrôler les aspects « dysfonctionnels ». C'est là la deuxième fonction de l'enseignement : il institue une ségrégation des connaissances et, à travers elles, des carrières. Loin de réduire la distance qui sépare le colonisateur du colonisé, elle contribue à la rendre quasiment infranchissable[175].

C'est au lendemain de la Seconde Guerre mondiale que l'enseignement secondaire se développe presque partout dans les possessions françaises d'Afrique de l'Ouest. Les atermoiements ont malgré tout continué, alors qu'un enseignement semblable à celui de la France est revendiqué avec force par les élites intellectuelles africaines. À terme, les écoles existantes sont condamnées au profit d'un IHED, premier embryon de l'enseignement supérieur en AOF, créé à Dakar en 1950 ; et les dispositions spéciales ont permis aux étudiants africains d'acquérir le diplôme de docteur en médecine en France. Ainsi, les sections d'élèves médecins et pharmaciens de l'EAMP y sont transférées et seule la section d'élèves sages-femmes y reste jusqu'en 1953, remplacée, elle aussi, par une École des sages-femmes africaines qui va disparaître à son tour en 1956, pour céder la place à l'École des sages-femmes d'État qui délivre sur place un diplôme d'État reconnu en France. Après les indépendances et le départ très progressif du personnel médical européen assurant l'assistance technique, on assiste à la « sénégalisation » des établissements scolaires et sanitaires, une évolution décisive vers l'autonomie pleine et entière.

[175] C. Coulon, *op. cit.*, p. 24.

Conclusion de la seconde partie

L'année 1944 marque un tournant dans l'histoire de l'enseignement et de la santé en Afrique au sud du Sahara qu'il faut situer dans le cadre de la Conférence de Brazzaville. Au cours de cette période, il est demandé aux élèves candidats de l'École de médecine de pouvoir justifier d'un niveau d'instruction générale suffisant. Par la suite, une évolution progressive du niveau de recrutement s'installe. Issus d'un ensemble géographique fort disparate, les élèves sont admis à l'EAMP de Dakar à la suite d'un concours portant sur l'ensemble des matières dans les écoles d'AOF, d'AEF, du Cameroun et du Togo. Au Sénégal, les cours commencent au mois de novembre et prennent fin dans les premiers jours de juin. Contrairement à Tananarive où les études médicales sont d'une durée de cinq ans, à Dakar, la durée des études est de quatre ans pour les élèves médecins et trois ans pour les élèves pharmaciens et sages-femmes.

Dans le courant de l'année, le contrôle des connaissances des étudiants est permanent. Ainsi, à des dates fixées par le directeur de l'établissement, des interrogations notées sont faites aux élèves afin de s'assurer de leurs progrès. À côté de cette formation théorique, il y a une formation pratique. Les élèves sont donc astreints au stage hospitalier qui s'accomplit à l'Hôpital central africain d'instruction et ses annexes (maternité africaine, polyclinique de l'IHS, Institut Pasteur de Dakar). Ainsi, ils assistent aux visites médicales et sont répartis dans ces divers services de santé pour y faire les pansements et observer les malades. Pour compléter leur instruction, ils passent successivement d'un service à l'autre.

Cette formation médicale est utile et nécessaire pour les futurs auxiliaires médicaux qui, pour la plupart, doivent exercer dans les dispensaires ruraux. Mais cette formation repose sur un paradoxe, qui vient du maintien des sciences fondamentales (physique, chimie) et de la matière médicale (biologie), car la plupart des auxiliaires médicaux formés à Dakar n'auront pas l'usage de ces disciplines dans les postes ruraux auxquels ils seront destinés.

Jusqu'au lendemain de la Seconde Guerre mondiale, la France est incapable de créer une vraie originalité par rapport à la médecine enseignée dans les universités françaises métropolitaines. Il y a un refus volontaire du colonisateur d'adapter l'enseignement médical aux réels besoins. Une fois sortis de l'École de médecine, c'est sur le terrain que les jeunes fonctionnaires continuent d'apprendre, et peu sont admis au concours de principalat pour un stage de réimprégnation professionnelle.

Les structures, les diplômes, les objectifs et les programmes veulent devenir conformes à leurs modèles métropolitains[1]. L'administration coloniale se voit contrainte d'accepter un embryon d'enseignement secondaire au Sénégal. Mais, craignant sans doute qu'un grand nombre d'élèves ne s'engouffre dans cette brèche faite au système, elle décide qu'au terme des études secondaires en Afrique, les élèves ne passeront pas le baccalauréat comme en France, mais un brevet de capacité colonial. Cette mesure lèse les enfants de fonctionnaires européens qui font leurs études en Afrique. En réalité ceux-ci ont la possibilité d'obtenir une équivalence du baccalauréat, ce qui leur ouvre les portes des facultés métropolitaines. Mais cette voie est pratiquement fermée pour les enfants africains[2] jusqu'en 1946. À partir de cette date, un certain nombre d'entre eux se rendent chaque année en métropole poursuivre leurs études et obtenir le diplôme de docteur en médecine, après avoir obtenu leur baccalauréat en AOF ; exception faite à Adolphe Diagne (fils de Blaise Diagne, promotion Santé navale 1927), compagnon de la Libération et à Marc Sankalé (promotion Santé navale 1939), tous les deux reçus sur concours sans passe-droit.

Au cours des années 1950, avec l'ouverture de l'IHED, puis l'École des sages-femmes africaines et enfin de l'École des sages-femmes d'État, les nouvelles perspectives permettent de perfectionner la valeur technique des auxiliaires médicaux africains. Mais avec l'ouverture de la faculté de médecine à Dakar en 1957, suivie des premières soutenances de thèses d'étudiants en médecine, quelques années après, la valeur professionnelle de ces agents atteint son apogée[3]. Les objectifs sont ambitieux, ils visent à obtenir dans les territoires de la France d'outre-mer l'égalité des programmes d'enseignement et l'égalité des diplômes avec la métropole mais la réalisation se révèle difficile à mettre en place.

[1] P. Désalmand, *op. cit.*, 1983, p. 334.
[2] *Ibid.*
[3] ANS, 2G47-13 (1), Sénégal : Service de santé. Rapport annuel (partie administrative), p. 85.

Conclusion générale

L'enseignement a toujours été l'une des missions prioritaires du Service de santé des troupes coloniales. De la formation des aides-médecins indigènes à celle d'une élite médicale africaine à l'École de Dakar, plusieurs initiatives ont été prises en matière de santé pour diffuser la médecine occidentale, comme l'assistance aux Européens au début de l'organisation du Service de santé, la création de l'AMI, la dissémination des postes de santé en AOF, etc.

Même si certains historiens considèrent que l'assistance aux Africains était organisée pour lutter d'abord contre la propagation des maladies chez les Européens, on remarque, après la Première Guerre mondiale, l'idée de doter l'AOF de médecins, pharmaciens, sages-femmes et infirmières-visiteuses pour lutter contre les maladies endémiques, épidémiques et sociales et développer la médecine préventive afin de « payer la dette de sang » de la participation des tirailleurs sénégalais à l'effort de guerre et la nécessité d'augmenter la force de travail reposant essentiellement à l'époque sur l'énergie humaine. La nécessité de suppléer à l'insuffisance numérique du personnel médical européen conduit les colonisateurs à rechercher dans le milieu africain des collaborateurs indigènes qui, par leur connaissance du pays, de ses mœurs et de sa langue, seraient en même temps de précieux agents de diffusion et de vulgarisation de la science européenne. De cette conception est née l'institution de l'École de médecine de Dakar, créée le 1er novembre 1918, et destinée à instruire des élèves médecins, vétérinaires, pharmaciens, sages-femmes et infirmières-visiteuses, pour augmenter un effectif jusque-là constitué par les médecins européens du Corps de santé colonial dont le nombre se révèle insuffisant pour assurer la tâche importante qui leur incombe sur toute l'étendue du territoire de l'Afrique subsaharienne sous domination française. Pour un Empire colonial de 10 millions de kilomètres carrés et de 50 millions d'habitants, il n'y eut dans les années 1930 que 800 médecins et pharmaciens militaires des troupes coloniales en exercice outre-mer auprès des populations civiles.

En 1939, éclate la Seconde Guerre mondiale qui va apporter des bouleversements politiques considérables ; la Conférence de Brazzaville aboutit à la mise sur pied, le 11 août 1944, de l'École africaine de médecine et de pharmacie de Dakar qui devient commune à l'AOF, à l'AEF, au Cameroun et au Togo, qui remplace donc l'École de médecine primitivement limitée à l'Ouest-africain français.

Les élèves sont admis à l'École de Dakar à la suite d'un concours portant sur l'orthographe, les mathématiques, la composition française, l'étude d'un texte français, les sciences physiques, chimiques et naturelles. Ce concours sanctionne l'année spéciale préparatoire de l'École normale William-Ponty[1], du Cours secondaire de Dakar, du lycée Faidherbe de Saint-Louis ou des Orphelinats de jeunes filles métisses. La vie à l'École de médecine, marquée par l'internat, permet que s'exercent sur les jeunes élèves surveillance et influence. Sans doute, la qualité du recrutement est-elle parfois dénoncée. Elle n'est cependant qu'épisodique, car – nous l'avons dit – ce sont le plus souvent les meilleurs élèves des écoles fédérales qui se présentent aux concours d'entrée. Les élèves sont formés au niveau du CEPE ou du Brevet élémentaire. Le personnel enseignant est composé de professeurs titulaires nommés par le ministre et choisis parmi les professeurs agrégés et spécialistes du corps de santé colonial, et de chargés de cours recrutés parmi les médecins et pharmaciens des hôpitaux ou des services annexes de Dakar. D'anciens médecins africains peuvent devenir des moniteurs pour les cours de sémiologie et des travaux pratiques[2].

L'enseignement à visée essentiellement pratique, adapté aux conditions locales, est donné sur une période de quatre ans pour les élèves médecins, de trois ans pour les élèves pharmaciens et sages-femmes et de deux ans pour les élèves infirmières-visiteuses, en les préparant aux tâches et aux responsabilités qui doivent être les leurs. Cet enseignement est organisé de façon à donner le plus vite possible aux élèves des connaissances immédiatement opérationnelles et à supprimer les considérations plutôt théoriques comme les chapitres étendus d'historique ou d'hypothèses pathologiques[3].

En outre, des stages hospitaliers se font dans les divers services de l'hôpital d'instruction, de la maternité africaine, de l'Institut d'hygiène sociale de la polyclinique Roume et de l'Institut Pasteur de Dakar. Le directeur de l'établissement est aussi directeur de l'HCII devenu hôpital central africain en 1946. À l'hôpital d'instruction, le service de garde et de réception des malades est assuré par les élèves médecins (les premier, deuxième et troisième de la quatrième année, avec le titre d'interne de garde) et par les élèves pharmaciens (les premier de la troisième année avec le titre d'interne de pharmacie, le deuxième et le troisième de la troisième année, avec le titre d'externe de garde). Les deux élèves de la section sage-femme classées premières à l'examen de passage de la deuxième à la troisième année sont nommées monitrices d'accouchement[4].

Le total des connaissances acquises par les élèves à l'École constitue un bagage assez solide et pratique. Il ne peut être augmenté, eu égard à la

[1] ANS, 1H34 (26), L'École africaine de médecine et de pharmacie de Dakar. Rapport général du médecin lieutenant-colonel Bergeret, p. 1-4.
[2] *Ibid.*
[3] *Ibid.*
[4] *Ibid.*

durée des études qui est relativement courte, puisque le cycle des études médicales dans les facultés de France est passé à six années sans compter l'année PCB. L'organisation du stage de réimprégnation pour l'accès au grade de principalat contribue à pallier cette insuffisance relative de durée d'études ainsi que le maintien à l'établissement des éléments qui sont sélectionnés dans les fonctions de chefs de cliniques et d'assistants[5].

L'évolution accélérée des Africains et la plus grande diffusion de l'enseignement secondaire, socle indispensable à l'accès aux études supérieures, permettent la création, en 1950, d'une nouvelle École préparatoire de médecine et de pharmacie de l'IHED, rattachée aux facultés de médecine de Paris et de Bordeaux, qui assure la relève de l'EAMP, qui ferme ses portes en 1953 avec les sorties des dernières promotions d'élèves pharmaciens en 1952 et d'élèves médecins en 1953. Seule se poursuit la formation d'élèves sages-femmes sous le nom d'École des sages-femmes africaines[6]. Rappelons que la section d'élèves infirmières-visiteuses est supprimée depuis l'année scolaire 1937-1938.

Un nombre très limité d'Africains put franchir le seuil de l'École de Dakar tout au long de la période coloniale. À sa fermeture en 1953, en 32 promotions, l'École de médecine a formé, aux idées et aux sciences occidentales, 1 267 praticiens indigènes dont 581 médecins, 56 pharmaciens, 568 sages-femmes et 62 infirmières-visiteuses[7]. Élites médicales d'un nouveau type, elles ont apporté, dans la lutte contre les fléaux sociaux qui décimaient les populations africaines, une collaboration de grande valeur.

---

[5] *Ibid.*

[6] ANS, 1H34 (26), L'École africaine de médecine et de pharmacie de Dakar. Rapport général du médecin lieutenant-colonel Bergeret, p. 1-4.

[7] Pour plus d'information sur la statistique des promotions sortantes de l'École de médecine, de sa fondation à sa fermeture, voir M. Kanté, *op. cit.*, 2021, p. 731.

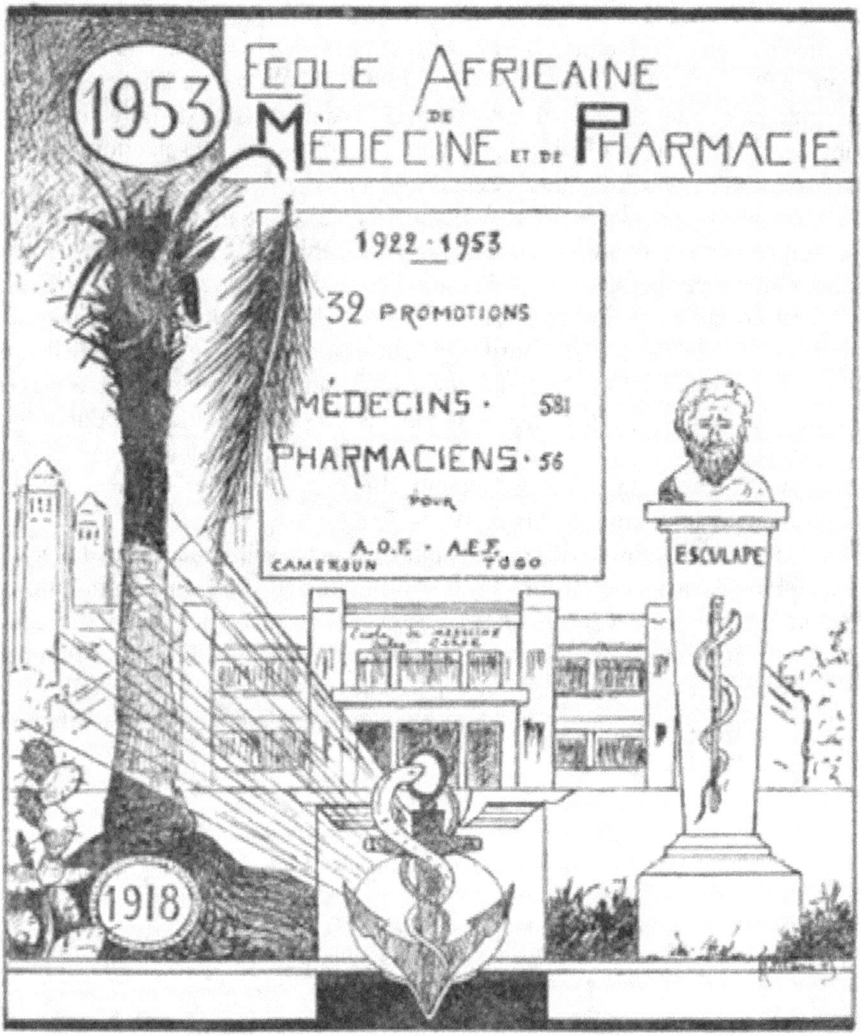
1953
ÉCOLE AFRICAINE DE MÉDECINE ET DE PHARMACIE
1922-1953
39 PROMOTIONS
MÉDECINS · 581
PHARMACIENS · 56
POUR
A.O.F. · A.E.F.
CAMEROUN TOGO
ESCULAPE
1918

Figure 21 – La fermeture de l'École africaine de médecine et de pharmacie en 1953[8]

L'École de médecine de Dakar, berceau de la formation de l'élite africaine, a-t-elle répondu aux espérances ? Ou bien n'a-t-elle été capable que de produire des médecins et des pharmaciens de classe inférieure, sages-femmes

[8] AAAP – Association des anciens amis du Pharo, « Les Écoles de médecine d'outre-mer », *Ceux du Pharo*, avril 2016, n° 33, p. 10, http://aaap13.fr/asso/archb/201604n33.pdf, (page consultée le 1er août 2020).

et des infirmières-visiteuses de qualité moyenne, incapables par conséquent de jouer le rôle social important qu'on attend d'elle ? Ses créateurs n'auraient-ils pas trop présumé de la solidité d'un enseignement technique un peu poussé, d'une imprégnation morale un peu hâtive chez des peuples jugés « trop jeunes » ?

La formation médicale accélérée à l'École de médecine est sans aucun doute un enseignement tronqué. Selon une logique implacable, les programmes sont d'un niveau assez bas. L'École de Dakar conduit à des diplômes « taillés sur mesure » pour les jeunes africains, dont le niveau ne peut se comparer en aucun cas à celui des diplômes français. Pour cette raison, aux alentours des années 1950, l'École de Dakar est arrivée à un stade où il est impossible de continuer à former des praticiens d'une qualité inférieure formatés pour servir uniquement en milieu rural comme les « officiers de santé » l'étaient en France, au XIXe siècle, dans les campagnes encore mal scolarisées. « Du point de vue de la qualité des études et du point de vue psychologique, cela est dangereux », selon Marius Marc Anella, directeur de l'École de médecine de 1950 à 1952. Jean Suret-Canale note de son côté que les effectifs médicaux et les moyens dont disposent les services sanitaires ne leur permettent guère de faire plus : souvent même, ils ne suffisent pas aux besoins des fonctionnaires et des colons. Par ailleurs, il faut bien constater que l'enseignement supérieur reste quasi inexistant, car si l'on a nommé un recteur à Dakar, Jean Capelle, c'est un recteur sans université. Il existe bien l'École de médecine, mais elle ne forme que des médecins, pharmaciens, sages-femmes africains, fonctionnaires subalternes, sans équivalence de titres avec les médecins, pharmaciens, sages-femmes de France, puisqu'ils ne sont ni bacheliers ni docteurs titrés. De plus, ils sont placés sous l'autorité de médecins et pharmaciens européens du Service de santé colonial. L'École de médecine ne dépend pas de la Direction générale de l'Enseignement et reste soumise à une administration militaire[9]. En dehors de la médecine, il n'y a aucune possibilité de créer un enseignement supérieur en Afrique subsaharienne ; encore faudrait-il que les Écoles normales qui fournissent les élèves médecins les préparent au préalable au baccalauréat. Le faible développement de l'enseignement secondaire ne permet guère d'espoir à cet égard. Comment vivraient quatre facultés (médecine, sciences, droit et lettres) lorsque chaque année fournit au maximum une trentaine de bacheliers complets pour toute l'AOF [10]? Ce sont des questions qui se posent à ceux qui doivent organiser le changement.

---

[9] J. Suret-Canale, « Les problèmes de l'enseignement en AOF », *La pensée*, n° 29, mars-avril 1950, p. 45.
[10] *Ibid.*

Nous avons compris que le but de la France au sortir de la Première Guerre mondiale est de conserver son rang de grande puissance à travers son expansion coloniale planétaire. Le principal fondement de l'œuvre colonisatrice est l'amélioration physique de la « race » colonisée. L'objectif de cette assistance médicale, avec la création de l'École de médecine au Sénégal, est d'avoir des collaborateurs pour la mise en valeur coloniale. Il est plutôt question de mettre l'indigène dans les conditions d'existence pour avoir une main-d'œuvre devant s'investir, au maximum, dans l'œuvre coloniale. Donc, ce n'est pas seulement par humanisme que l'on lance et exécute le programme sanitaire, mais c'est aussi par simple utilitarisme[11]. La santé de la population indigène n'intéresse l'administration coloniale que dans des cas exceptionnels souvent marqués par la propagation d'épidémies et endémies graves qui risquent d'hypothéquer le bon fonctionnent de l'exploitation coloniale. La fondation de l'École de Dakar entre dans ce cadre. Donc, l'action médicale est une action calculée en fonction des intérêts de la France. Ainsi, le ministre des Colonies, Albert Sarraut, soutient qu'il s'agit de « conserver et d'augmenter le capital humain pour pouvoir faire travailler et fructifier le capital argent[12]. » Notons que les ressources étaient toujours très largement inférieures aux besoins. D'ailleurs, l'historien Jean Suret-Canale affirme : « Ce qui pouvait être fait en direction de la masse des populations n'était qu'une goutte d'eau dans la mer et on n'y pensait qu'en fonction des épidémies risquant d'atteindre les Européens[13]. »

Par ailleurs, l'École de Dakar a donné à l'Afrique subsaharienne non seulement des médecins, pharmaciens, sages-femmes et infirmières-visiteuses, mais aussi une partie de l'élite intellectuelle appelée à former les cadres des États lors de leur accession à l'indépendance[14]. Le transfert des institutions par le Service de santé colonial aux États devenus indépendants s'épanouit en une coopération privilégiée, qui devient une collaboration entre partenaires qui se voudraient égaux.

Au cours de la seconde moitié du XXe siècle, le processus de décolonisation est en marche avec la Conférence de Bandoeng (1955) en Indonésie. Cette situation nouvelle ne peut rester sans effet à l'égard de la Santé publique africaine au terme de la période coloniale. Ainsi, de multiples hôpitaux, maternités, infirmeries et dispensaires, de nombreux centres d'hygiène et de prophylaxie constituent l'armature sanitaire animée par des

---

[11] A. Touré, *Un aspect de l'exploitation coloniale en Afrique : fiscalité indigène et dépenses d'intérêt social dans le budget du Sénégal, 1905-1946,* Thèse de doctorat de Troisième cycle d'Histoire, Dakar, UCAD, 1991, p. 221.

[12] A. Sarraut, *op. cit.*, 1923, p. 95.

[13] J. S. Canale, *Afrique noire, l'ère coloniale 1900-1945*, Paris, Terrains/Éditions Sociales, 1962, p. 509-512.

[14] H. Baylon (Médecin général), *op. cit.*, p. 453.

médecins coloniaux presque tous militaires et des médecins, pharmaciens, sages-femmes et infirmières-visiteuses africains formés à Dakar, sans oublier les infirmiers, infirmières et laborantins formés dans les Écoles locales africaines. Les grandes endémies sont en régression, la morbidité et la mortalité infantiles accusent une diminution, la natalité est en croissance et la démographie en expansion. L'hygiène et l'assainissement du milieu sont en constante amélioration. Ces résultats ne relèvent certes pas tous de l'action médicale. Le développement de l'instruction y prend également une part considérable. C'est ce qui fait dire à Maurice Payet (1908-1993), professeur à la faculté de médecine de Paris, spécialiste en pathologie tropicale et générale, doyen de la faculté de médecine de Dakar (1950-1967) : « Y a-t-il au monde plus petite équipe d'hommes ayant rendu plus de services à l'humanité souffrante ? Y a-t-il au monde, œuvre plus désintéressée, plus obscure, ayant obtenu de si éclatants résultats et qui soit pourtant ignorée, aussi peu glorifiée, aussi peu récompensée ? Qui peut prétendre avoir fait mieux, où, quand et comment [15]? » Le professeur Ricardo Jorge abonde dans le même sens : « Attirer à nous les indigènes, les instruire, les assister, les soigner, quel idéal plus élevé peut-on trouver dans la civilisation moderne ? La médecine est là à son plus noble poste, c'est là que s'exerce à son plus haut et plus pur degré la religion du dévouement professionnel. C'est l'honneur de la médecine coloniale française de l'avoir compris et réalisé, et d'être devenue le coefficient par excellence de la force pansociale rayonnant la France[16]. »

Nous avons compris que la politique sanitaire s'inscrit dans le contexte de la « mission civilisatrice » de l'œuvre coloniale. C'est une politique populationniste dont le but est de lutter contre les principales causes de dépeuplement pouvant mettre en péril l'exploitation économique des colonies. Et les « progrès de la médecine » ont toujours été mis en avant dans la justification de la colonisation. La France n'a pas les moyens de ses ambitions : il faut donc faire beaucoup avec peu…

À l'heure des bilans, des aspects négatifs sont mis en évidence. Ayant souffert du manque de personnel, de moyens et d'organisations, la médecine occidentale n'a touché qu'une partie restreinte de la population africaine, malgré la fondation à Dakar d'une École de médecine. Il importe de distinguer la façade et l'envers du décor des colonies d'Afrique subsaharienne. La façade est la médecine des villes côtières ou des agglomérations situées le long des voies ferrées avec des établissements hospitaliers et de meilleurs médecins. L'envers du décor, c'est la zone rurale avec la rareté du personnel et la misère

[15] F. Klotz, « La France et la santé en Afrique noire aux XIXe et XXe siècles », *Articles historiques*, n° 138, 99e année, juin 2019, p. 30.

[16] R. Jorge, « Discours prononcé le 30 juillet 1931 », *Hygiène sociale. Revue médicale internationale (Métropoles, Colonies, Pays chauds)*, Paris, Journées médicales internationales, n° 63, octobre 1931, p. 1187.

de l'équipement de dispensaires qui souvent périclitent. Les efforts entrepris contre les maladies ont certes donné des résultats, mais les grandes maladies ravageuses ont été maintenues. La plus grande partie des populations de l'Afrique subsaharienne est restée dans un état économique très bas et la misère sociale a persisté.

En 1960, les États qui ont constitué l'Empire français, puis l'Union française, accèdent à l'indépendance sans toutefois rompre les liens historiques et culturels qui les lient à la France, sauf la Guinée dirigée par le leader Ahmed Sékou Touré (1922-1984), qui rompt avec éclat avec l'ancienne puissance coloniale et ne veut plus dépendre de son aide sanitaire. La troisième période de l'œuvre du Service des Armées en Afrique subsaharienne commence : c'est celle de l'assistance et de la coopération[17].

Les jeunes États devenus souverains recueillent l'héritage de l'organisation de soins et de santé publique que leur laisse la France. Chacun d'entre eux se dote d'un service national des grandes endémies avec ses organismes annexes. Mais rapidement apparaissent des difficultés de fonctionnement purement national d'organisations créées à l'échelle fédérale. Les ministres de la Santé publique des États issus des anciennes colonies de l'AOF et du Togo, réunis à Abidjan le 25 avril 1960, conscients de la nécessité d'une action sanitaire commune, car les épidémies ne s'arrêtent pas aux frontières, conviennent tout en conservant leurs services nationaux des grandes endémies, de la création d'un organisme de type fédéral, l'Organisation de coopération et de coordination de la lutte contre les grandes endémies (OCCGE). Son siège est établi à Bobo Dioulasso en Haute-Volta et les organismes de recherches appliquées à la Santé publique de Bobo Dioulasso, Bamako, Dakar, lui sont rattachés. Ils sont rejoints par les instituts de recherches sur l'onchocercose de Bouaké en Côte d'Ivoire, sur la méningite de Niamey au Niger, sur les pasteurelloses de Nouakchott en Mauritanie. En 1963, les États issus des anciennes colonies d'AEF et du Cameroun s'unissent, eux aussi, pour créer une Organisation pour la lutte contre les grandes endémies en Afrique centrale (OCEAC). Son siège est à Yaoundé au Cameroun et son statut analogue à celui de l'OCCGE[18].

Par l'ampleur et la régularité de sa coopération, la France est d'emblée l'un des moteurs essentiels de la poursuite de l'action de Santé publique en Afrique subsaharienne. Son rôle est prépondérant dans le domaine du personnel médical, pour continuer à assurer à terme la relève des médecins militaires maintenus sur place à la demande des États africains. À partir de 1965, la loi sur le service militaire en coopération amène progressivement de jeunes volontaires français à participer chaque année à cette œuvre. Ce contingent,

[17] H. Baylon (médecin général), *op. cit.*, p. 453-454.
[18] *Ibid.*

composé d'une forte proportion d'internes de Centre hospitalier universitaire (CHU), s'insère, après un stage de formation au Pharo à Marseille, dans le dispositif général de la Santé publique des différents pays africains, une heureuse initiative qui ouvre des perspectives nouvelles dans les relations entre l'Afrique « noire » et l'ancienne puissance coloniale. Mais elle n'aura qu'un temps.

Produit d'une époque et des circonstances, l'École de médecine de Dakar est donc née au lendemain de la Première Guerre mondiale et s'est éteinte dans les suites immédiates de la Seconde Guerre mondiale. Le monde avait changé et l'École de Dakar ne correspondait plus aux aspirations des pays colonisés qui accédaient à l'indépendance. L'égalité de droits promise aux Africains par Blaise Diagne en 1918 passait nécessairement par l'égalité des diplômes. À l'instar de ce qui c'était passé en France à la fin du XIXe siècle, qui avait vu disparaître les « officiers de santé », les « aides-médecins indigènes » devenus « médecins auxiliaires », « pharmaciens auxiliaires », « sages-femmes auxiliaires » et « infirmières-visiteuses auxiliaires » puis « médecins africains », « pharmaciens africains » et « sages-femmes africaines » ne correspondaient plus du tout aux besoins de l'Afrique subsaharienne. Les anciens élèves de l'École médicale de Dakar ont constitué une élite ; ils vont pour beaucoup constituer les cadres de l'administration des nouveaux États. Appelés à siéger à l'Assemblée nationale française de la IVe République, ils vont, autour de Léopold Sédar Senghor et de Félix Houphouët-Boigny, contribuer puissamment à la création de la faculté de médecine en 1957 au sein de l'université de Dakar.

À travers ce livre, nous avons étudié les limites et les paradoxes d'une formation médicale à l'École de Dakar, centre de transmission médical, lui-même instrument de pouvoir. Au Sénégal, l'enseignement a en effet été réduit à des pratiques médicales et chirurgicales élémentaires immédiatement opérationnelles, et a été dispensé à une minorité choisie. Le but de l'École de médecine n'était donc pas de conduire le plus grand nombre, mais de former des auxiliaires médicaux susceptibles de participer efficacement au projet colonial.

Des pans entiers de travaux menés par des historiens sur la santé sont principalement orientés vers certaines professions sanitaires, vers des structures médicales, vers l'étude des épidémies et endémies, vers l'alimentation et de la santé des enfants. Cette École de médecine de Dakar, « une des meilleures créations de l'œuvre d'assistance en AOF [...][19] » faisait, partie des thèmes qui restent encore à explorer pour étudier de façon

[19] ANS, O14 (31), René Valende, Une belle œuvre d'assistance coloniale, Échos de Paris, [n.d.].

approfondie la médecine en contexte colonial. L'intérêt de ce travail est non seulement de revisiter l'histoire, mais aussi de poser la problématique d'une actualité plus récente liée aux systèmes de santé et de la formation médicale des pays d'Afrique subsaharienne.

Nous avons signalé notre regret que certains documents archivistiques aient échappé au dépôt central pour avoir été entreposés dans un souterrain du quartier de Dakar-Plateau ultérieurement muré. Mais avec l'aide du gouvernement du Sénégal, nous ne renonçons pas à l'espoir de les dénicher dans le futur. L'autre regret, c'est le fait de n'avoir pu recueillir la parole des élèves diplômés de l'École de Dakar, témoins des faits. Certains étaient décédés et d'autres, d'âge très avancé, n'étaient plus disponibles, ce qui constitue une limite à ce travail. Leur apport aurait pu éclairer davantage les idées développées ci-dessus. Ceci dans le but de comprendre la vie quotidienne des classes et l'expérience vécue sur le terrain.

Il reste un élément important à développer que ce présent travail n'a pas pu explorer : les parcours des étudiants africains, bacheliers et munis du PCB, qui, après avoir accompli au Sénégal les trois premières années, terminent leurs études dans les universités françaises, de la fin des années 1940 au début des années 1950, jusqu'à l'obtention du diplôme de doctorat en médecine. C'est un vaste sujet qui reste à explorer.

Postface

Arrivé au terme de l'ouvrage de Monsieur Mody Kanté, jeune historien de la médecine en Afrique, vous avez pu apprendre pourquoi l'École de médecine de Dakar avait été créée et comment elle s'était au fil du temps développée avec deux générations d'Africains. Cette création s'était imposée pour deux raisons principales. La première était morale. Il convenait de récompenser l'Afrique Noire d'avoir fourni un important contingent de soldats venus combattre en Europe pour un pays qui n'était pas le leur. Par leur présence, les Africains avaient contribué à la victoire de la France républicaine sur l'Allemagne impériale. La création de l'École de médecine concrétisait la parole de Blaise Diagne, Haut-commissaire chargé par Georges Clemenceau d'assurer au début de l'année cruciale de 1918, le troisième recrutement de soldats africains ; il avait promis qu'en versant le même sang les Africains obtiendraient les mêmes droits, une promesse qui fut très partiellement tenue.

La seconde raison était économique. Pour exploiter les richesses potentielles des territoires colonisés de l'Afrique occidentale française (AOF), il fallait renforcer et multiplier la force de travail des autochtones, une force de travail reposant à l'époque presque uniquement sur la puissance musculaire humaine. Pour cela, il fallait lutter contre les maladies endémiques tropicales et autres maladies débilitantes et, dans une plus longue perspective, favoriser la fécondité des populations, augmenter la natalité, préserver la santé des enfants pour les amener à l'âge adulte. Afin de réaliser ce but, il n'y avait de disponible que les médecins militaires formés à l'École de « Santé Navale » à Bordeaux (1890) et à l'Ecole d'application des Troupes coloniales du « Pharo » à Marseille (1907) ; très peu de médecins civils, à l'issue de longues et coûteuses études, acceptaient de partir exercer leur art dans des pays exotiques réputés dangereux.

En 1918, le Service de santé colonial était exsangue du fait de la guerre et de la fermeture de l'École de Bordeaux depuis 1914. Une solution s'imposa : aux cadres médicaux européens peu nombreux viendraient s'ajouter des « auxiliaires autochtones » médecins, infirmiers et sages-femmes qui seraient instruits dans une école pour des tâches bien définies, sans lesquelles les buts sanitaires recherchés ne pourraient être atteints. Le médecin militaire Aristide Le Dantec fut chargé de cette création qui venait après celles des Écoles de médecine d'Alger (1857), Pondichéry (1863), Tien-tsin (1895), Tananarive (1896) et Hanoï (1902). Après Le Dantec, l'enseignement médical fut assuré par une longue cohorte de médecins militaires dont beaucoup avaient exercé un enseignement au Pharo, Hanoï, Pondichéry et à Tananarive. Encadrés par une discipline militaire comparable à celle de l'École de Bordeaux, les élèves reçurent un enseignement qui se voulait essentiellement pratique pour exercer des emplois supervisés par les médecins du corps de santé colonial. En 1940, avec la défaite des armées françaises face à l'Allemagne nazie, l'École de Dakar entra elle aussi, comme l'École de Santé Navale, dans la tourmente. Les élèves se montrèrent actifs lors du bombardement de Dakar par la flotte anglaise en septembre 1940, puis ils furent mobilisés en 1943 quand l'AOF rejoignit la France libre combattante sous l'égide du général Charles de Gaulle. Désormais, les choses ne pouvaient plus être comme avant.

La conférence de Brazzaville au début de l'année 1944 amorça un tournant dans les mentalités. Les années 1944 et 1945 furent marquées par le retour des prisonniers de guerre africains survivants, ceux qui n'avaient pas été exécutés par les Allemands en juin 1940, et par le retour des soldats de l'armée d'Afrique qui avaient combattu jusqu'en Alsace. L'ordre colonial ancien avait été dramatiquement ébranlé en décembre 1944 par un massacre de Tirailleurs rapatriés au camp militaire de Thiaroye, proche de Dakar. En 1945, les médecins africains conscients de leur rôle social exigèrent un juste respect de leur dignité ; certains accédèrent à des postes politiques importants qui les amenèrent à siéger à Paris à l'Assemblée nationale de la IVe République française. Sur le plan médical, on assista à la même époque à une révolution dans les thérapeutiques avec l'arrivée des antibiotiques, des techniques de réanimation et des produits chimiques efficaces contre les insectes vecteurs de maladies. La motorisation des équipes médicales de prospection remplaça le portage traditionnel, ce qui permit des actions prophylactiques à grande échelle contre les maladies endémiques ravageuses dont la variole, la maladie du sommeil, la syphilis, la tuberculose, la lèpre, l'onchocercose, etc.

À l'École de médecine, les programmes d'enseignement qui n'avaient guère changé jusqu'en 1945 se modifièrent, mais surtout, il devint évident que l'École de médecine de Dakar qui délivrait des diplômes de « médecins Africains » ne correspondait plus au légitime désir des Africains d'obtenir chez eux le diplôme de docteur en médecine universitaire. Certains et rares Africains privilégiés, avaient déjà obtenu ce diplôme universitaire de médecine en métropole à l'instar du médecin général inspecteur Adolphe Diagne compagnon de la Libération (promotion 1927 à Santé Navale) et du professeur Marc Sankalé (promotion 1939 à Santé Navale). En 1953 des professeurs venus des facultés de médecine de Paris, de Bordeaux et de Marseille vinrent assurer à l'École préparatoire de médecine et de pharmacie de l'Institut des Hautes Etudes de Dakar un enseignement qui permit aux étudiants l'obtention en France du diplôme de docteur en médecine. Certains « médecins africains », anciens élèves de l'École de Dakar, obtinrent par des dispositions particulières la possibilité d'obtenir eux aussi le diplôme universitaire de docteur en médecine.

L'École de Dakar avait rempli son rôle médical quand elle disparut en 1953 après avoir formé 32 promotions de médecins, d'infirmières et de sages femmes. D'une certaine façon, on peut considérer que l'actuelle faculté de médecine de Dakar est l'héritière de « l'École de médecine » fondée en 1918 sous l'autorité d'Aristide Le Dantec. Le rôle de « l'École de médecine » de Dakar ne se limita pas seulement à l'enseignement de la médecine, elle fut aussi un vivier pour une élite culturelle et politique composée de personnes qui croyaient au progrès et à l'unicité de l'humanité. Ces hommes et ces femmes ont marqué à leur façon l'histoire des pays de l'Afrique subsaharienne ; un des plus connus fut le docteur Félix Houphouët-Boigny, major de la promotion 1925, devenu président de la République de la Côte d'ivoire et surnommé en son temps « le sage de l'Afrique ».

On doit remercier une fois encore Monsieur Mody Kanté d'avoir mené à bien un travail de plusieurs années de recherches et d'avoir réuni en Afrique et en France une très grande quantité de documents ; à n'en pas douter, ils seront indispensables aux études futures qui concerneront l'histoire de l'éducation et de la santé en Afrique subsaharienne.

Dr Louis-Armand Héraut (médecin-en-chef honoraire des Troupes de marine)

Annexes

Annexe 1

Les cartes des colonies d'Afrique subsaharienne

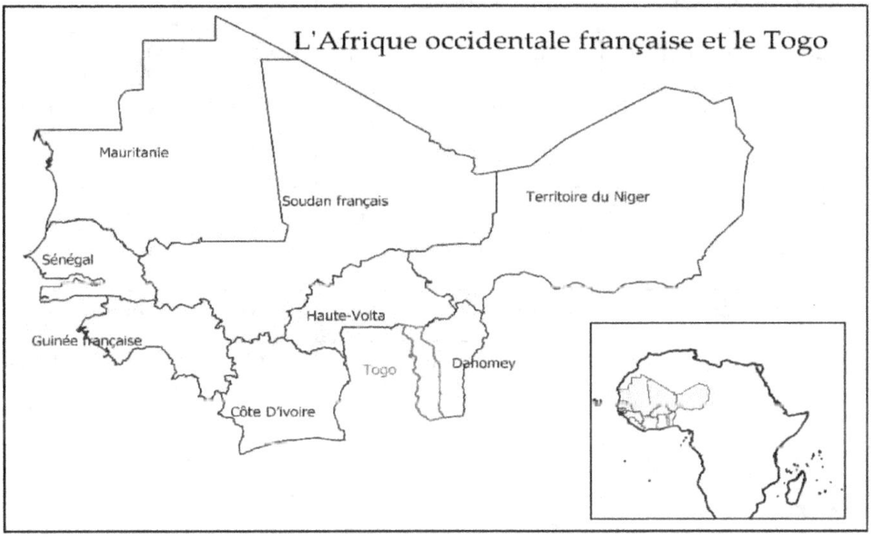

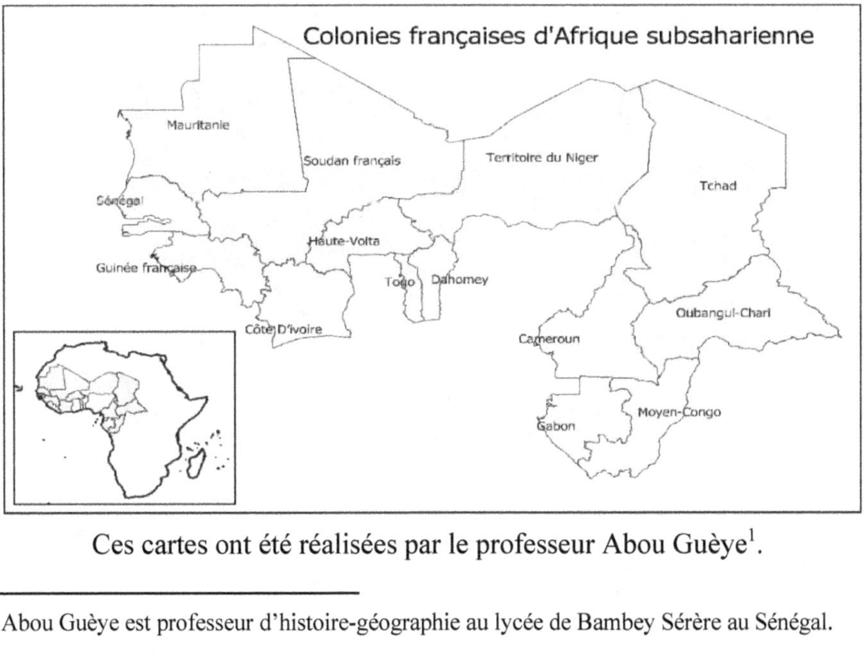

Ces cartes ont été réalisées par le professeur Abou Guèye[1].

[1] Abou Guèye est professeur d'histoire-géographie au lycée de Bambey Sérère au Sénégal.

Annexe 2

Les directeurs de l'École de médecine de Dakar

Directeurs de l'École de médecine	Années
Médecin principal Aristide Le Dantec	1918-1923
Médecin-colonel Louis Couvy	1925-1931
Médecin-colonel Maurice Blanchard	Septembre 1931-juillet 1935
Médecin-lieutenant-colonel François Pierre Crozat	Septembre 1935-mai 1939
Médecin général Henri Mercier	Mai 1939-octobre 1941
Médecin-colonel Pierre-Victor-Marie Guillaume	Octobre 1941-août 1942
Médecin général Jean-Baptiste Assali	Novembre 1942-1945
Médecin colonel Louis Étienne Déjou	1945-1950
Médecin-colonel Marius Marc Anella	1950-1952
Médecin colonel Charles Henri Bertrand	1952-1954

Source : ANS, 1H98 (163), École africaine de médecine et pharmacie de sa fondation en 1918 à l'année 1947, p. 2-3.

Annexe 3

Les promotions sortantes de l'École de médecine

1) Les élèves médecins diplômés de l'École de médecine par ordre de mérite

1922	1923
1) Dominique Coco Hospice 2) Diop Youssoupha 3) Doudou André Coulbary 4) Ndiaye Mody Guirandou 5) Magatte Guèye 6) Idrissa Bathily 7) Mamadou Diakité 8) Mourh Christian	1) Diop Aboubakar 2) Jean Antoine 3) Folquet Léon 4) de Medeiros François 5) Akindélé Adolphe 6) Deen Ignace 7) Coker Erasme
1924	**1925**
1) Fernandez Louis 2) Doua Keïta 3) Sanankoua Mamani 4) Begat Louis 5) d'Assomption Antoine 6) Lattier Étienne 7) Dantouma Diarra 8) Malick Mbaye 9) Karfa Sidibé 10) Camara Gaspard 11) Diarra Paul	1) Félix Houphouët 2) Houessou Jean Isidore 3) Samuel Johnson 4) d'Assomption Victor 5) Roustaing Marcel 6) Spiss Jean 7) Ndji Diakité 8) Amadou Guèye 9) Edouard Laforgue 10) Abdou Diop 11) Prosper Assamoi 12) Étienne Agbo 13) Paul Lemagnen
1926	**1927**
1) Mamadou Barry 2) Bakar Barry 3) Moussa Sall 4) Diaga Dieng 5) Gabriel Blanquier 6) Abdoulaye Seck 7) Sanga Touré 8) Diop Mercure 9) Ba Keïta 10) Michel Benoît	1) Aguessy Cyrille Dominique 2) Loroffi Henri 3) Denise Auguste 4) Bouchez Jean 5) Yao Kissi 6) Laho Lansana 7) Cheikh Sidi Guèye 8) Felix Boukari Nébié 9) Robert Salmon 10) Sidi Diallo 11) Momo Touré 12) Cheikh Kassé

	13) René Mourot 14) Moustapha Lô
1928 1) de Chambenoit Paul 2) d'Almeida Justin 3) Ba Oumar 4) Diagne Magatte 5) Ba Thierno 6) Monteiro Romain 7) Haidara Bécaye 8) Ndoye Diaga 9) Leblond Paul 10) Sanoussi Mamadou 11) Correa Dominique 12) Carvalho Gabriel 13) Kantara Souleymane 14) Paul Émile 15) Yatassaye Amadou 16) Kouamé Seka Lambert 17) Diarra Bakary 18) Diallo Tirmiziou	**1929** 1) Abel Adélakoum 2) Kambéné Keïta 3) Ibrahima Kamara 4) Babakar Cissé 5) Bourguignon Nicolas 6) Amadou Djitaye 7) Traoré Léon
1930 1) Johnson Richard 2) Wilson Robert 3) Diallo Mamadou 4) Coulibaly Mamadou 5) Doumbouya Lansinet 6) de Medeiros Christophe 7) Capo Nicolas 8) Liurette Albert 9) Nda Ernest	**1931** 1) Johnson Jean 2) Agossou Julien 3) Clocuh Christian 4) Sagna Jules 5) Houenouvi Marcel 6) Koukoui Lucien 7) Kourouma Jean 8) Daouda Diawara 9) Tamba Oundéno 10) Dumont Jean 11) Camara Daouda
1932 1) Bakassa Traoré 2) Sagbo Joseph 3) Camara Famoussa 4) Gninani Nignan 5) Traoré Ibrahima 6) da Sylva Noel 7) Gueye Samba 8) Touré Arouna	**1933** 1) Marcel Gabriel 2) Roiff Numa 3) Cissé Adama 4) Keïta Badié 5) Diallo Séga 6) Sakho Signaté 7) Sow Gallo 8) Dia Amadou

9) Doukouré Ibrahima 10) Quenum Jacques 11) Diarra Mahamane 12) Maïga Boubakar	9) Hazoumz Léacici 10) Payne Alexandre Coffi 11) Chagas Stanislas 12) Camara Lamien 13) Noudohounsi Pierre 14) O'Connor Athanase Édouard
1934 1) Ndri Georges dit Sieffer 2) Traoré Nianson 3) Konaté Amadou 4) Sissoko Mamadou 5) Arribault About 6) Diallo Demba 7) Diallo Oumar 8) Ehouman Say Pierre 9) Touré Lamine 10) Kalagna Sanoko 11) Ndiaye Saliou dit Charles 12) Traoré Mamadou 13) Ouédraogo Joseph 14) Cheikh Fall	**1935** 1) Bonnefont Léonard 2) Diagne Abdoulaye 3) Roux Julien 4) Brière de l'Isle Jean 5) Souro Mansaré 6) Sylvain Eusèbe 7) Traoré Tidiane 8) Ahouansou Karl 9) Boa Jean-Baptiste 10) Yalla Sidibé 11) Camara Soriba 12) Karamoko Dembélé 13) Posset François 14) Poaty Christophe 15) Kina René 16) Lenon Farah 17) Enou Léon 18) Diatta François 19) Elias André 20) Mallé Keïta 21) Aplogan Dominique 22) Agbassi Jean Baptiste
1936 1) Ayité Étienne 2) Barry Gabriel dit Sultan 3) de Souza Estève 4) Keita Garba 5) Diallo Madani 6) Ekra Jean-Baptiste 7) Akoué Nanan 8) Dovi Kouassi Lawson Félix 9) Ndia Koffi 10) de Medeiros Francisco 11) Akoua François	**1937** 1) Thiékoura Alphonse 2) Houemavo Jean 3) Houessinou Placide 4) Touré Baba Oumar 5) Handemagnon Coovi 6) Diop Amadou 7) Die Kakou Jacques 8) Egni Ossohou 9) Kouyaté Racine 10) Sakho Abdoul 11) Fall Amadou Lamine

12) Deroux René 13) Johnson Williams 14) Signaté Thiémoko 15) Guèye Amadou 16) Nda Ehoulet 17) Martin Victorin 18) Biaka Boda Victor 19) Samaké Youssouf 20) Kipré Lou dit Emile 21) Kimou Ngoran 22) Traoré Mamadou 23) Tokpé Pierre	12) Ndaw Alioune 13) Agbojan James 14) Anouman Alloh 15) Diasso Jean-Blaise 16) Gnacadia Félicien 17) Senghor Joseph 18) Degbey Anatole 19) Aihonnou Lucien 20) Eouagninon Florentin
1938 1) Djessou Loubo 2) Diarra Bokary 3) Lawson Amen 4) Diagne Mar 5) Traoré Thiémoko 6) Ndiaye Ibrahima 7) Boka Méné 8) Varlet Hubert 9) Gagli Kodjo 10) Mbaye Amadou 11) Ndaw Abasse 12) Douka Adolphe 13) Dieng Jean 14) Kane Abdoul Alfa 15) Bafotigué Sanogho 16) Seck Alioune 17) Mbodj Mama Fara 18) Bada Apolinaire 19) Ndiaye Malé 20) Amon Aka Gabriel 21) Devoh Mensah 22) Sanon Salifou	**1939** 1) Soumaré Mohammed 2) Diarra Jacques 3) Kpodar Simon 4) Kouadjo Gabriel 5) Creppy Arthur 6) Niang Abdoul 7) Diop Boubakar 8) Guèye Souleymane 9) Karambé Nouhoum 10) Amoin Henri 11) Diabaté Djigui 12) Yahouédéou célestin 13) Tall Seydou 14) Touré Fara 15) Sylla Youssouf 16) Barry Amadou 17) Coulibaly Mori 18) Diallo Souleymane 19) Fall Amadou Moustapha
1940 1) Diarra Fodé 2) Ba Amidou 3) Ndiaye Masseck 4) Kaba Jean 5) Condé Youssouf 6) Baro Ngoné	**1941** 1) Paul Louis dit Fourn 2) Ba Ibrahima 3) Accar Nagib 4) Sylla Sadio 5) Hagne Tierno Mamadou 6) Ahomadegbé Justin

7) Diho Abdoulaye 8) Dia Cissé Loum 9) Miézan Niankey 10) Diploh Ignace 11) Dieng Oumar 12) Ahékoro Jules 13) Kindié Tolo 14) Touré Amadou 15) Taraoré Ladji 16) Talon Roch 17) Lozès Gabriel 18) Zinsou Emile	7) Vieyra Arouna 8) Eouagninon Nicolas 9) Yéhoussi Gaston 10) Fian Tano Frédéric 11) Eboi Alfred 12) Tangara Sanoussi 13) Damé Kouassi 14) Kapri Djédjé 15) Kouadjo Rémy 16) Kokora Bitty 17) Mbengue Abdou 18) Diakité Nanamodou
1942 1) Martin Delphonse 2) Vilasco Jacob 2) Fiadjo Robert 4) Tossou Henri 5) Guindo Bairé 6) Aicheou Marcel 7) Tété Edmond 8) Amousso Alexis 9) Thiero Seydou 10) Ly Boubacar 11) Konian Kodjo 12) Conombo Joseph Issoufou 13) Cissokho Moussa 14) Batiebo Richard 15) Ebagnerin Jérôme 16) Senghor Simon 17) Trenou Rodolphe 18) Adotevi Léonard 19) Groga Bada 20) Sylla Fodé	**1943** 1) Sanvée David 2) Diao Youssoufi 3) Cissé Ansoumani 4) Ndiaye Paul 5) Misliou Emmanuel 6) Traoré Auguste 7) Ba Ousmane Abdoulaye 8) Le Bihan Pascal 9) Seck Makhoné Douta 10) Ohin Alexandre 11) Diouf Joseph 12) Elias Michel 13) Guèye Tidiane 14) Nda Comoë Alphonse 15) Berthé Mbé 16) Yao Amany 17) Débé Assidié 18) Campos Théophile 19) Guèye Badara
1944 1) Sogbé Paul 2) Kpostra Gerson 3) Diarra Abidine 4) Coly Fiacre 5) Perrin Gustave 6) Touré Moustapha 7) Mikem Pierre 8) Bèye Biram	**1945** 1) Diop Issa 2) Sangaré Karim 3) Ba Hamat 4) Bouiti Jacques 5) Coffi Lambert 6) Sow Khalifa 7) Gaye Papa 8) Rodrigue Adrien

9) Keita Lamine 10) Touré Seikou 11) D'Alméida Julien 12) Soucou Vincent 13) Sissoko Kerfa 14) Laya Kansaye Fofana 15) Diallo Abdoulaye 16) Diop Blondin 17) Diakité Seydou 17) Jojo Léon Tchelle 19) Fofana Lanciné 20) Mahalmodou Sidy 21) Bangoura Alécaut 22) Traoré Fathié 23) Deffon Hilaire 24) Amégankpoé Nathaniel 25) Ouiki Victor 26) Aziable Andréas 27) Ferron Paul 28) Sika Paul 29) Konaté Thiémoko 30) Makassouba Moriba 31) Quenum Georges	9) Ndiaye Abdoulaye 10) Colé Edouard 11) Traoré Balla 12) Sow Brelotte 12) Bessala Béké 12) sohai Henri 15) Bilounga Ethienne 15) Tagny Mathieu 17) Ndoye Edouard 18) Ayih Raphaël 18) Dia Mamadou 20) Djirabou samuel 21) Touré Ousmane
1946 1) Dolo Sominé 2) Diop Lamine 3) Abdou Adam 4) De Médeiros Carlos 5) Koité Papa 6) Codo Lobognon Christophe 7) Conté Saidou 8) Aouba Adama 9) Eboko Ebelle S. Martin 10) Pieah Koniba 11) Vogler René Fabien Marcel 12) Ncho Mottoh Léopnard 13) Guèye Ibra 14) Campbell Edouard 15) Gadjé Pierre 16) Botétémé Théodore Léandre 17) Assande Bema	**1947** 1) Johnson Koffi Olivier 2) Kpakpo Messan Joseph 3) Doumbia Famory 4) Gueye Samba Ndoucoumane 5) Diop Ibrahima 6) Hounsou Jean 7) Sissokho Sory 8) Moumie Félix-Rolan 9) Adjamagbo Kodjo Jean 10) Atidepe Mensah 11) Sangaré Souleymane 12) Okouda Martin 13) Lembe Behle G. Gaston 14) Monkam Jean-Marie 15) Coulibaly Baba 16) Medou me Ze Salomon 17) Kouka Harou 18) Sylla Ladji

18) Curtiss Georges Emmanuel 19) Akoueté Roger Ddenis 20) Varango Gratien Achille 21) Pouyaty Raymond Edouard 22) Mosso Ncho Charles 23) Edorh Célestin Joel 24) Ekodo Essama Fabien 25) Ndiaye Samba Anoune 26) Kouacou Yao Noël 27) Yesso Antoine 28) Akindes Clovis Kokou 29) Bari Robert	19) Goudjo Janas 20) Bathily Mamadou 21) Issola Gaston André (inapte) 22) Ndi Simon 23) Barry Abdoulaye 24) Kamany Job Aurélien 25) Keïta Boubacar 26) Ngoumou Félix
1948 1) Adjou Basile 2) Gangbo Samuel Zinssou 3) Dieng Mamadou dit Lamine 4) Gologo Mamadou 5) Diop Biram 6) Traoré Nouhoum Dafrassy 7) Gbezo Pascal 8) Keita Ousmane Jean 9) Sissoko Moussa 10) Guissé Sidy 11) Cissokho Sikou 12) Beavogui Lancema 13) Keita Mory 14) Ekue Victor 15) Saroukou Raoufou 16) Touré Abdoulaye 17) Pouaty Zéphirin 18) Coulibaly Bakary 19) Ndoucky Dumont	**1949** 1) Apithy Victorin Daniel 2) Diop Moussa 3) Ouedraogo Yalagao 4) Maréga Bocar 5) Abolo Simon 6) Diouf Badara 7) Bana Tahirou 8) Tano Tchi 9) Konaté Facossa 10) Coulibaly Bakary 11) Sy Baba 12) Toufic Nicolas Denis 13) Tamba Oudoa Lucien 14) Barla Moukoko 15) Sekou Hamidou 16) Goumba Abel 17) Koffi Alangba 18) Bowen Joseph 19) Mbarga Rigobert 20) Gnempet Serie Félix 21) Sow Ousmane 22) Coffi Emmanuel 23) Traoré Safouné 24) Sako Sidy 25) Acho Emmanuel 26) Barry Ousmane Bayéro 27) Moudeina Jacques 28) Bita Alphonse 29) Ngane Philémon

	30) Kondo Kouadio Edmond 31) Ndiaye Abdou
1950 1) Wone Ibrahima 2) Diouf Ibrahima 3) Bary Alfa Oumar 4) Diop Mouhamed Moctar 5) Dan Vincent 6) Gbangbande Alimi Bello 7) Kandji Babakar 8) Georges Dédé dit Bassinet 9) Mbaye Alassane 10) Diallo Abdoulaye 11) Sow Souleymane 12) Niamkey Jean 13) Seck Birahima Douta 14) Chacha Ahouandjinou Hontonnou dit Joseph 15) Benjamain Tchikoundji 16) Ngoubou Benjamin 17) Gbaguidi Comlan 18) Zosan Dominique 19) Mbaye Abdel Kader 20) Sidibé Moussa 21) Dieng Cheikhou Tidiane 22) Prince Léopold 23) Nigari Oumar 24) Sy Amadou Aly 25) Le Goff Denis 26) Sonan Lambert 27) N'goubou Benjamin 28) Gbguidi Comlan	**1951** 1) D'Almeida Théodore 2) Diallo Lamine 3) Agbanrin Ephrem 4) Coumos Jean Pierre 5) Aubenas Gabriel 6) Cissé Ibrahima 7) Prince Pierre 8) Keita Mamadi 9) Fall Bassirou 10) Yekpé Maximilien 11) Ba Bocar Alpha 12) Sy Savané Kaby 13) Touré Ibrahima 14) Dia Abdoulaye 15) Ndiaye Joseph 16) Agboton Damien 17) Asseh Émmanuel 18) Diallo Oumar 19) Kane Sekou 20) Ly Moussa 21) Michel Jean Louis 22) Gbaguidi Rigobert
1952 1) Quenum Alphred 2) Rah Mamadou 3) N'da Konan 4) Gandji François 5) Sylla Hadiatou 6) Loembé Benoît 7) N'galiba Bernard 8) Diallo Alpha 9) Fofana Benitien	**1953** 1) Tanoe Appayny 2) Ndiaye Matar 3) Kane Abdourahmane 4) Ndoye Mbaye 5) Touré Mohamed 6) Coly Djimathie 7) Gody Joseph 8) Mangué Hamet 9) Sawadogo Rasmane

10) Abbé Antoine 11) Tall Hassani 12) Fofana Yaya 13) Diarra Pierre 14) Bartoumé Moussa 15) Atangana Simon 16) Ba Aliou 17) Doumé Yondé 18) Dasylva Janvier 19) Assani Ayissou 20) Cardorelle Sylvestre 21) Cissé Boubacar 22) Adjolohoum Christophe 23) Eyoum Gilbert 24) Mensah Vitrice 25) Diallo Habibou 26) Kamara Sekhoum 27) Traoré San 28) Diaha Koffi 29) Diallo Oumar 30) Traoré Fabou	10) Jubin René 11) Kourouma Babu 12) Sow Oumane 13) Aimé Jean 14) Touré Madyou 15) Diarra Amadou

Source : ANS, O15 (31), O16 (31), O17 (31) et O56 (31), École de médecine.

2) Les élèves pharmaciens diplômés de l'École de médecine par ordre de mérite

1922 1) De Souza Paul 2) Pessou Marcel	**1923** 1) Cheick Diallo 2) Dafé Morifin
1924 1) Ali Ouattara 2) Touré Jacques	**1925** 1) Abdourramane Condé 2) Ibrahima Condé
1926 1) Abdoulaye Dicko 2) Jean Ren	**1927** 1) Capochichi René 2) Cocker Henri (Sierra-Leone)
1928 1) Dia Hamet	**1929** 1) Bernard Kouaovi
1930 1) Ernest Cissé	**1931** 1) Barry Abdoulaye 2) Comte Tiamy

1932 1) Théodore Pierre	**1933** 1) Paraiso Crespin
1934 1) Covi Lucien 2) Mathieu Pau	**1935** 1) Mockey Jean-Baptiste
1936 1) Fayémi Pierre 2) Carpha Cissoko dit Aristide 3) Prakpa Ayepa dit Jules	**1937** 1) Fofana Bélia 2) Diakhaté Bassirou
1938 1) Tanon Mangoua	**1939** 1) Kouamélan Yao
1940 1) Kakadié Victor	**1941** 1) D'Almeida Anatole 2) Ahodikpé Salomon
1942 1) Kaboré Zinda	**1943** 1) Conté Youssouf
1944 1) Thioune Moctar	**1945** 1) Johnson Francis 2) Touré Mamouna 3) Gibrila Osséni Bazou 4) Kodjo Jean Bilé
1946 1) Djermakoye Hamadou Maïdanda Seydou 2) Akan Félix Georges	**1947** 1) Diop Majhemout
1948 1) Yao Kra Charles 2) Sané Diallo Moussa 3) Ollo Gabriel 4) Diallo Mamadou	**1949** 1) Sylla Oumar 2) Sidikou Abdou
1950 1) Keïta Birama 2) Ndiaye Ismaïla Abdérhamane	**1951** 1) Coulibaly Sara 2) Soumah Jean 3) Ba Mohamed El Kébir 4) Dogbé Joachim 5) Johnson Horatio 6) Agboton Cosmé

Source : ANS, ANS, O15 (31), O16 (31), O17 (31) et O56 (31), Ecole de médecine.

3) Les élèves sages-femmes diplômées de l'École de médecine par ordre de mérite

1921	1922
1) Marie-Madeleine Mathieu 2) Suzane Poiret 3) Louise Ba 4) Delphine d'Assomption 5) Martine Clément 7) Marthe Gilbert 8) Louise Sylvain 9) René Robert 10) Marie Helène Ndiaye 11) Madeleine Cardeau 12) Anna Bertrand 13) Amélie Grégoire 14) Jeannette Justin 15) Marie Brune	1) Elisabeth Béanzin 2) Jeanne Grange 3) Jeanne Baptisite 4) Juliea Pinodeau 5) Marie Louise Laurent 6) Marie Louise Sylvestre 7) Juliette Étienne 8) Binta Bangoura 9) Justine Johnson 10) Rufine John Aiji 11) Marie Angeline 12) Henriette Hubert
1923	**1924**
1) Marie Fadairo 2) Marie Cait 3) Bertnadine Nobimé 4) Marie Urbain 5) Damé Souma 6) Anita Agbo 7) Jeanne Boni 8) Lucie Abbey 9) Lucie Carrera 10) Ma Roigne Camara	1) Mireille Terramorsi 2) Catherine Delage 3) Rose Mourot 4) Marcelle Borion 5) Renée Morel 6) Berthe Nourot 7) Henriette Mourot 8) Catherine Blondin 9) Paule Clemens 10) Céline Hazoumé 11) Emma Munier 12) Jeanne Djondeau 13) Marie-Claire Niou 14) Marguerite Mathias 15) Gertrude Akpetou
1925	**1926**
1) Marceline Martin 2) Honorée Coole 3) Marie Sène 4) Léonie Conaté 5) Marie Delesse 6) Nafissatou Diop 7) Hubertine Manon	1) Pendata Kouyaté 2) Suzanne Traoré 3) Margerite Sakho 4) Pauline Diack 5) Madeleine Coulibaly 6) Anna Mbaye 9) Andréa Souffler

8) Marceline Terrier 9) Louise Diagne 10) Justine Olympio	10) J. M. Diakité 11) Anna Schultz 12) Marie Agnès 13) Christiane Yamajako 14) Emilie Nelson 15) Marceline Gomis 16) Helène Chimère 18) Justine Germa
1927 1) Léontine Maurice 2) Marie Grange 3) Madeleine Py 4) Joséphine Doussou 5) Christine Lawson 6) Marguerite Pultz 7) Marie de Medeiros 8) Jeanne Améadon 9) Adèle Louis 10) Marie Cohen 11) Clémentine Sankaré 12) Faustine de Souza 13) Marie Kourouma 14) Jeanne Delmotte 15) Suzanne Keita 16) Sophie Lingué 17) Estelle Olympio 18) Julienne Véas	**1928** 1) Coco Françoise 2) Marie Berty 3) Hodonou Elisabeth 4) Cissé Christine 5) de Régo Christine 6) Dicko Jeanne 7) Gomis Madeleine 8) Caty Prom 9) Ouattara Hélène 10) Lawson Louise 11) Keïta Jeanne
1929 1) Tinel Louise 2) Aya Henriette 3) Lima Félicienne 4) Anna Marie Louise 5) Durand Madeline 6) Traoré Marie Berthe 7) Nobré Léopoldine 8) Zannon Joséphine 9) Diallo Paulie 10) Aidekon Marie Aimée 11) Madogna Madeleine 12) Aya Odette 13) Tevi Louise 14) da Souza Eugénie	**1930** 1) D'Almeida Victorine 2) Akibodé Catherine 3) Heraud Louise 4) Dossou Victorine 5) Johnson Christine 6) de Coumboto Elisabeth 7) Chabrillat Augustine 8) Winckel Paula 9) Leight Céline 10) Adotévi Antoinette 11) Diogo Célestine 12) Estève Marie 13) Blondelle Henriette 14) Adjavon Ruth

15) Vieyra Lucie 16) Labra Marthe 17) Brunoff Blanche 18) Comblagan Marie 19) Johnson Marie 20) Beteko Cyprienne 21) Freitas Charlotte 22) Assogbo Christine 23) da Souza Rosine	15) Aloma Eugénie 16) da Sylva Joséphine 17) Grange Lucie
1931 1) Berthé Pauline 2) Bango Marie 3) Fatoumata Marie 4) Keita Marie 5) Ama Antoinette 6) Duranton Suzanne 7) Diarra Simone 8) Diogo Joséphine 9) Senghor Anna 10) Cowan Félicienne 11) Hodonou Juliana 12) Gaston Françoise	**1932** 1) Chrisostome Louise 2) Adjavon Victorine 3) Camara Marie 4) Cissé Anne Marie 5) Coco Elise 6) Camara Marie 7) Sy Marie Thérèse 8) Souko Elise 9) Gomez Marie 10) Ba Clotilde 11) Béhanzin Justine
1933 1) Turpin Sophie 2) Tevi Héloise 3) Diallo Téné 4) Tévi Marie 5) Daffa Sidibé 6) Seglée Anna 7) Bohème Annie	**1934** 1) Tamboura Altiné 2) Coulibaly Marie 3) Roland Lucie 4) Diarra Augustine 5) Sacramento Elisabeth 6) Fatoumata Marthe 7) Smaké Maiam 8) Yapoby Marguerité 9) Paraiso Elisabeth 10) Kouassi Christine 11) Basse Hélène
1935 1) Traoré Fati 2) Ka Marianne 3) Dieng Angèle 4) Adjua Adèle 5) Isssembé Marguerite 6) Fatouma Jeanne 7) Touré Marie	**1936** 1) Kueviakoe Marie 2) Hodonou Cécilia 3) Diarra Marie Jeanna 4) Adjavon Antoinette 5) Diallo Rokhaiatou 6) Johnson Rosa 7) Hohnson Jeanne dite Pincon

8) Fabre Pauline 9) Guérin Marguerite 10 Olympio Eva 11) Tano Madeleine 12) Sacramento Agache	8) Adjabahoun Agnès 9) Dupuis Marcelle 10) Bengré Angélique 11) Marie Laventure 12) Bda Louise 13) de Lompuy Johanna 14) Le Corre Marie Jeanne 15) Lagrave Lucie 16) Richemond Avoba Ophise 17) Potin Marie Madeleine
1937 1) Boissier Palum Hélène 2) Akoua Georgette 3) Covi Léontine 4) Taraoré Antoinette 5) Taraoré Marie Simonne 6) Diallo Fanta 7) Souko Marie Rose 8) Adjavon Béatrice 9) Eliaka Louise 10) Sali Odile 11) Bibi Alice 12) Boly Georgette	**1938** 1) Élisah Christine 2) Lapolice Sophie 3) Coffi Géronine 4) Ndiaye Fatou 5) Diallo Suzanne 6) de Lompuy Yvonne 7) Pucetti Marianne 8) Adio Simonne 9) Marie-Joseph Henriette 10) Saivet Suzanne 11) da Costa Eugénie 12) Wright Marguerite 13) Kacou Henriette
1939 1) Sère Marie 2) Théra Henriette 3) Cissoko Néné 4) Youm Elisabeth 5) Clermond Armande 6) Johnson Michèle 7) Soumano Henriette 8) Romage Marguerite 9) Souma Marie Louise 10) Bocovi Agnès 11) Lumpkin Béatrice 12) Eteki Laurence 13) Bintou Haïdara	**1940** 1) Adjanahoun Elisabeth 2) Lawson Sophie 3) da Costa Eugène 4) Sidibé Yvonne 5) Diallo Louise 6) Carrière Eugénie 7) Gaba Marie 8) Koné Marie-Rose 9) Bibi Louise 10) Djarama Jeanne 11) Baldé Marie 12) Tobossi Antoinette 13) Conté Aminata 14) Wolbert Agathe 15) Mbaye Aissatou 16) Cissé Marie
1941	**1942**

1) D'Aimeida Florentia 2) Yeoussi Julienne 3) da Sylva Pauline 4) Grimaud Léontine 5) Rigonnaux Marie Agèle 6) Ayité Corentine 7) Hodonou Joséphine 8) Brun Marcelline 9) Tétéguan Louise 10) Hodonou Agnès 11) Yéhoussi Julie 12) Bathiliy Marie 13) Diakité Fatimata 14) Diogo Marcelline 15) Mendy Anna 16) Camara Lofo	1) Damien Valeria 2) Sangaré Renée 3) Ndiaye Adama 4) Wade Soukeyna Suzanne 5) Ndiaye Awa 6) Agbosso Maria 7) Sidibé Marie Eugénie 8) Roth Joséphine 9) De Souza Eugénie 10) Kouassi Blaise Victoire 11) Diakité Ahoua dite Nawa 12) Toupé Delphine
1943 1) Coulibaly Mariane 2) Sow Anne Marie 3) Koukoui Julie 4) Padonou Thérèse 5) Chodaton Germaine 6) Coné Nanfarina 7) Diallo Fatou 8) Adua Marie Odile 9) Keïta Marie 10) Fatma Mint Elhadj 11) Sampah Kouezon 12) Campos Victorine 13) Da Cruz Justine 14) Lawson Joséphine 15) Assaogba Covi Yevonne 16) Johnson Elisabeth 17) Nassouri Yani	**1944** 1) Ouattara Pauline 2) Kourouma Marie 3) Laine Marie 4) Sidibé Adama 5) Sogbé Louise 6) Houémovo Thérèse 7) Yamé Marie 8) Aicheidji Marthe 9) Fatouma Mint Salke (Mme Touré) 10) Okéré Eugénie 11) Richmond Valérie 12) Diop Marième 13) Quenum Marceline 14) Da Souza Angèle 15) Ndoye Khady 16) Traoré Nassira 17) Diarra Aoua 18) Bocandé Rosine 19) Diop Anta 20) Da Cruz Léonie 21) Guèye Catherine
1945 1) Marie Ba 2) Sidébé Ramata	**1946** 1) Abbey Ettah 2) Cdjovi Cécile

3) Sossokho Kani	3) Épée Marguerite
4) Idibouo Sara Joséphine	4) Koudjina M. Claire
5) De Souza Rolande	5) Nanan Elisabeth
6) Simon Madeleine	6) Durand Sophie
7) Ohin Adjoavi Lucie	7) Dieng Magné
8) Montrat Amina	8) Gbadamassi A. Marie
9) Talon Rufine	9) Adote Cornelie
10) Mendi Louise	10) Guèye Anna
11) Coulibaly Fatou	11) Lauriano M. Thérèse
12) Sitti Dédévi Marguerite	12) Niamké B. R. Marie
13) Diakité Badiègué	13) Coffi Justine Azia
	14) Samaké Fatou
	15) Sakho Mariama
	16) Edjiribah Anna
	17) Fofana Salimatou
	18) Ndiaye M. Catherine
	19) Coker Sarrah
	20) Diallo Marie Louise
	21) Dacosta Marie Célestine
1947	**1948**
1) Dovonou Grâce	1) Monaco Sozanne
2) Traoré Célestine	2) Kossou Marie Célestine
3) John Ayi Me Louise	3) Chikaya Akissi
4) Brum Meussi	4) Ouabi Chérifatou
5) Salamon Angèle	5) Savanée Philomène
6) Etiki Marlyse	6) Oyomo Lucie
7) Do Rego Jane	7) Adjavon Patricia
8) Johnson Esthèr	8) Kpakpo Cécile
9) Sissokho Sakiliba	9) Moukoko Hermine
10) Randolph Francine	10) Kamara Pierrette
11) Barry Kadiatou	11) Traoré Mariama
12) Cissé Aissata	12) Edoun Marguerite
13) Dia Angèle	13) Paraiso Florentine
14) Diallo Henriette	14) De Médeiros Eugènie
15) Famoulaye Aminata	15) Lawson Caroline
16) Marie Keur	16) Fernandez Thérèse
17) Bella Delphine	17) Adigoun Félicia
18) De Sousa Julie	18) Acouetey Véronique
19) Bedia Marie	19) Ogouki Rose
20) Touré Mabinty	20) Kamara Bountou
21) Dosso Yovo Resalie	21) Peters Marie
22) Fatima Henriette	22) Sy Seynabou

23) Tata Kende 24) Nobime Angèle	23) Sylla Mariama 24) Tetegan Euphrasie 25) Codjovi Douatienne 26) Gbetle Benoite 27) Keïta Sadau 28) D'Almeida Jeanne
1949 1) Jemba Thérèse 2) Lawson Eulalie Kokovi 3) Sittie Estelle 4) Adjavon Hélène 5) Moussougan Emile 6) Aubenas Micheline 7) Mensah Marie 8) Lawani Falilatou 9) Pessou Virginie Josephine 10) Vogler Aimée Jacqueline Armand 11) Konaré Aminata dit Amy Suzanne 12) Durand Henriette 13) Ekue Laure Dédévi 14) Attiére Juliette 15) Fanoudh Jeanne Marie Josephine 16) De Medeiros Faustine 17) Niang Oumoul Khayri 18) Diallo Oulimata 19) Bogui Marguerite 20) Alihounou Célestine 21) Sebastien Christine 22) Bouré Sérianne Précila 23) Mme Taïrou née Americo Rabi 24) Badara Mariama dite Kourouma 25) Codjina Marceline 26) Dioubaté Jeanne 27) Yaora Fatoumata 28) Talon Marie Antoinette 29) Marie Madeleine 30) Bandou Fausta	**1950** 1) Martial Adélaïde Valentine 2) Nyounae Marie Rose 3) Turpin Cathérine Elisa Edwig 4) Bologne Odette 5) Newton Marie Elisa 6) Sarrazin Jeannette 7) Ba Fanta 8) Grimaud Thérèse 9) Sall Marie Victorine 10) Dieng Aïssatousar 11) Béhanzin Thérèse 12) Kokouvi Célestine 13) Darave Taher 14) Mbodji Fatou 15) Codja Marie Louise 16) Koïta Fatou 17) Diabaté Sokona 18) da Costa Francisca Marthe 19) da Trinidade Mrguerite Marie Madeleine 20) Lobouhet Aya 21) Da Silva Marie Thérèse Dorothée 22) Thezillat Claire

Nous n'avons pas trouvé les promotions **1951** et **1952**	
1953	**1954**
1) Fatou Folla Ndiaye 2) Adèle Loron 3) Thérèse Lô 4) Hélène Larba Pafadnam 5) Augustine Sajoux 6) Aïssatou Dem 7) Amélie Sinzogan 8) Amina Batoko 9) Imelda Kponoukou 10) Conforte Norman 11) Clémentine Laine 12) Martine Françoise Aniou 13) Henriette Aouro 14) Charlotte Yacé 15) Élisabeth Zadji 16) Fatou Konaté 17) Bolou Tié 18) Aïssatou Traoré 19) Antoinette Santos 20) Josephine Larbat 21) Ekna Joséphine Johnson 22) Léone Rézendé 23) Mari Barry 24) Yoyo Françoise Dossou 25) Adeline Angèle Lalou 26) Suzanne Olympio 27) Rosalie-Justine Janvier	1) Seynabou Tall 2) Lydiad Almeida 3) Cathérine Conté 4) Bouzo Diarra 5) Mame Boyo Diop 6) Anne Maud Bouful 7) Marie-Thérèse Cissé 8) Aïchatou Sar 9) Yamaman Ngom 10) Bernadette Agho 11) Marguerite Traoré 12) Justine Rita Amoussou 13) Fatou Diaoune 14) Fadiop Guèye 15) Dodji Éléonore Johnson 16) Rosine Estelle Ahoyo 17) Cécile Sossouvi Mensah 18) Marthe Dagba 19) Clodilde d'Almeida 20) Émile Zinsou 21) Yoman Goua 22) Cécile Codo 23) Méry Turkson 24) Honorine L. Houndékon 25) Pauline Chodaton
1955	**1956**
1) Néné Kessa Diallo 2) Oumy Barry 3) Marthe Baruncio 4) Aïssatou Diallo 5) Valentine Guédegbé 6) Esher Kouroum 7) Aïcha Mbodj 8) Mame Coumba Dieng 9) Eugénie Guénum 10) Antoinette Accoumbressi 11) Éléonore Béraud 12) Martine David	1) Léopoldine Aubenas 2) Clémence Quenum 3) Marthe Marianne Faye 4) Honorine Bleu 5) Mélance Michèle Coco 6) Joséphine Ayi 7) Marianne Baldé 8) Élisabeth Houessinon 9) Monique Quenum 10) Bénédicta Lainé 11) Jeanna Yao 12) Cornélie Francisco

13) Reine Névis 14) Yoyo Gertrude Dossou 15) Julienne Cossou	13) Yayé Assa Barry 14) Blanche Gomez 15) Henriette Covi 16) Rosette Hountondji 17) Marie-Thérèse Bernabé 18) Marie-Thérèse Nébié
1957 1) Élise Akpo 2) Ndèye Marie-H. Guèye 3) Léontine Akpovo 4) Delphine Zinsou 5) Rita Lidie Awanou 6) Damienne Chodaton 7) Marie Inée dite Leroy 8) Akéolé Anna Dagbovie 9) Adèle Cécile Mensah 10) Caroline de Souza	

Source : ANS, ANS, O15 (31), O16 (31), O17 (31), O18 (31), O56 (31), École de médecine.

4) Les élèves infirmières-visiteuses diplômées de l'École de médecine par ordre de mérite

1930 1) Hélène Assogba 2) Cécile Assogba 3) Françoise d'Assomption 4) Céli Koïta 5) Christine de Trinidade 6) Christine Martin 7) Hunkarin Yvonne 8) Adjavon Bibiane 9) Aloma Louise 10) Mame Jeanne 11) Ndiaye Haïdara 12) Tall Yvonne	**1931** 1) Diallo Farima 2) Ba Sophie 3) Ouattara Odette 4) Coucouvi Christine 5) Yaba Marguerite 6) Aména Louise
1932 1) Diallo Emilie 2) Turpin Marie-Pierre 3) Ahodikpé Cathérine	**1933** 1) Keïta Marie 2) Hodonou Elisabeth 3) Aké Hélène 4) Hodonou Monique 5) Elias Firmina

	6) Bandou Firmina
1934 1) Rodriguez Lucie 2) Nicoué Marie 3) Diouf Louise 4) Assogba Jofrette 5) Camara Gabrielle 6) Kourouma Alice 7) Coulibaly Fatimata 8) Koné Rosa 9) Da Sylva Juliette 10) Fanoud Aline	**1935** 1) Madeleine Juliette 2) Guyot Jeannin Marguerite 3) Fabre Marie 4) de Lompuy Marie-Thérèse 5) Cissé Renée 6) Da Souza Véronique 7) Senghor Marie-Louise
1936 1) Augustin Honorée 2) Darboux Dorcas 3) Vieyra Antoinette 4) Do Rego Marie 5) Olympio Florence	**1937** 1) Gomez Jeannette 2) Yéhouessi Francisca 3) Paraiso Francine 4) Amon Clémentine 5) Amorin Clémentine
1938 1) Jones Odette 2) Maréchal Rose 3) Réaux Jeanne 4) Wilson Frida 5) Da Costa Marie 6) Ndiaye Mama 7) Ducasse Jeanne	

Source : ANS, O15 (31), École de médecine Jules Carde, 1942.

Sources et bibliographie

I. Sources

1. Archives

a. Archives Nationales du Sénégal (ANS)

Série G : Politique et administration générale

Sous-série 2G : Rapports périodiques, mensuels, trimestriels, semestriels et annuels des gouverneurs, administrateurs et chefs de service

Fonds AOF

2G21-33, AOF : École de médecine de Dakar. Rapport sur le fonctionnement depuis le 1er 1919 – 21 juillet 1919, 9 pages.

2G30-58, AOF : École de médecine indigène de l'AOF par Louis Couvy, 33 pages.

2G32-36, AOF : École de médecine de Dakar. Rapport annuel, année scolaire 1931-1932, 8 pages.

2G 34-17, AOF : École de médecine de Dakar. Rapport annuel, année scolaire 1933-1934, 9 pages.

2G40-27, AOF : École de médecine Jules Carde Dakar. Rapport annuel, année scolaire 1939-1940, 22 pages.

2G41-8, AOF : École de médecine Jules Carde Dakar. Rapport annuel scolaire, année 1941, 23 pages.

2G53-112, AOF : Institut des hautes études de Dakar. Rapport annuel, année scolaire 1952-1953, 12 pages.

2G54-111, AOF : Institut des hautes études de Dakar. Rapport annuel, année scolaire 1953-1954, 22 pages.

Fonds Dakar et Dépendances : Santé-Hygiène

2G39-12, Dakar et Dépendances (Circonscription de). Service de santé (partie administrative et partie médicale. Rapports annuels :

a) Service de santé (partie administrative et partie médicale), 77 plus 43 pages, 27 tableaux

b) Hôpital central indigène (partie administrative et partie médicale), 22 plus 77 pages.

c) Service d'hygiène (partie administrative et partie médicale), 22 plus 112 pages,

3 graph. photos.

Fonds Sénégal santé publique

2G39-14, Sénégal : Service de santé. Rapport annuel (partie administrative et partie médicale), 149 pages.

2G40-19, Sénégal : Service de santé. Rapport annuel, 183 pages.

2G46-11, Sénégal : Service de santé. Rapport annuel (partie administrative et partie médicale), 97 et 168 pages.

2G47-13, Sénégal : Service de santé. Rapport annuel (partie administrative), 20 pages.

Série H : Santé

Fonds Sénégal colonial, 1817-1960

H14, Questions sanitaires : organisation et fonctionnement de la santé, 1914-1919. Azalai d'hiver de Tombouctou (1913-1914), hôpital de Bamako (1914), hôpital civil de Gorée (1916-1917), École de médecine (1918), état sanitaire…

Fonds AOF

Sous-série 1H : Affaires médicales

1H7 (1), École de médecine de AOF : fonctionnement, situation et remplacement du directeur Le Dantec (1923-1925), monographie de Louis Couvy (1930) 1923-1930.

1H24 (26), École africaine de médecine et de pharmacie.
- Dentistes africains, 1944 ;
- Réforme de l'école, 1944 ;
- Élèves et discipline, 1941-1947.

1H26 (26), Inspection de divers services sanitaires, 1930-1934.

1H31 (26), Réglementation de la profession médicale (médecine, dentisterie, pharmacie) : 1921-1947.

1H34 (26), Conférences médicales internationales d'enseignement et de coopération technique, Dakar, 16-24 mai 1951. (Bergeret. L'école africaine de médecine et de pharmacie de Dakar ; Caussain (I). Étude du test tuberculinique dans les collectivités scolaires d'AOF, etc. ; Jonchère (H.), Coopération médicale entre le Service général d'hygiène mobile et de prophylaxie en AOF et les services sanitaires étrangers ; Payet, Vue d'ensemble sur l'étudiant africain).

1H49 (163), OMS : rapports fournis à l'Organisation des Nations unies sur la santé en AOF, 1948-1956.

1H57 (163), Nomenclature médicale (carte des établissements hospitaliers des territoires de l'AOF, 1944-1950).

1H98 (163), École africaine de médecine et de pharmacie : fonctionnement, professeurs, conseils de perfectionnement et d'administration, (1944-1953) ; textes de base ; liquidation de l'école, concours d'entrée, Bulletin médical de l'AOF (création et buts) ; remboursement des frais d'études ; programme des cours ; prix scolaires ; fermeture de l'école ; archives. 1918-1953.

1H102 (163), Protection maternelle et infantile, 1932-1954.

1H103 (163), Protection Maternelle et Infantile, 1954-1958.

Sous-série 2H : Affaires sociales

2H47 (26), Santé publique en AOF : budget de grands travaux, 1944-1946 : tableaux.

2H82 (26), Hôpital Aristide Le Dantec. Organisation et fonctionnement, situation de l'École des sages-femmes d'État, de l'École des sages-femmes africaines et de l'École des infirmiers.

Série O : Enseignement de l'AOF 1895-1958

O14 (31), École de médecine de l'AOF dite Jules Carde (à partir de 1936) :
- Promotion des années scolaires 1933-1939
- Principes 1918-1934
- Statistiques et rapports d'années scolaires 1918-1939.

O15 (31), École de médecine Jules Carde : promotions entrantes et sortantes affectations : nominations, affaires diverses 1939-1944.

O16 (31), École de médecine Jules Carde : promotions entrantes et sortantes affectations : nominations, affaires diverses1945-1946.

O17 (31), École de médecine Jules Carde : promotions entrantes et sortantes affectations : nominations, affaires diverses1947.

O18 (31), École de médecine Jules Carde : promotions entrantes et sortantes affectations : nominations, affaires diverses1948-1949.

O56 (31), École africaine de médecine et de pharmacie (Jules Carde) :
- Concours d'entrée, admissions ;
- Besoins des colonies en médecins ;

– Affectation des élèves-sortants (1950).

O161 (31), École africaine de médecine et de pharmacie : section des sages-femmes :
– Création de la section et modalités du concours d'entrée (1930-1934) ;
– Concours d'entrée et admissions ;
– Exclusions d'élèves ;
– Rapports sur l'activité de la section ;
– Affaires diverses 1930-1946.

O163 (31), École africaine de médecine et de pharmacie :
– Principes (1918-1934) ;
– Concours d'entrée (1927-1947) ;
– Examen de sortie (1922-1944) ;
– Discipline (1922-1944) – (1918-1947).

O281, École africaine de médecine :
– Concours d'admission à la section des sages-femmes et des infirmières-visiteuses ;
– Épreuve d'orthographe (copies) 1933.

O411 (31), École africaine de médecine et de pharmacie, École de vétérinaires, admissions 1949.

O444 (31), École de médecine, section des sages-femmes : dossiers et listes de candidates de Togo, Dahomey et Sénégal, session 1947.

O454 (31), Sénégal : textes sur l'École normale des jeunes filles de Rufisque, l'École de médecine et l'École des pupilles. Mécaniciens de la marine de l'AOF (1927-1944) : édification des maisons de jeunes à Rufisque ; statistiques scolaires (1932-1946) ; personnel de l'instruction publique (1932-1942) ; examens rapports d'inspection (1946), 1927-1946.

Sous-série 4P : Urbanisme et Habitat en Afrique occidentale française, 1904-1958

4P 1391, École de médecine de Dakar, Hôpital indigène, projet de construction d'un pavillon pour bureaux ; pièces écrites et plans.

4P 1392, École de médecine de Dakar, construction : plans détaillés n° 1 à 20.

4P 1393, École de médecine de Dakar, construction : plans d'architectes du n° 21 année n° 53.

4P 1394, École de médecine de Dakar, construction : plans.

b. Archives Nationales d'Outre-Mer (ANOM)

École de médecine de l'AOF

2G21-33, AOF : École de médecine de Dakar. Rapport sur le fonctionnement depuis le 1er 1919, 21 juillet 1919, 9 pages.

2G30-58, École de médecine indigène de l'AOF par Louis Couvy, 33 pages.

2G32-36, AOF : École de médecine de Dakar. Rapport annuel, année scolaire 1931-1932, 8 pages.

2G34-17, École de médecine de Dakar. Rapport annuel, année scolaire 1933-1934, 9 pages.

2G40-27, AOF : École de médecine Jules Carde Dakar. Rapport annuel, année scolaire 1939/1940, 22 pages.

2. Sources imprimées

a. Publications officielles

ABBATUCCI Dr, « L'école de médecine de Pondichéry », *Annales de médecine et de pharmacie coloniales*, Paris, Imprimerie nationale, 1925, n° 23, p. 123-126.

ABENDANON Dr J.-H., « L'organisation médicale et hygiénique dans les colonies », *Rapports préliminaires*, tome I, session de Bruxelles de 1923 [de l'Institut colonial international], p. 15-27.

ACHARD Charles & BROUARDEL Georges, *Bulletin de l'académie de médecine*, 100e année, 3e série, tome 116, n° 39, séance du 15 décembre 1936, p. 578-798.

AGUESSY Cyrille, « Rôle du médecin africain et de la sage-femme africaine dans l'Assistance médicale », *Hygiène sociale. Revue médicale internationale (Métropoles, Colonies, Pays chauds)*, Paris, Journées médicales coloniales, n ° 62, septembre 1931, p. 1162-1163.

AGUESSY Cyrille, « Rôle des médecins et sages-femmes auxiliaires de l'AOF dans l'Assistance médicale indigène », *Bulletin de l'Enseignement de l'AOF*, n ° 22, 1933, p. 193-198.

ANONYME, *L'Assistance indigène*, Paris, Édition Crété, 1907, 44 pages.

ANONYME, « L'École de médecine de Dakar », *Presses médicales*, n° 33, vol. d'annexes, Masson & Cie, 1921, p. 587-588.

ANONYME, « Nécrologie. M. L. Nogue (1883-1926) », *Bulletins de la société de pathologie exotique et de sa filiale de l'Ouest africain*, tome 19, Paris, Masson, 1926, p. 513-514.

ANONYME, « Œuvres d'intérêt social », *Annales coloniales. Revue mensuelle illustrée*, La Guinée française en 1931, p. 16.

ANONYME, « Sénégal », *Le phare du Dahomey. Journal économique et d'informations*, Huitième année, n° 120, janvier 1936, 4 pages.

ANONYME, « La vie scolaire de l'AOF. Rapport statistique d'ensemble pour l'année scolaire 1934-1935 », *L'éducation africaine (Bulletin de l'enseignement de l'AOF)*, 25e année, n° 93, janvier-mars 1936, p. 63-72.

ANONYME, « L'éducation des filles et la formation des élèves sages-femmes », *L'éducation africaine (Bulletin de l'enseignement de l'AOF)*, 25e année, n° 93, janvier-mars 1936, p. 87-97.

ANONYME, « Les œuvres sociales en Afrique occidentale française », *La presse coloniale illustrée*, 29e année, novembre 1936, p. 7-14.

ANONYME, « Revue de l'Assistance médicale indigène en AOF », *Bulletin médical de l'AOF*, éd. GAAOF, tome 1, FASC. 1, [1re année, 1er trimestre], 1942, 258 pages.

ANONYME, « Recommandations adoptées par la Conférence », *La Conférence africaine française : Brazzaville 30 janvier-8 février 1944*, Paris, ministère des Colonies, 1945, 133 pages.

ANONYME, « Institut des hautes études de Dakar. Livret de l'étudiant », *L'éducation africaine. Bulletin officiel de l'enseignement en AOF*, 40e année, 1951, nouvelle série, n° 8 & 9, 115 pages.

ANONYME, « Bulletin et mémoire de l'École préparatoire de médecine et de pharmacie de Dakar », *Institut des hautes études de Dakar*, Dakar, 1952-1953, tome 1, 239 pages.

ANONYME, « La mortalité infantile dans nos colonies de l'Ouest africain », *Bulletin de l'Agence générale des colonies*, non numéroté, p. 313-324.

BAYLON Henri (médecin général), « L'œuvre du service de santé des armées en Afrique noire d'expression française », *Bulletin de l'Académie nationale de médecine*, tome 165, n° 4, séance du 31 mars 1981, p. 449-460.

BEAUREGARD Victor, *L'empire colonial de la France : formation, résultats et destinées*, Paris, Société d'Éditions géographiques, maritimes et coloniales, 1924, 538 pages.

BLANCHARD Dr, « L'École de médecine de l'Afrique occidentale française. De sa fondation à l'année 1934 », *Annales de médecine et de pharmacie coloniales*, Paris, Imprimerie nationale, n° 33, 1935, p. 90-111.

BLANCHARD Jacques, *L'enseignement supérieur au Sénégal*, s. l., Université de Dakar, 1963, 20 pages.

BLANCHARD Raphaël, *La médecine coloniale*, Paris, Archives de parasitologie, 1905, 120 pages.

BOYÉ Dr, « La formation des auxiliaires médicaux dans les colonies françaises (médecins et pharmaciens auxiliaires, accoucheuses et infirmières spécialisés) », *Bulletin de l'Office international d'hygiène publique*, vol. 27, n° 2, 1935, p. 315-320.

CARDE Jules, *Instructions relatives à l'orientation des Services de l'Assistance médicale indigène*, Gorée, GGAOF, 1926, 25 pages.

CAZANOVE (médecin général), « L'assistance médicale », *Hygiène sociale. Revue médicale internationale (Métropoles, Colonies, Pays chauds)*, Paris, Journées médicales internationales, n° 63, octobre 1931, p. 1190-1195.

CHAMBON Louis, « L'œuvre des pastoriens en Afrique et à Madagascar », *Afrique contemporaine. Documents d'Afrique noire et de Madagascar*, n° 114, mars-avril 1981, 47 pages.

CHIPPAUX Claude, « Le service de santé des troupes de marine », *Médecine tropicale. Revue française de pathologie et de santé publique tropicales*, Le Pharo – Marseille, novembre-décembre 1980, vol. 40, n° 6, p. 605-630.

CISSÉ Jeanne Martin, *La fille du Milo*, Paris, Présence africaine, 2009, 200 pages.

CONOMBO Joseph Issoufou, *Souvenirs de guerre d'un « tirailleur sénégalais »*, Paris, L'Harmattan, 1989, 199 pages.

CONOMBO Joseph Issoufou, *Acteur de mon temps. Un Voltaïque dans le XXe siècle*, Paris, L'Harmattan, 2003, 233 pages.

COUVY (médecin général), « Formation morale et technique des médecins indigènes », *Hygiène sociale. Revue médicale internationale (Métropoles, Colonies, Pays chauds)*, Paris, Journées médicales internationales, n° 63, octobre 1931, p. 1199-1200.

CROZAT Dr, « Protection de l'enfance en AOF », *Hygiène sociale. Revue médicale internationale (Métropoles, Colonies, Pays chauds)*, Paris, Journées médicales coloniales, n ° 62, septembre 1931a, p. 980.

CROZAT D[r], « Formation et rôle des sages-femmes », *Hygiène sociale. Revue médicale internationale (Métropoles, Colonies, Pays chauds)*, Paris, Journées médicales internationales, n° 63, octobre 1931b, p. 1201-1202.

DESSERTINE Dominique, *Enfance, santé et société. Chrétiens et sociétés. Documents et mémoires*, Lyon, LARHRA, 2013, 376 pages.

EXPOSITION COLONIALE INTERNATIONALE DE 1931, *L'Afrique occidentale française*, Paris, Société d'éditions géographiques, maritimes et coloniales, 1931, 255 pages.

EXPOSITION COLONIALE INTERNATIONALE DE 1931, *La circonscription de Dakar et dépendances*, Paris, Société d'éditions géographiques, maritimes et coloniales, 1931, 174 pages.

EXPOSITION COLONIALE INTERNATIONALE DE 1931, *L'adaptation de l'enseignement dans les colonies : rapports et compte rendu du Congrès intercolonial de l'enseignement dans les colonies et les pays d'outre-mer*, Paris, Henri Didier, 1932, 311 pages.

FOLLEREAU Raoul, « L'œuvre sanitaire de la France en Afrique noire », *Comptes rendus mensuels des séances de l'Académie des sciences d'outre-mer*, janvier 1959, Paris, Académies des sciences d'outre-mer, tome XIX, p. 117-134.

FONTANIER Henry, « Les bases du programme de l'enseignement technique en AOF », *Les Annales coloniales*, Revue mensuelle illustrée, n° 3, p. 1-2.

FRANÇOIS Georges, *Ce que tout Français doit savoir sur l'Afrique occidentale française*, Paris, Emile Larose, 1918, 16 pages.

FROIDEVAUX Henri, « L'enseignement indigène dans les colonies françaises. Valeur, nature, méthodes », *Institut colonial international. L'enseignement aux indigènes. Documents officiels précédés de notices historiques – Indes orientales néerlandaises, Suriname, Alaska, États-Unis, Iles Philippines, Inde britannique, Congo belge, colonies portugaises, colonies françaises*, tome 1, Bruxelles, Paris Londres, Berlin & La Haye, 1909, p. 456-613.

GUILLERMAND Jean (dir.), *Histoire de la médecine aux armées. De l'antiquité à la révolution,* tome 1, Paris, Charles-Lavauzelle, 1982, 513 pages.

GUY Camille, « Qu'est-ce que l'Afrique occidentale française ? », *Le Monde colonial illustré*, n° 59, juin 1928, p. 146.

HARDY Georges, *Une conquête morale : l'enseignement en AOF*, Paris, Armand Colin, 1917, 354 pages.

HARDY Georges, « L'enseignement aux indigènes. Possessions françaises d'Afrique », INSTITUT COLONIAL INTERNATIONAL, *L'enseignement aux indigènes*, Bruxelles, Établissements généraux d'imprimerie, 1931, p. 239-593.

INDOCHINE FRANÇAISE. DIRECTION GÉNÉRALE DE L'INSTRUCTION PUBLIQUE, *L'école de plein exercice de médecine et de pharmacie de l'Indochine*, Hanoï, Imprimerie d'Extrême-Orient, 1931, 42 pages.

JORGE Ricardo, « Discours prononcé le 30 juillet 1931 », *Hygiène sociale. Revue médicale internationale (Métropoles, Colonies, Pays chauds)*, Paris, Journées médicales internationales, n° 63, octobre 1931, p. 1187.

KANDJI Mamadou, *Sébikhotane territoire d'intégration. Histoire des communautés et des mentalités*, Dakar, L'Harmattan & Diaspora académie, 2013, 192 pages.

KEITA Aoua, *Femme d'Afrique. La vie d'Aoua Kéita racontée par elle-même*, Paris, Présence africaine, 1975, 395 pages.

LABOURET Henri, « L'éducation des masses en Afrique occidentale française », *Africa: Journal of the International African Institute*, vol 8, n° 1 (janv., 1935), p. 98-105.

LAUNOY Léon, « L'assistance médicale et l'hygiène en Afrique occidentale française », *Les annales coloniales*, Revue mensuelle illustrée, janvier 1930.

LE DANTEC Aristide, « L'École de médecine indigène de Dakar », *Extraits du Bulletin de la Société de Pathologie Exotique*, Paris, Masson & Cie, séance du 13 octobre 1920, n° 8, 1920, Tome XIII, p. 623-625.

LEDENTU Dr (médecin-lieutenant-colonel), « Rapport sur le fonctionnement du Centre d'instruction d'Ayos (Cameroun) », *Annales de médecine et de pharmacie coloniales*, Paris, Imprimerie nationale, 1935, n° 33, p. 121.

LEFEBVRE Pierre (dir.), *Histoire de la médecine aux armées. De 1914 à nos jours*, tome 3, Paris-Limoges, Charles-Lavauzelle, 1987, 421 pages.

MARCHOUX Émile (médecin principal des colonies), « Fonctionnement du laboratoire de microbiologie de Saint-Louis (Sénégal) et note sur la dysenterie des pays chauds », *Annales d'hygiène et de médecine coloniales*, n° 03, 1900, p. 119-131.

MATHIS Constant (médecin général), *L'œuvre des pastoriens en Afrique noire. Afrique occidentale française*, Paris, Presses universitaires de France, 1946, 580 pages.

MOUNIER Emmanuel, *L'éveil de l'Afrique noire*, Paris, Éditions du Seuil, 1948, 219 pages.

NGAÏDÉ Abderrahmane, *Amady Aly Dieng : Lecture critique d'un demi-siècle de paradoxes*, Dakar, CODESRIA, 2012, 148 pages.

NOGUE (médecin major des troupes coloniales) & ADAM (médecin de la maternité indigène de Dakar), *La mortinatalité et la mortalité infantile dans les colonies françaises*, Marseille, Commissariat général de l'exposition coloniale, 1922, 32 pages.

NOGUE (médecin major de deuxième classe des troupes coloniales), « Résumé des communications ayant trait à l'étiologie et à la thérapeutique des principales maladies observées en Afrique occidentale », *Annales de médecine et de pharmacie coloniales*, n° 22, 1924, p. 36-76.

NOGUE Madame (Directrice de l'internat de sages-femmes), « Les sages-femmes auxiliaires de l'Afrique occidentale française », *Extrait du Bulletin du Comité d'études historiques et scientifiques de l'Afrique occidentale française*, 1923, Gorée, Imprimerie du gouvernement général, n° 2 avril-juin et n° 3 juillet-septembre, 80 pages.

OUDINOT R., « Hygiène coloniale. Les maternités de Dakar », *Le mouvement sanitaire : organe officiel de l'Association des médecins hygiénistes français*, vol. 6, 6e année, n° 57, 31 janvier 1929, p. 534-551.

PAYET Maurice, « Historique de l'organisation de la médecine en Afrique noire d'expression française », *Bulletin de l'Académie nationale de médecine*, séance du 31 mai 1960, p. 405-409,

PERLSTEIN Marcel, « L'enseignement en Afrique équatoriale française », *Africa: Journal of the International African Institute*, vol. 14, n° 3, (Jul., 1943), p. 130-135.

PEUMERY Jean-Jacques, « Aristide Le Dantec (1877-1964), créateur de l'École africaine de médecine », Communication présentée à la séance du 27 avril 1974 de la Société française d'histoire de la médecine, p. 491-501.

RIGOLLET L., *Évolution de l'assistance médicale en Afrique occidentale française*, Paris, Agence économique de l'AOF, 1922, 21 pages.

RINKENBACH M., « L'œuvre de l'Association des dames françaises de la Croix-Rouge en Afrique occidentale française à Dakar », *Bulletin de l'Association des dames françaises*, 45e année, n° 5, septembre 1935, Paris, p. 143-151.

ROSSI André Dr, *Puériculture et pathologie du nourrisson*, Rufisque, Imprimerie du gouverneur général, 1944a, 279 pages.

ROSSI André Dr, *Cours d'obstétrique,* Rufisque, Imprimerie du gouverneur général, 1944b, 143 pages.

ROUSSEAU Dr (médecin lieutenant-colonel des troupes coloniales), « Assistance médicale indigène en Afrique occidentale française », *Le Monde colonial illustré*, n° 60, août 1928, p. 171.

SARRAUT Albert, *La mise en valeur des colonies françaises*, Paris, Payot, 1923, 675 pages.

SARRAUT Albert, *Grandeur et servitudes coloniales*, Paris, Éditions du Centurion, 1931, 287 pages.

SASPORTAS Dr, « La médecine coloniale. Les écoles de médecine aux colonies », *Le concours médical. Guide précis du praticien*, Paris, cinquante-huitième année, n° 11 bis, mars 1936, p. 861-862.

SASPORTAS Dr, « L'organisation du Service de santé en Afrique noire française d'après les recommandations de la Conférence de Brazzaville (Janvier 1944) », *La Presse médicale. Articles originaux,* Masson et Cie, n° 5, février 1945, p. 66.

VALLERY-RADOT Pasteur, « L'École de médecine de Dakar », *Revue des Deux-mondes,* « Le splendide effort de l'Afrique occidentale française », publié dans *Le progrès médical*, n° 7, Paris, 15 février 1936, p. 291-292.

VAUCEL Marcel, *Médecine tropicale*, Paris, Éditions médicales Flammarion, 1952, 955 pages.

b. Textes législatifs et réglementaires relatifs à l'histoire de l'éducation et de la santé

Journal officiel de l'AOF (JOAOF) :

JOAOF, Arrêté du 8 février 1905 du gouverneur générale de l'Afrique occidentale française sur la création du service d'Assistance médicale indigène, p. 84.

JOAOF, Rapport au gouverneur général de l'AOF suivi de l'arrêté du 7 janvier 1906 portant création d'aides-médecins indigènes de l'AMI en AOF, p. 233-235.

JOAOF, Arrêté du 1er octobre 1916 complétant l'arrêté d'organisation de l'École Faidherbe, p. 637-638.

JOAOF, Arrêté du gouverneur général portant organisation de l'École de médecine de l'AOF, p. 545-550.

JOAOF, Instructions relatives à l'organisation d'un enseignement technique supérieur et à la formation du personnel des cadres généraux subalternes en AOF, du 1er novembre 1918, p. 526-529.

JOAOF, Instruction sur l'orientation et le fonctionnement des services d'AMI, du 15 février 1926, p. 193.

JOAOF, 1939, Arrêté 2443 S.S.M. du 31 août 1939 portant la répartition en secteurs spéciaux et annexes des territoires de l'AOF contaminés de la maladie du sommeil, p. 193-195.

JOAOF, Arrêté 2893/SSM, du gouverneur général, haut-commissaire de l'Afrique française, du 20 août 1942, la désignation du personnel chargé de l'école de médecine d'un enseignement théorique, clinique ou pratique, est sanctionnée par décision du gouverneur général sur la proposition du directeur de l'école de médecine, après avis de l'IGSSM, p. 756.

JOAOF, Décret du 11 août 1944a instituant une école de médecine et de pharmacie, p. 756.

JOAOF, Décret du 11 août 1944b organisant le cadre des médecins, pharmaciens et sages-femmes africains, p. 756.

JOAOF, du 02 décembre 1944c, concernant l'organisation de l'EAMP et réglant les conditions de passage des élèves d'une année à l'autre et les conditions d'obtention du diplôme de fin d'études.

JOAOF, Extrait n° 2.305, en date du 30 août 1947, p. 787.

Journal officiel du Sénégal (JOS) :

JOS, 1939, Arrêté n° 342 S.S.M. portant création d'un service autonome de la maladie du sommeil, p. 162-164.

JOS, 1940, Circulaire n° 762 S.S.M. du 20 mai 1940 au sujet de la lutte contre la mortalité infantile, p. 370.

3. Sources orales

Interlocuteur 1 : Marie Touré Ngom, né en 1929 à Dakar (82 ans), rencontré à Reubeuss (rue Mangin X Reims), sage-femme africaine à la retraite, le 28 avril 2011.

Interlocuteur 2 : Mamadou Djiméra, né en 1937 à Koughany (Bakel) (74 ans), rencontré à Keur Massar (Parcelles Assainies, Unité 15), instituteur à la retraite, le 25 avril 2011.

Interlocuteur 3 : Ahmédoune Fall, né en 1944 à Sakal (Louga) (67 ANS), rencontré aux Parcelles Assainies (Plateau médical, Unité 25), infirmier d'État à la retraite, le 6 mai 2011.

Interlocuteur n° 4 : Yally Bathily, née en 1926 à Aroundou (Bakel) (84 ans), rencontré à Aroundou, Sans profession, le 28 juillet 2010.

Interlocuteur 5 : Fadel Diadhiou, né en 1935 à Kédougou (76 ans), rencontré au Point-E (à son cabinet médical), médecin d'État à la retraite, professeur honoraire en gynécologie obstétrique, le 20 juin 20-11.

Interlocuteur 6 : Mamadou Diouf, (77 ans), rencontré à Bargny (au dispensaire Elhadji Massour Sy), infirmier sanitaire à la retraite, le 17 juin 2011.

Interlocuteur 7 : Hérault Louis-Armand, (83 ans), rencontré à Versailles (France), médecin en chef honoraire des troupes de marine à la retraite, le 4 décembre 2019.

II. Bibliographie

1. Instruments de recherche

BEAUD Michel, *L'art de la thèse*, Paris, La Découverte, 1985, 2003, 197 pages.

BECKER Charles & COLLIGNON René, *Répertoire des textes législatifs et réglementaires relatifs à l'histoire de la santé au Sénégal*, 1822-2009, Dakar, 2010, 387 pages.

CHARPY Jacques, *Répertoire des archives (Série H à T) – Affaires sociales, judiciaires, économiques et financières – 1782-1920*, Rufisque, 213 pages.

CISSE Evelyne Badou, *Répertoire des archives de la série H santé et assistance publique. Fonds Sénégal colonial, 1917-1960*, complété par Atoumane Doumbia Ndiaye, Conservateur d'archives, Dakar, 1996, 76 pages.

DIOH Louis Dioungoum, BARRY Mamadou Lamine, BADJI Jean Marie & *al.*, *Répertoire numérique de la Série 4 P – Urbanisme et Habitat en Afrique occidentale française, de 1904 à 1958*, Archives Nationales du Sénégal, Dakar, 1999, 351 pages.

DIOH Louis Dioungoun, *Répertoire numérique de la sous-série 1 P – Direction générale des travaux publics de l'Afrique occidentale française – Organisation et fonctionnement (1903-1960)*, Archives Nationales du Sénégal, Dakar, 2001, 414 pages.

DIOP Papa Momar, *Répertoire numérique de la Série O – Enseignement de l'AOF – 1895-1958*, Dakar, 1996, 96 pages.

MAUREL Jean-François & TENDENG Antoine, *Répertoire de la série H santé : fonds de l'AOF, réalisé par les étudiants de l'EBAD (promotion 1977), ANS*, Dakar,

1996, 61 pages.

NDIAYE Abdoulaye Gamby, *Répertoire des Archives, sous-série 2G, Rapports périodiques – Première tranche 1895-1940*, Dakar, 2001, 448 pages.

THOMASSERY Marguerite, *Catalogue des périodiques de l'Afrique Noire Francophone (1858-1962)*, conservés à l'Institut Fondamental d'Afrique Noire (IFAN), Dakar, 1965, 117 pages.

2. Ouvrages et articles

a. Ouvrages et articles sur l'histoire de la colonisation

AKPO-VACHÉ Catherine, *L'AOF et le Seconde Guerre mondiale (septembre 1939-octobre 1945)*, Paris, Karthala, 1996, 330 pages.

ALMEIDA-TOPOR (D') Hélène, *L'Afrique*, Paris, Le Cavalier Bleu, coll. « Idées reçues », 2e éd. 2009, 127 pages.

BARJOT Dominique & FREMEAUX Jacques, *Les sociétés coloniales à l'âge des empires des années 1850 aux années 1950*, Paris, Éditions Sedes/Cned, 2012, 400 pages.

BECKER Charles, M'BAYE Saliou & THIOUB Ibrahima, *AOF : réalités et héritages. Sociétés ouest-africaines et ordre colonial, 1895-1960*, tome 2, Dakar, Direction des Archives du Sénégal, 1997, 1259 pages.

BENOIST Joseph-Robert de, *L'Afrique occidentale française de la Conférence de Brazzaville (1944) à l'indépendance (1960)*, Dakar, Les Nouvelles Éditions Africaines, 1982, 617 pages.

BIARNÈS Pierre, *Les Français en Afrique noire : de Richelieu à Mitterrand*, Paris, Armand Colin, 1987, 447 pages.

BONNICHON Philippe, GÉNY Pierre & NEMO Jean, *Présences françaises outre-mer, XVIe-XXIe siècle : sciences, religion et culture*, Paris, ASOM – Karthala, tome 2, 2012, 624 pages.

BOURGI Robert, *Le général De Gaulle et l'Afrique noire 1940-1969*, Paris, Dakar & Abidjan, Librairie générale de droit et de jurisprudence & Nouvelles Éditions africaines, 1980, 515 pages.

CONKLIN Alice L., *A mission to civilize. The republican idea of empire in France and west Africa, 1895-1930*, Stanford, Stanford University Press, 1997, 367 pages.

COOPER Frederick, *Français et Africains ? Être citoyen au temps de la décolonisation*, Paris, Payot, 2014, 633 pages.

CORNEVIN Robert & Marianne, *La France et les Français outre-mer. De la première croisade à la fin du Second Empire*, Paris, Éditions Tallandier, 1990, 514 pages.

COQUERY-VIDROVITCH Catherine, *L'Afrique occidentale au temps des Français. Colonisateurs et colonisés (c. 1860-1960)*, Paris, Éditions Sociales, 1992, 460 pages.

COQUERY-VIDROVITCH Catherine, *Les Africaines. Histoire des femmes d'Afrique subsaharienne du XIXe au XXe siècle*, Paris, La Découverte, 2013, 407 pages.

DOZON Jean-Pierre, *Frères et sujets. La France et l'Afrique en perspective*, Paris, Éditions Flammarion, 2003, 350 pages.

DUJARRIC Gaston, *La vie du sultan Rabah. Les Français au Tchad*, Paris, Librairie africaine & coloniale, 1902, 146 pages.

DULUCQ Sophie, KLEIN Jean-François & STORA Benjamin (dir.), *Les mots de la colonisation*, Toulouse, Presses universitaires du Mirail, 2008, 125 pages.

FRÉMEAUX Jacques, *Les empires coloniaux dans le processus de mondialisation*, Paris, Maisonneuve & Larose, 2002, 389 pages.

KEMOUN Joëlle Boyer-Ben, *Colonisation européenne et système colonial du milieu du XIXe siècle aux années 1960*, Paris, Ellipses, 2004, 144 pages.

KI-ZERBO Joseph, *Histoire de l'Afrique noire d'hier à demain*, Paris, Hatier, 1978, 731 pages.

LEMESLE Raymond-Marin, *La Conférence de Brazzaville de 1944 : contexte et repères. Cinquantenaire des prémices de la décolonisation*, Paris, CEAM, 1994, 132 pages.

MARSEILLE Jacques, « La Conférence des gouverneurs généraux des colonies (novembre 1936) », *Le mouvement social*, n° 101, octobre-décembre 1977, p. 61-84.

MARTIN Jean, *Lexique de la colonisation française*, Paris, Dalloz, 1988, 395 pages.

M'BOKOLO Elikia, *L'Afrique au XXe siècle. Le continent convoité*, Paris, Éditions du Seuil, 1985, 587 pages.

PERVILLÉ Guy, « La notion d'élites dans la politique indigène de la France en Algérie », dans GUILLAUME Sylvie, *Les élites fins de siècles – XIXe et XXe siècles*, Pessac, Éditions de la Maison des sciences de l'homme d'Aquitaine, 1992, p. 179-

192.

PHAN Bernard, *Colonisations et décolonisations françaises depuis 1850*, Paris, Armand Colin, 1999, 196 pages.

RIOUX Jean-Pierre (dir.), *Dictionnaire de la France coloniale*, Paris, Flammarion, 2007, 936 pages.

ROBERT-GUIARD Claudine, *Des Européennes en situation coloniale. Algérie 1830-1939*, Aix-en-Provence, Presses universitaires de Provence, 2009, 340 pages.

SURET-CANALE Jean, *Afrique noire occidentale et centrale. De la colonisation aux indépendances (1945-1960). Crises du système colonial et capitalisme monopoliste d'État*, Paris, Éditions Sociales, 1977, 430 pages.

TOURÉ Abdoulaye, *Un aspect de l'exploitation coloniale en Afrique : fiscalité indigène et dépenses d'intérêt social dans le budget du Sénégal, 1905-1946*, Thèse de doctorat de Troisième cycle, Histoire, Dakar, UCAD, 1991, 427 pages.

VALETTE Jacques, *La France et l'Afrique subsaharienne de 1914 à 1960*, Paris, SEDES, 1994, 316 pages.

WESSELING Henri, *Les empires coloniaux européens, 1815-1919*, Harlow, Gallimard, 2009, 554 pages.

WHITE Owen, *Children of the French Empire. Miscegenation and Colonial Society in French West Africa 1895-1960*, Oxford, Clarendon Press, 1999, 2004, 200 pages.

b. Ouvrages et articles sur les questions d'enseignement

ANONYME, « L'école en Afrique noire francophone : une appropriation institutionnelle » *Revue française de pédagogie*, n° 90, janvier-février-mars 1990, p. 71-97.

ANONYME, « La scolarisation de l'Afrique noire », *Tam-Tam. Bulletin mensuel des étudiants catholiques africains*, 4e année, n° 6, 7 & 8, mars-mai 1955, 98 pages.

AUDOUSSET Gabrielle, « Les problèmes d'éducation et d'enseignement en Afrique noire », *Coopération et développement*, n° 36, mai-juin 1971, p. 13-36.

BAILLEUL André, *L'université de Dakar : institutions et fonctionnement, 1950-1984*, Thèse de doctorat d'État de Droit, Dakar, Université de Dakar, 1984, 436 pages.

BARTHÉLÉMY Pascale, « La professionnalisation des Africaines en AOF (1920-1960) », *Vingtième siècle. Revue d'histoire*, 2002/3 (n° 75), p. 35-46.

BARTHÉLÉMY Pascale, *Femmes, Africaines et diplômées : une élite auxiliaire à l'époque coloniale. Sages-femmes et institutrices en Afrique occidentale française (1918-1957)*, Thèse de doctorat d'Histoire, Paris, Université Paris VII-Denis Diderot, 2004a, 945 pages.

BARTHÉLÉMY Pascale, « Sages-femmes africaines diplômées en AOF des années 1920 aux années 1960. Une redéfinition des rapports sociaux de sexe en contexte colonial », dans HUGON Anne (dir.), *Histoire des femmes en situation coloniale. Afrique et Asie, XX*e *siècle*, Paris, Éditions Kartala, 2004b, p. 119-144.

BARTHÉLÉMY Pascale, « L'émergence d'une élite féminine des années vingt à la vieille des indépendances. Le cas des sages-femmes et infirmières-visiteuses diplômées de l'École de médecine de l'Afrique occidentale française », dans SOW Fatou (dir.), *La recherche féministe francophone : langue, identités et enjeux*, Paris, Éditions Karthala, 2009a, p. 529-546.

BARTHÉLÉMY Pascale, « "Je suis une Africaine… j'ai vingt ans" : Écrits féminins et modernité en Afrique occidentale française (c. 1940-c. 1950) », *Annales. Histoire, Sciences sociales*, 64e année, n° 4 (jul.-Aug., 2009b), p. 825-352.

BARTHÉLÉMY Pascale, *Africaines et diplômées à l'époque coloniale (1918-1957)*, Rennes, Presses Universitaires de Rennes, 2010, 344 pages.

BARTHÉLÉMY Pascale, « L'enseignement dans l'Empire colonial français : une vieille histoire ? », *Histoire de l'éducation*, n° 128, octobre-décembre 2010, p. 5-27.

BLANC Floriane, « Vectors of French Cultural Imperialism: Training in Medicine and Pharmacy at the Schools of Hanoi and Dakar (1904-1953) », *Pharmacy in History*, 2010, vol. 52, n° 3/4, Pharmaceutical Styles of Thinking and Doing, French and British Spheres of Influence in the Nineteenth and Early Twentieth Century's (2010), p. 122-133.

BOUCHE Denise, « Autrefois, notre pays s'appelait la Gaule… Remarques sur l'adaptation de l'enseignement au Sénégal de 1817 à 1960 », *Cahier d'Études Africaines*, 1968, p. 110-122.

BOUCHE Denise, « L'école rurale en Afrique occidentale française de 1903 à 1956 », *Historical Reflections/Réflexions historiques*, vol. 7, n° 2/3, The Making of Frenchmen: Current Directions in the History of Education in France, 1679 – 1979 (Summer-Fall/Été/Automne 1980), p. 207-219.

BOUCHE Denise, « Quatorze millions de Français dans la fédération de l'Afrique occidentale française ? », *Revue française d'histoire d'outre-mer*, 69, 1982, p. 97-113.

BOUCHE Denise, « Dans quelle mesure Paris a-t-il voulu diriger l'enseignement colonial », *L'enseignement et la diffusion du français dans l'empire colonial français*

1815-1962, Société internationale pour l'histoire du français langue étrangère ou seconde, décembre 2000, 19 pages.

BROU Ahia Juliette Aka, *L'évolution du langage à travers les discours politiques en Côte d'Ivoire des présidents Félix Houphouët-Boigny Laurent Gbagbo de 1960 à 2010*, Thèse de doctorat de Traduction & Interprétation, Salamanque, Université de Salamanque, n. d., 520 pages.

CAPELLE Jean, « L'éducation africaine », *Bulletin officiel de l'enseignement en AOF*, Nouvelle série, n° 1, 39e année 1949, p. 3-13.

CAPELLE Jean, *L'éducation en Afrique noire à la veille des indépendances (1946-1958)*, Paris, Karthala, 1990, 328 pages.

CHARTON Hélène, « Les évolutions historiques de la structuration de l'élite kenyane », dans LEBEAU Yann & OGUNSANYA Mobolaji, *The Dilemma of Post-Colonial Universities*, Ibadan, IFRA-Nigeria, 2000, p. 27-48.

CHARTON Hélène, *La genèse ambiguë de l'élite kenyane : origines, formations et intégrations, de 1945 à l'indépendance*, Thèse de doctorat d'Histoire, Paris, Université Paris VII-Denis Diderot, 2002, 628 pages.

CORNEVIN Robert, « À propos de la politique française de l'éducation et de la formation des élites en Afrique noire (1940-1960) », *Res publica*, vol. XII, n° 4, 1970, p. 651-654.

COULON Christian, « Enseignement en situation coloniale », *Problèmes et perspectives de l'éducation dans un État du Tiers-monde : le cas du Sénégal*, Bordeaux, Centre d'Étude d'Afrique noire, 1972, p. 19-32.

DÉSALMAND Paul, *Histoire de l'éducation en Côte d'Ivoire. Des origines à la Conférence de Brazzaville*, Abidjan, CEDA, 1983, 456 pages.

DIOP Pape Momar, « L'enseignement de la jeune fille indigène en AOF de 1903 à 1958 », dans BECKER Charles, M'BAYE Saliou & THIOUB Ibrahima (dir.), *AOF : réalités et héritages. Sociétés ouest-africaines et ordre colonial, 1895-1960*, tome 2, Dakar, Direction des Archives du Sénégal, 1997, p. 1081-1096.

FALL Amadou, *L'école au Sénégal : la question de l'adaptation. Histoire d'une problématique récurrente de 1817 à nos jours*, Thèse de doctorat de Troisième cycle d'Histoire, Dakar, UCAD, 2002, 372 pages.

FALL Papa Guèye (directeur de l'École urbaine de l'avenue Faidherbe), « La vie scolaire de l'AOF. L'enseignement des filles au Sénégal et dans la circonscription de Dakar », *L'éducation africaine (Bulletin de l'enseignement de l'AOF)*, 23e année, n° 87, juillet-décembre 1934, p. 191-193.

FALL Rokhaya, « Le système d'enseignement en AOF », dans BECKER Charles, M'BAYE Saliou & THIOUB Ibrahima (dir.), *AOF : réalités et héritages. Sociétés ouest-africaines et ordre colonial, 1895-1960*, tome 2, Dakar, Direction des Archives du Sénégal, 1997, p. 1071-1080.

FRELAND François-Xavier, *L'Africaine blanche. Germaine Le Goff, éducatrice mythique 1891-1986*, Paris, 2004, 154 pages.

GAMBLE Harry, « La crise de l'enseignement en Afrique occidentale française (1944-1950), *Histoire de l'éducation. L'enseignement dans l'empire colonial français (XIXe-XXe siècle)*, n° 128, octobre-décembre 2010, p. 129-162.

GOSSELIN G., « La politique française de l'éducation et de la formation des élites politiques en Afrique noire (1940-1960) », *Res publica*, vol. XI, n° 4, 1969, p. 675-700.

HOANG Van Tuan, « L'université de Hanoï (1906-1945). Un outil de renouvellement des élites et la culture vietnamiennes ? », Numéro spécial *« Enseignement supérieur et universitaire dans les espaces coloniaux »*, n° 394-395, 2017, p. 67-84.

JÉZÉQUEL Jean-Hervé, *Les « mangeurs de craies » : sociohistoire d'une catégorie lettrée à l'époque coloniale : les instituteurs diplômés de l'école normale William-Ponty (c.1900-c.1960)*, Thèse de doctorat d'Histoire, Paris, École des Hautes Études en Sciences Sociales, 2002, 792 pages.

JÉZÉQUEL Jean-Hervé, « L'éthique sous les tropiques : réflexions sur la formation du « bon enseignant » dans la République coloniale », dans DUPEYRON Jean-François & *al.*, *Éthique et déontologie dans l'Éducation nationale*, Armand Colin / « Recherches », 2013, p. 15-32.

LABRUNE-BADIANE Céline, « Peut-on parler d'un « désir d'école » en Casamance (1860-1930) ? », dans BARTHÉLÉMY Pascale, PICARD Emmanuelle & ROGERS Rebecca (dir.), *L'enseignement dans l'empire colonial français (XIXe-XXe siècle)*, n° 128, octobre-décembre 2010, p. 29-52.

LABRUNE-BADIANE Céline & SMITH Étienne, *Les hussards noirs de la colonie. Instituteurs africains et « petites patries » en AOF (1913-1960)*, Paris, Karthala, 2018, 706 pages.

LEGRANDJACQUES Sara, « L'enseignement supérieur en Asie française et britannique : expériences croisées à l'âge des Empires (années 1850-1930) », *Revue d'histoire outre-mer. Enseignement supérieur et universitaire dans les espaces coloniaux*, n° 394-395, 2017, p. 39-59.

LÉON Antoine, *Colonisation, enseignement et éducation. Étude historique et comparative*, Paris, L'Harmattan, 1991, 319 pages.

LÊ THANH KHÔI (dir.), *L'enseignement en Afrique tropicale*, Paris, Presse universitaires de France, 1971, 463 pages.

MOUMOUNI Abdou, *L'éducation en Afrique*, Paris/Dakar, Présence africaine, 1998, 327 pages.

NIANE Boubacar, « Transfiguration socioculturelle à l'École normale William-Ponty, prélude du panafricanisme », *Tropique*, 2016/ 4, n° 137, p. 31-45.

NIANG Boubacar, *La politique coloniale de gestion des personnels indigènes de l'administration publique de la fin de la conquête à la veille de la deuxième guerre mondiale, 1890-1939. Le cas de la colonie du Sénégal*, Thèse de doctorat de Troisième cycle d'Histoire, UCAD, 1999, 430 pages.

NIANG Ndèye Tening, *La scolarisation des filles dans le cycle élémentaire au Sénégal, 1817-2006. Approche historique et sociologique*, Mémoire de DEA de Sciences de l'éducation, Genève, Université de Genève, 2006, 139 pages.

OBICHERE Boniface, « L'éducation coloniale au Sénégal. Analyse structurale », *Problèmes et perspectives de l'éducation dans un État du Tiers-monde : le cas du Sénégal*, Bordeaux, Centre d'Étude d'Afrique noire, 1972, p. 7-18.

PARIS Elsa, « Les étudiants en médecine en Afrique de l'Ouest au XXe siècle : perspectives historiques sur la formation d'une élite », *Revue d'histoire outre-mer. Enseignement supérieur et universitaire dans les espaces coloniaux*, n° 394-395, 2017, p. 149-177.

SAGE-PRANCHÈRE Nathalie, *L'école des sages-femmes. Naissance d'un corps professionnel, 1786-1917*, Tours, Presses universitaires François Rabelais, 2017, 353 pages.

SATO Akira, *L'enseignement « supérieur » à l'ère coloniale*, n. d., n. l., 17 pages.

SECK Papa Ibrahima, *La stratégie culturelle de la France en Afrique : l'enseignement colonial, 1817-1960*, Paris, L'Harmattan, 1993, 234 pages.

SINGARAVÉLOU Pierre, « 'L'enseignement supérieur colonial'. Un état des lieux », *Histoire de l'éducation*, n° 122, avril-juin 2009, p. 71-92.

SURET-CANALE Jean, « Les problèmes de l'enseignement en AOF », *La pensée*, n° 29, mars-avril 1950, p. 35-52.

TESSY D. Bakary, *Les élites africaines au pouvoir : problématique, méthodologie, état des travaux*, Talence, Centre d'étude d'Afrique noire, 1990, 138 pages.

c. Ouvrages et articles sur l'histoire de la médecine

ADJAGBÉ Assani, *La lutte contre le paludisme en Côte d'Ivoire : directives internationales et pratiques médicales (1948-1996)*, Thèse de doctorat d'Histoire, Paris, Université Paris I Panthéon-Sorbonne, 2017, 560 pages.

ALONOU Kokou Benjamin, *La politique sanitaire de la France au Togo à l'époque coloniale : 1919-1960*, Thèse de doctorat d'Histoire, Poitiers, Université de Poitiers, 1994, 395 pages.

AUBRY Pierre & GAUZÈRE Ba, « Histoire de la santé dans l'océan indien : soins, prévention, enseignement et recherche du XVIIe siècle au milieu du XXe siècle », *Médecine et santé tropicale*, vol. 26, n° 2, avril-mai-juin 2016, p. 122-129.

AUDOYNAUD André, *Éloge de la médecine coloniale : regard sur la santé en Afrique*, Paris, L'Harmattan, 2010, 244 pages.

AYÉNI Aurélie, *Les femmes dans les services de santé du Gabon des années 1950 aux années 1980. De leur formation à l'École de santé de Libreville à leurs expériences professionnelles*, Thèse de doctorat d'Histoire, Marseille, Université de Provence Aix-Marseille I, 2007, 371 pages.

BADIANE Latyr, *Étude d'une structure sanitaire : De l'hôpital central indigène à l'hôpital Aristide Le Dantec de 1914 à 1968*, Mémoire de maîtrise d'Histoire, Dakar, UCAD, 2004, 104 pages.

BADO Jean-Paul, « La maladie du sommeil en Afrique de l'Ouest jusqu'en 1914. L'exemple de l'Afrique occidentale française », *Revue d'histoire outre-mer*, tome 82, n° 307, 2e trimestre 1995, p. 149-168.

BADO Jean-Paul, *Médecine coloniale et grandes endémies en Afrique*, Paris, Karthala, 1996, 432 pages.

BADO Jean-Paul, « La santé et la politique en AOF et à l'heure des indépendances (1939-1960) », dans Becker Charles, M'Baye Saliou & Thioub Ibrahima (dir.), *AOF : réalités et héritages. Sociétés ouest-africaines et ordre colonial, 1895-1960*, tome 2, Dakar, Direction des Archives du Sénégal, 1997, p. 1242-1249.

BADO Jean-Paul, « Histoire, maladies et médecines en Afrique occidentale XIXe-XXe siècle », *Revue française d'histoire d'outre-mer*, tome 86, n° 322-323, 1er semestre 1999. Dossier : « De l'inventaire du monde à la mise en valeur du globe. Botanique et colonisation (fin XVIIe siècle-début XXe siècle) », p. 237-268.

BADO Jean-Paul (dir.), *Les conquêtes de la médecine moderne en Afrique*, Paris, Karthala, 2006a, 175 pages.

BADO Jean-Paul, « Les débuts de la médecine moderne en Afrique de l'Ouest francophone », dans BADO Jean-Paul (dir.), *Les conquêtes de la médecine moderne en Afrique,* Paris, Karthala, 2006b, p. 17-51.

BADO Jean-Paul, « Santé et sociétés coloniales : la santé dans l'empire colonial (aperçu général) », dans BARJOT Dominique & FRÉMEAUX Jacques (dir.), *Les sociétés coloniales à l'âge des empires des années 1850 aux années 1950*, Paris, Éditions Sedes/Cned, 2012, p. 242-252.

CAPONI Sandra & OPINEL Annick, *De la géographie médicale à la médecine tropicale*, Florianopolis, Núcleo de Epistemologia e Lógica & Universidade Federal de Santa Catarina, 2017, 186 pages.

CORNET Anne, *Action sanitaire et contrôle social au Rwanda (1920-1940) : femmes, missions et politiques de santé*, Thèse de doctorat d'Histoire, Louvain-la-Neuve, Université catholique de Louvain, 2005, 844 pages.

DEBRÉ Patrice, « Témoignages. Robert Debré et le rayonnement de la médecine française », dans DENÉCHÈRE Yves & MARCILLOUX Patrice (dir.), *Le Centre international de l'enfance. Des archives à l'histoire*, Rennes, Presses universitaires de Rennes, 2016, p. 15-23.

DENÉCHÈRE Yves, « L'action du Centre international de l'enfance dans l'espace colonial français en Afrique (1949-1960) », dans DENÉCHÈRE Yves & MARCILLOUX Patrice (dir.), *Le Centre international de l'enfance. Des archives à l'histoire*, Rennes, Presses universitaires de Rennes, 2016, p. 141-154.

DEROO Éric, CHAMPEAUX Antoine & MILLELIRI Jean-Marie (dir.), *L'école du Pharo : cent ans de médecine outre-mer, 1905-2005*, Panazol, Lavauzelle, 2005, 221 pages.

DESRENTES Michel, « Qui sont les ''Le Dantec'' » ? *Articles historiques*, n° 140, 100e année, juin 2020, p. 51-52.

DEUTSCHMAN Zygmunt, *Public health problems in 14 French-speaking countries in Africa and Madagascar: a survey of resources and needs*, vol. I, Washington D. C., Division of medical sciences, National academy of sciences, National Research Council, 1996, 150 pages.

DIAWARA Marième Anna, *Contribution à l'histoire des maladies dites sociales au Sénégal : la tuberculose à Dakar (1914-1945)*, Mémoire de maîtrise d'Histoire, Dakar, UCAD, 1997, 135 pages.

DIENG Mamadou Moustapha, *Les épidémies au Sénégal au XIXe siècle. Méthodologie et perspectives de recherches*, Mémoire de DEA d'Histoire, Dakar, Université de Dakar, 1984, 47 pages.

DIENG Mamadou Moustapha, *Famines, disettes et épidémies dans la basse et moyenne vallée du fleuve Sénégal, de 1854 à 1945*, Thèse de doctorat de Troisième cycle d'Histoire, Dakar, UCAD, 1992, 231 pages.

DIENG Mamadou Moustapha, « Maladies des enfants et initiatives du pouvoir colonial au Sénégal XIXe-XXe siècles », *Cahiers Histoire & Civilisations*, n° 1, Dakar, UCAD, FLSH, 2003, p. 75-83.

DOMERGUE Danielle, « Les vingt premières années de l'action sanitaire en Côte d'Ivoire », *Revue française d'histoire d'outre-mer*, tome 65, n° 238, 1er trimestre 1978, p. 40-63.

DOMERGUE-CLOAREC Danielle, *Politique coloniale française et réalités coloniales : la santé en Côte d'Ivoire, 1905-1958*, Paris, Académie des sciences d'outre-mer et Toulouse, Université de Toulouse, 1986, 1319 pages.

FABRE Albert (dir.), *Histoire de la médecine aux armées. De la Révolution française au conflit de 1914. La longue marche des services de santé vers leur autonomie et vers des structures mieux adaptées à la politique militaire et coloniale de la France au XIXe siècle*, tome 2, Paris-Limoges, Charles-Lavauzelle, 1984, 491 pages.

FOUCAULT Michel, *Surveiller et punir*, Paris, Gallimard, 1975, 318 pages.

FREDJ Claire, « Les médecins de l'armée et les soins aux colons en Algérie (1848-1851) », *Annales de démographie historique* 2007/1, n° 113, p. 127-154.

FREDJ Claire, « Encadrer la naissance dans l'Algérie coloniale. Personnels de santé et assistance à la mère et à l'enfant indigènes (XIXe-début du XXe siècle) », *Annales de démographie historique* 2011, n° 2, p. 169-203.

GAUDILLIÈRE Jean-Paul, *Inventer la biomédecine. La France, l'Amérique et la production des savoirs du vivant, 1945-1965*, Paris, La Découverte, 2002, 396 pages.

GUÈYE Maodo, *Étude des épidémies à Dakar (1900-1945). Les mesures sanitaires, la prévention et les conséquences démographiques*, Mémoire de maîtrise d'Histoire, Dakar, UCAD, 1995, 151 pages.

GUÈYE Ngoné, *Étude d'une profession médicale : les sages-femmes du Sénégal de 1918 à 1968*, Mémoire de maîtrise d'Histoire, Dakar, UCAD, 2003, 123 pages.

HÉRAUT Louis-Armand, « La médecine militaire coloniale française. Une aventure médicale de trois quarts de siècle (1890-1968) », *Histoire des sciences médicales*, tome XL, n° 4, 2006, p. 381-392.

HOUEMAVO Aimée (épouse Grimaud), *Les médecins africains en AOF : étude socio-historique sur la formation d'une élite coloniale*, Mémoire de maîtrise d'Histoire, Dakar, Université de Dakar, 1979, 145 pages + annexes.

HUGON Anne (dir.), *Histoire des femmes en situation coloniale. Afrique et Asie,XXe siècle*, Paris, Éditions Kartala, 2004a, 240 pages.

HUGON Anne, « La redéfinition de la maternité en Gold Coast, des années 1920 aux années 1950 : projet colonial et réalités locales », dans HUGON Anne (dir.), *Histoire des femmes en situation coloniale. Afrique et Asie, XXe siècle*, Paris, Éditions Kartala, 2004b, p. 145-171.

HUGON Anne, « L'historiographie de la maternité en Afrique subsaharienne », *Femmes, Genre, Histoire*, 2005, n° 21, Numéro spécial « Maternités », 2005, p. 212-229.

HUGON Anne, *La maternité coloniale. Médicalisation de la grossesse et de l'accouchement et réforme de la maternité sociale en Gold Coast, années 1910-années 1950*, Mémoire déposé pour l'obtention de l'habilitation à diriger des recherches d'Histoire, Paris, Université Paris I Panthéon-Sorbonne, vol. 1, 2017, 333 pages.

HUGON Anne, *La maternité coloniale. Médicalisation de la grossesse et de l'accouchement et réforme de la maternité sociale en Gold Coast, années 1910-années 1950*, Mémoire déposé pour l'obtention de l'habilitation à diriger des recherches d'Histoire, Paris, Université Paris I Panthéon-Sorbonne, vol. 2, 2017, 101 pages.

HUGON Anne, *Être mère en situation coloniale (Gold Coast, années 1910-1950)*, Paris, Éditions de la Sorbonne, 2020, 320 pages.

HUNT Nancy Rose, « "Le bébé en brousse": European Women, African Birth Spacing and Colonial Intervention, in Breast Feeding in The Belgian Congo », *International Journal of African Historical Studies,* 21, 1988, p. 401-432.

ILIFFE John, *East African Doctors: A History of the Modern Profession*, Cambridge, Cambridge University Press, 1998, 336 pages.

KANTÉ Mody, *Politiques sanitaires dans la mise en valeur de la colonie du Sénégal (1939-1960)*, Mémoire de maîtrise d'Histoire, Dakar, UCAD, 2011, 169 pages.

KANTÉ Mody, *De l'École de médecine de l'Afrique occidentale française à l'École africaine de médecine et de pharmacie de Dakar*, Mémoire de master 2 d'Histoire, Dakar, UCAD, 2013, 123 pages.

KANTÉ Mody, *Former une élite médicale africaine à l'époque coloniale. L'École de médecine de Dakar (1918 – années 1950)*, Thèse de doctorat d'Histoire, Toulouse, Université de Toulouse 2-Jean Jaurès, 2021, 770 pages.

KANTÉ Mody, « Les débuts de l'enseignement médical en Afrique occidentale française (XIXe–XXe siècle), *Société française des outre-mer (SFHOM)*, 2023, à paraître.

KEEL Othmar, *L'avènement de la médecine clinique moderne en Europe 1750-1815 : politiques, institutions et savoirs*, Montréal, Presses de l'Université de Montréal, 2001, 542 pages.

KLOTZ Francis, « La France et la santé en Afrique noire aux XIXe et XXe siècles », *Articles historiques*, n° 138, 99e année, juin 2019, p. 30-31.

KODIA-MANCKESSI Dreid Miché, *La politique sanitaire à Brazzaville de 1906 à 1960*, Mémoire de maîtrise d'Histoire, Brazzaville, Université Marien Ngouabi, 2011, 97 pages.

LACHENAL Guillaume, « Le médecin qui voulut être roi. Médecine coloniale et utopie au Cameroun », *Annales Histoire, sciences sociales*, 2010/1, (65e année), p. 121-156.

LACHENAL Guillaume, *Le médicament qui devait sauver l'Afrique. Un scandale pharmaceutique aux colonies,* Paris, La Découverte, coll. « Les empêcheurs de penser en rond », 2014, 283 pages.

LACHENAL Guillaume, *Le médecin qui voulut être roi. Sur les traces d'une utopie coloniale*, Paris, Éditions du Seuil, 2017, 353 pages.

LAPEYSSONNIE Léon, *Moi Jamot. Le vainqueur de la maladie du sommeil*, Bruxelles, Édition Louis Musin, 1987, 198 pages.

LAROCHE R. (médecin général des armées), « Centenaire du Pharo. École du Pharo 1905-2005 : Formation en médecine tropicale », *Médecine Tropicale*, 2005, n° 65, p. 219-224.

LAROCHE R. & MAISTRE B., « École du Pharo – Le Pharo », *Médecine tropicale. Revue francophone de pathologie et de santé publique tropicales*, Bimestriel, vol. 71, n° 1, février 2011, p. 17-20.

LE BRAS Joël, « Quand les médecins coloniaux notaient le médecin-auxiliaire Félix Houphouët, futur président de la Côte d'Ivoire », *Histoires vécues*, n° 133, 96e année, décembre 2016, p. 52, dans « Fraternité-Matin » du 26 octobre 1980.

MABIKA OGNANDZI Hines, *Médicaliser l'Afrique. Enjeux, processus et stratégies d'introduction de la médecine occidentale au Gabon (XIXe-XXe siècle)*, Paris, L'Harmattan, 2017, 304 pages.

MANGA Idrissa, *L'ORANA et la lutte contre la malnutrition au Sénégal de 1952 à 2000*, Thèse de doctorat d'Histoire, Dakar, UCAD, 2018, 446 pages.

MBAYE Elhadji Mamadou, *Étude d'une profession de santé : les infirmiers au Sénégal de 1889 à 1968*, Mémoire de maîtrise d'Histoire, Dakar, UCAD, 2002, 114 pages.

MERCIER Pierre, « Les Instituts Pasteur d'outre-mer. Leurs objectifs et moyens d'action », *Bulletin de l'Académie nationale de médecine*, tome 165, n° 4, séance du 31 mars 1981, p. 441-448.

MERLIN Jérôme, « L'assistance médicale à Madagascar (1896-1950). Un exemple d'interaction entre services de santé, appareils administratifs et objectifs politiques », *Collection Clio en Afrique*, n° 8, automne-hiver 2002, Centre d'études des mondes africains (CEMAf) MMSH, Aix-en-Provence, 140 pages.

MILLELIRI Jean-Marie, « La médecine tropicale en images », *Une mémoire pour l'histoire des sciences*, I&M, Bulletin n° 27, p. 10-15.

MONNAIS-ROUSSELOT Laurence, « L'apport d'une colonie dans l'émergence de la médecine tropicale : le cas de l'Indochine française (1860-1939) », dans WAAST Roland (dir.), *Les sciences hors d'Occident au XXe siècle*, vol. 4, « Médecine et santé », Paris, 1996, p. 57-68.

MONNAIS-ROUSSELOT Laurence, *Médecine et colonisation. L'aventure indochinoise 1860-1939,* Paris, CNRS Editions, 1999, 489 pages.

MONNAIS-ROUSSELOT Laurence, « Paradoxes d'une médicalisation coloniale. La professionnalisation du "médecin indochinois" au XXe siècle », *Actes de la recherche en sciences sociales*, vol. 143, juin 2002, Dossier « Médecine, patients et politique de santé », p. 36-43.

NDAO Mor, « La santé de l'enfant au Sénégal à l'époque coloniale. Le cas des maladies éruptives : la variole et la rougeole de 1930 à 1960 », *Cahiers Histoire et Civilisations*, n° 1, Dakar, UCAD, FLSH, 2003, p. 85-95.

NDAO Mor, « Enfance et ordre colonial. La politique sanitaire au Sénégal : discours et réalités (1930-1960), *Revue sénégalaise d'histoire*, Nouvelle série, Université Cheikh Anta Diop, Faculté des lettres et sciences humaines, Département d'histoire, Dakar, Sénégal, 2005, 13 pages.

NDAO Mor, « Colonisation et politique de santé maternelle et infantile au Sénégal

(1905-1960) », *French Colonial History*, vol. 9, 2008, p. 199-211.

NDAO Mor, *L'alimentation et la santé des enfants dans le Sénégal colonial, 1905-1960*, Paris, L'Harmattan, 2014, 482 pages.

NDAW Amanatou, « L'École des sages-femmes de Dakar », *Afrique médicale : la Revue des médecins et pharmaciens d'Afrique noire, de Madagascar, de la Réunion, des Antilles et Guyane*, n° 120, Paris, mai 1974, 13e année, p. 493-496.

NDIAYE Ahmeth, « La formation du personnel médical en AOF : un aspect d'intégration sanitaire », *Atelier : santé, population, social, école.* Colloque « L'AOF : esquisse d'une intégration africaine », Dakar, 16-23 juin 1995, Direction des archives du Sénégal.

NDIAYE Ahmeth, « La formation du personnel africain de la santé en AOF », dans BECKER Charles, M'BAYE Saliou & THIOUB Ibrahima (dir.), *AOF : réalités et héritages. Sociétés ouest-africaines et ordre colonial, 1895-1960*, tome 2, Dakar, Direction des Archives du Sénégal, 1997, p. 1193-1202.

NDIAYE Ahmeth, *La santé au Sénégal entre médecine curative et médecine préventive : 1895-1945*, Thèse de doctorat d'Histoire, Montpellier, Université de Montpellier III-Paul Valéry, 2004, 1051 pages.

PAM Adama Aly, *Fièvre jaune et choléra au Sénégal : histoire des idées, pratiques médicales et politiques officielles (1816-1960)*, Thèse de doctorat de Troisième cycle d'Histoire, Dakar, UCAD, 2005, 352 pages.

PICARD Jean-François, « Naissance de la biomédecine : le point de vue d'un historien », *Histoire de la médecine et des sciences*, n° 1, vol. 12, janvier 1996, p. 97-102.

POUTRAIN Véronique, ADJAGBE Assani, HANE Fatoumata, KONAN Bla Claire & NDOYE Tidiane, « Systèmes de santé et programmes de lutte contre la tuberculose et le paludisme en Côte d'Ivoire et au Sénégal », dans VIDAL Laurent, FALL Abdou Salam, & GADOU Dakouri (dir.), *Les professionnels de santé en Afrique de l'Ouest : entre savoirs et pratiques : paludisme, tuberculose et prévention au Sénégal et en Côte d'Ivoire*, Paris, L'Harmattan, 2005, p. 45-82.

PRIGENT Yann, Le *Docteur Eugène Jamot et la mise en place des services mobiles de médecine préventive*, Thèse d'État de docteur de Médecine, Rennes, Université de Rennes, 1986, 62 pages.

RICHARD-LENOBLE Dominique, DANIS Martin & SALIOU Pierre, « La médecine tropicale d'hier à aujourd'hui », *Bulletin de l'Académie Nationale de Médecine*, 2013, 197, n° 7, p. 1353-1364.

SALLERAS Bruno, *Les auxiliaires indigènes de la santé au Sénégal au début du XXe siècle : la formation d'une élite coloniale*, Mémoire de DEA d'Histoire, Paris, École des hautes études en sciences sociales (EHESS), 1982, 48 pages + annexes.

SALLERAS Bruno, *La peste à Dakar en 1914 : Médina ou les enjeux complexes d'une politique sanitaire*, Thèse de doctorat de Troisième cycle d'Histoire, École des hautes études en sciences sociales (EHESS), Paris, 1984, 176 pages + annexes.

SANKALE Marc, *Médecins et actions sanitaires en Afrique noire*, Paris, Présence Africaine, 1969, 436 pages.

SÉKRÉ GBODJÉ Alphonse, « Félix Houphouët-Boigny, médecin, et homme politique », *De l'École africaine de médecine à la faculté de médecine, de pharmacie et d'odontostomatologie*, Dakar, Centenaire de la FMPOS, du 1er au 6 décembre 2018, p. 33.

SÉNÉCAL Jean, « La protection maternelle et infantile en Afrique occidentale française », *Bulletin de l'Académie nationale de médecine*, 121e année, 3e série, tome 141, n° 34, séance du 17 décembre 1957, p. 781-784.

SÈNE Moustapha, *Épidémies et politiques sanitaires au Sénégal de 1920 à 1960 : exemple de la fièvre jaune et de la maladie du sommeil (trypanosomiase)*, Mémoire de maîtrise d'Histoire, Dakar, UCAD, 1991, 194 pages.

THÉBAUD Françoise, *Quand nos grand-mères donnaient la vie. La maternité en France dans l'entre-deux-guerres*, Lyon, Presses universitaires de Lyon, 1986, 316 pages.

THÉBAUD Françoise, « Sexe et genre », dans MARUANI Margaret (dir.), *Femmes, genre et sociétés. L'état des savoirs*, Paris, Éditions La Découverte, 2005, p. 59-66.

VIDAL Laurent, FALL Abdou Salam & GADOU Dakouri (dir.), *Les professionnels de santé en Afrique de l'Ouest : entre savoirs et pratiques : paludisme, tuberculose et prévention au Sénégal et en Côte-d'Ivoire*, Paris, L'Harmattan, 2005, 328 pages.

VIVIEN Alain, *N'Djamena naguère Fort-Lamy. Histoire d'une capitale africaine, matrice de la République du Tchad*, Paris, Éditions Sépia, 2020, 219 pages.

Webographie

ABID Lardi, « L'École de médecine d'Alger : 150 ans d'histoire, de 1857 à 2007 », *Histoire de l'Algérie médicale : naissance de la médecine algérienne*, http://www.santetropicale.com/santemag/algerie/poivue44_02.htm, (page consultée le 7 décembre 2020).

ANONYME, « Sénégal, Dakar, l'École de médecine by photographie originale », https://www.bing.com/images/search?view, (page consultée le 18 juin 2020).

ANONYME, « Félix Houphouët en image », https://ww.google.fr/Félix+houphouët-boigny+image, (page consultée le 4 août 2020).

ANONYME, « L'École de médecine de Dakar en face du Rond-point », https://www.bing.com/images/search?view, (page consultée le 27 août 2022).

ASNOM – Association amicale santé navale et d'outre-mer, « Le pharmacien colonial. Article sur le corps de santé colonial », http://www.asnom.org, (page consultée le 14 septembre 2014).

ASNOM – Association amicale santé navale et d'outre-mer, « Présentation de « l'œuvre humanitaire des corps de santé naval et colonial français », http://www.asnom.org, (page consulté le 6 octobre 2018).

ASNOM – Association amicale santé navale et d'outre-mer, « L'œuvre humanitaire du Corps de santé français (1890-1968). Écoles de médecine/pharmacie », https://www.asnom.org/ASNOM - Association Amicale Santé Navale et d'Outre-Mer, (page consultée le 25 juin 2020).

ASNOM – Association amicale santé navale et d'outre-mer, « La pédiatrie », http://www.asnom.org, consulté le 14 septembre 2020.

AAAP – Association des anciens amis du Pharo, « Les Écoles de médecine d'outre-mer », *Ceux du Pharo*, avril 2016, n° 33, 20 pages, http://aaap13.fr/asso/archb/201604n33.pdf, (page consultée le 1er août 2020).

COGHE Samuël, « Contrôle des maladies et santé publique en Afrique coloniale », *Oxford Research Encyclopodia of African History*, Disease Control and Public Health in Colonial Africa | Oxford Research Encyclopedia of African History, (page consultée le 19 avril 2021).

GIELBLAT Marc, FOURNIER Simon & LINK Laura, *La fabrique d'une élite colonisée, focus sur l'Afrique occidentale française*, Mémoire de master 2 de Géostratégie, défense et stratégie et sécurité internationale, Aix-en-Provence, Sciences Po, 2018, https://etudesgeostrategiques.com/2018/11/26/la-fabrique-dune-elite-colonisee-focus-sur-lafrique-occidentale-francaise/, (page consultée le 7 avril 2020).

KANE Amar, « Gaspard Kamara : Le médecin des nécessiteux », https://www.senenews.com/art-de-vivre/portrait/gaspard-kamara-le-medecin-des-necessiteux_10392.html, (page consultée le 18 juillet 2020).

LABRUNE-BADIANE Céline & SMITH Étienne, « Les instituteurs de l'Afrique de l'Ouest, défricheurs de savoirs », https://theconversation.com/les-instituteurs-de-lafrique-de-louest-defricheurs-de-savoirs-98658, (page consultée le 4 août 2019).

LY Ibrahima, « Hommage au professeur Ibrahima Wone », https://www.senenews.com/actualites/hommage-au-professeur-ibrahima-wone-par-ibrahima-ly_167664.html, (page consultée le 6 janvier 2021).

PALLOTTA Julien, *L'école mutuelle au-delà de Foucault*, Toulouse, EuroPhilosophie Éditions, 2017, https://books.openedition.org/europhilosophie/177, (page consultée le 19 juillet 2020).

Index

Table des illustrations

Liste des figures

Liste des graphiques

Table des matières

Structures éditoriales du groupe L'Harmattan

L'Harmattan Italie
Via degli Artisti, 15
10124 Torino
harmattan.italia@gmail.com

L'Harmattan Hongrie
Kossuth l. u. 14-16.
1053 Budapest
harmattan@harmattan.hu

L'Harmattan Sénégal
10 VDN en face Mermoz
BP 45034 Dakar-Fann
senharmattan@gmail.com

L'Harmattan Cameroun
TSINGA/FECAFOOT
BP 11486 Yaoundé
inkoukam@gmail.com

L'Harmattan Burkina Faso
Achille Somé – tengnule@hotmail.fr

L'Harmattan Guinée
Almamya, rue KA 028 OKB Agency
BP 3470 Conakry
harmattanguinee@yahoo.fr

L'Harmattan RDC
185, avenue Nyangwe
Commune de Lingwala – Kinshasa
matangilamusadila@yahoo.fr

L'Harmattan Congo
219, avenue Nelson Mandela
BP 2874 Brazzaville
harmattan.congo@yahoo.fr

L'Harmattan Mali
ACI 2000 - Immeuble Mgr Jean Marie Cisse
Bureau 10
BP 145 Bamako-Mali
mali@harmattan.fr

L'Harmattan Togo
Djidjole – Lomé
Maison Amela
face EPP BATOME
ddamela@aol.com

L'Harmattan Côte d'Ivoire
Résidence Karl – Cité des Arts
Abidjan-Cocody
03 BP 1588 Abidjan
espace_harmattan.ci@hotmail.fr

Nos librairies en France

Librairie internationale
16, rue des Écoles
75005 Paris
librairie.internationale@harmattan.fr
01 40 46 79 11
www.librairieharmattan.com

Librairie des savoirs
21, rue des Écoles
75005 Paris
librairie.sh@harmattan.fr
01 46 34 13 71
www.librairieharmattansh.com

Librairie Le Lucernaire
53, rue Notre-Dame-des-Champs
75006 Paris
librairie@lucernaire.fr
01 42 22 67 13

www.ingramcontent.com/pod-product-compliance
Lightning Source LLC
LaVergne TN
LVHW011158061026
849535LV00003B/775